2022年北京中医药大学学术专著出版基金资助出版
编号 BUCM-XSZZ2022LC－01

辨机论治十三式

主编　王耀献

全国百佳图书出版单位
中国中医药出版社
·北　京·

图书在版编目（CIP）数据

辨机论治十三式 / 王耀献主编．—北京：中国中医药出版社，2024.1

ISBN 978-7-5132-8563-6

Ⅰ.①辨…　Ⅱ.①王…　Ⅲ.①辨证论治　Ⅳ.①R241

中国国家版本馆 CIP 数据核字（2023）第 230742 号

中国中医药出版社出版

北京经济技术开发区科创十三街 31 号院二区 8 号楼

邮政编码　100176

传真　010-64405721

山东润声印务有限公司印刷

各地新华书店经销

开本 880×1230　1/32　印张 9.5　字数 203 千字

2024 年 1 月第 1 版　2024 年 1 月第 1 次印刷

书号　ISBN 978-7-5132-8563-6

定价　49.00 元

网址　www.cptcm.com

服务热线　010-64405510

购书热线　010-89535836

维权打假　010-64405753

微信服务号　zgzyycbs

微商城网址　https://kdt.im/LIdUGr

官方微博　http://e.weibo.com/cptcm

天猫旗舰店网址　https://zgzyycbs.tmall.com

如有印装质量问题请与本社出版部联系（010-64405510）

《辨机论治十三式》编委会

主　编

王耀猷

副主编

孙卫卫　崔赵丽

编　委

（按姓氏笔画排序）

于国泳　于博睿　王　珍　王文娜　王晓楠

王耀猷　艾思南　田　蕾　刘化平　刘伟敬

刘忠杰　孙卫卫　李丹婷　李垚铰　李傲霜

杨涵雯　吴巧茹　狄炳男　张佳乐　陈荟溪

陈振杰　周少峰　周静威　郑慧娟　姜伟民

高秦杨　郭小乐　郭颖博　曹　灿　崔赵丽

韩宜臻　蔡雨孜　魏蜀吴

田序

我与耀献教授不仅仅是工作上的同事，更是中医学术上的挚友。虽然近年因各自冗务缠身，相见日少，但是契阔谈宴间，常常心有灵犀，不谋而合。

耀献教授幼年失怙，立志学医。16 岁考入河南中医学院，刻苦研习岐黄之术；弱冠之年以全省魁首，攻读硕士学位；而立之年，成为北京中医药大学吕仁和教授之高足，攻读博士学位。1999 年到东直门医院工作，从主治医师到副主任医师、主任医师、教授、博士生导师，从普通员工到科主任、中心主任、医疗副院长、院长，北京中医药大学副校长，河南中医药大学校长。曾任中华中医药学会肾病分会主任委员，中国民族医药学会肾病分会会长。长期从事肾脏病中西医临床、科研和教学工作，提出了肾络癥瘕聚散消长学说和辨机论治十三式，丰富和发展了中医辨证论治理论体系，成为首届“岐黄学者”，堪称行业翘楚。

耀献教授是一位临床实战家，以医术著称，名驰南北，诊病问疾，采众家之长，不受本草经书限制，用药灵活变通，讲求实效，不拘一法。其临床思辨模式也在不断创新，由传统辨证，到病证结合，再到基于核心病机的病证症结合，终至辨机论治体系形成。中医病机辨识是中医临床疗效之关键，历代医家对于疾病之病机学说百家争鸣，繁荣发展，但关于辨识病机之系统却凤毛麟角。耀献教授构建辨识病机方法新体系，必将推动辨机理论之发展。今喜闻其门人将其病机理论整理成册，集为《辨机论治十三式》一书，展卷阅读，言之有理，论之有据，于临证考量更为全面。书中提出初始病机、衍生病机、共通病机、微观病机、对证病机等，既涵盖中医辨病、辨证之精华，又兼顾“天－地－人”之整体观念，同时借鉴西医学对于疾病微观层面之认识，从全新的视角构建病机理论之框架。

余深感此书言精而奥，法简而详，非浅闻寡见者所能及，实为中医辨证思维之发展与突破。如今书籍琳琅满目，万千书卷中，但有一纸金言玉语，自是弥足珍贵。此书如用心去读，当于中医临床思辨诊治大有裨益，故乐而为之序。

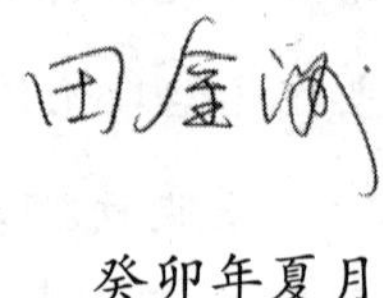

癸卯年夏月

自 序

辨证论治，是中医最常用的诊疗规律和规范，支配着中医临床全过程，甚至被奉为完美无缺的圭臬。只要临床疗效不好，就归因于医者辨证不对，我们每天在辨证论治体系中打圈圈，却未见疗效有根本突破，“卡脖子”难题仍悬而未除。问题症结在哪里？于辨证论治，我笃信不疑，不敢妄议先贤，审问之，慎思之，明辨之，笃行之，临证四十年，“吾将上下而求索”，从病证结合，到病证症三位一体，再至抓核心病机，终于形成辨机论治之思辨模式。辨机论治与辨证论治，虽一字之差，却突破思维固化之藩篱，打开创新之门。中医临床七大要素病、证、症、理、法、方、药，关键之处在于“理”，即“机”也。纵观古今，从病机入手是人类认识疾病的切入点，病机破解而百法得立。“机者，要也，变也，病变所由出也。”病机乃疾病发生变化之内在机理，源于《黄帝内经》“病机十九条”，后有《伤寒论》构建一套独特六经辨机体系，将外感病“证－机－方－药－量－效”一脉贯通；至金元刘完素之“火热”论，李杲之“脾胃内伤”论，朱震亨之

“相火论”等内伤杂病病机理论相继而出；明清温病流行，三焦传变、卫气营血学说应运而生，以阐释温热病病机演变规律。故而深入明晰疾病病机之变化，既是临证提高疗效的抓手，亦是中医理论创新源泉。简而言之，辨证的本质是辨明病机。而当今临床，吾辈大多忽视辨机之本，偏执辨证之标，重“证”而轻“机”，好像“以指指月，愚者但看指不看月”，不得其要，故鲜有公认的理论、技术、药物问世。

辨机论治，是一种临床思辨模式，余得之于临床，完善于同行，发展于弟子，其中使我受益颇多的是柳红芳、刘玉宁、孙卫卫三位教授。余构建辨机论治框架并提出要点，由门下弟子学生进行整理，汇成一册，名之曰《辨机论治十三式》。若能对于同仁后学有所裨益，亦足堪自慰。在此说明，辨机论治绝无否定辨证论治之意，而是在于丰富发展辨证论治，补辨证论治之不足。同时提醒初学者宜学好辨证论治之精髓，知常才能达变，不至于因我之新说而误人。由于个人才疏学浅，书中必有不足及谬误之处，恳请同道匡正，不胜感激！

王耀献

癸卯年立夏

目 录 CONTENTS

概论篇

法式篇

实战篇

概论篇

一、辨机论治源流

1. 起源于先秦两汉

先秦两汉时期，出现了以病机为核心的诊疗体系。病机一词最早出现在《黄帝内经》，其中“谨候气宜，无失病机”“审察病机，无失气宜”，都强调了以病机为核心的疾病诊治思想。《素问·至真要大论》提出“病机十九条”，是中医诊断和治疗疾病的基本准则，为后世病机的发展奠定了基础。《素问·阴阳应象大论》提出“治病必求于本”，所谓“本”指的是疾病的根本病因或病机，应围绕根本病因病机进行治疗。《神农本草经》言“欲疗病，先察其原，先候病机”，亦指出审查病因病机是治疗疾病的前提与根本[1]。

东汉末年，以张仲景的《伤寒杂病论》为辨“病机”论治的典范。无论是伤寒六经，还是脏腑病变均以“脉证”为基础，以全局的、联系的、恒动的视角分析病机。如文中示：“血弱气尽，腠理开，邪气因入，与正气相搏，结于胁下，正邪分争，往来寒热，休作有时，嘿嘿不欲饮食……小柴胡汤主之。服柴胡汤已，渴者属阳明，以法治之。”仲景先师以病机为核心，从整体的、动态的角度将由外感病邪引发少阳病的病因、病位、病性、病势逐一进行剖析，指导小柴胡汤临证运用。

2. 发展于隋唐金元

隋唐时期，病机理论有了进一步的发展，当以巢元方所著的《诸病源候论》为记载病因、病机、证候学的最早专著。该书分别对内、外、妇、儿、五官等各科疾病的病因、病理和证候展开论述。其中书中《漆疮候》一篇所言“人有禀性畏漆，但见漆，便中其毒……亦有性自耐者，终日烧煮（漆），竟不为害也”，指出体质与疾病发生的关系，临证把握体质病机特点，有助于判断发病人群特点与预防患病；同时，巢氏对“乖戾之气”“蛊毒”等具有传染性疾病的传染途径、方式、致病机理、证候表现进行了系统的描述，奠定了传染性疾病的病因病机和证候学基础。

进展至金元时期，中医病机理论呈现多元化的发展态势。如在深入研究《黄帝内经》病机学说的基础上，刘完素著《素问病机气宜保命集》，提出“察病机之要理，施品味之性用，然后明病之本焉，故治病不求其本，无以去深藏之大患”，认为明晰病机是“治病求本”的首要之义，将《黄帝内经素问》病机十九条中概括的症状由36种补充为91种，并在对每种症状分析中详细论述了不同病机的性质、转归和变化规律，总结了“五志过极皆为热病”和“六气皆从火化”的病机特色理论，拓展了中医病机学说。同时，李东垣的“脾胃内伤”，朱丹溪的“相火论”等病机理论的提出，使内伤杂病的辨治更为完善，不断丰富了病机理论的内涵。

3. 成熟于明清近代

明清时期，病机理论渐趋成熟，并被广泛用于指导各科疾病的诊疗。许多综合性医学著作，对各类疾病的病机形成了系统性的论述。如清代医家赵永纂订的《病机纂要》，其中摘录《嵩厓尊生书》卷五《病机部·病机赋》描述内科杂病病机九十余条。明代医家皇甫中撰注《明医指掌·病机赋》言“病机玄蕴，脉理幽深，虽圣经之备载，匪师授而罔明”，篇中结合历代医家认识，举若干杂病分析脉证机理；并言“缘杂病绪繁无据，机要难明；非伤寒经络有凭，形证可识。临证若能三思，用药终无一失，略举众疾之端，俾为后学之式”，明确指出在内科杂病诊治过程中辨识病机对于内科杂病诊治的重要性。此外，明清温病学说的发展，涌现出了吴鞠通“三焦辨证”，论证温热病三焦的传变机理；叶天士的“卫气营血”，阐释了温热病卫、气、营、血的病机传变规律；吴又可突破前人“六气致病”之说，创立“戾气”学说，提出“戾气”和正气不足是瘟疫病发病核心病机；薛生白的“湿热论”，诠释了湿热为病的病机变化。由此，外感病病机理论亦日趋完善。

20世纪60年代，任应秋老先生将“病机十九条”中所包含的眩晕、项强、口噤等三十种病证，分别列于形体诸病十七证、脏气诸病六证、二阴诸病四种和神志诸病三种。每一证皆以“十九条”为基础，分析其虚、实、盛、衰之所在及各具体治法，把“病机十九条”纯理论的论述与临床实际相结合。伤寒大家刘渡舟教授提倡“《伤寒论》既有辨证论治的学问，也有辨证知机的奥妙，两个层次则有高下之分、精粗之别”[2]，并将《伤寒论》每一方证结合临床归纳其病机特点，指导临证运用。由此可见，辨机论治有着深厚的历史源流，中医病机学说的不断发展完善是历代医家对疾病不断深入认识的过程，辨机论治是历代医家在临证实践中经验思想的结晶。

二、辨机论治内涵与意义

辨机论治，即以明辨疾病病机，确立治法方药，是中医临证理法方药一体化的思辨过程。其中，明辨病机是立法施治的核心。病机即是理，意指疾病发生发展变化的内在机理和关键因素，揭示了疾病的本质规律。《庄子》有言“万物皆出于机，皆入于机”，强调“机”不仅是事物发生之机，更是万事万物生长变化之机；而“机”也特指事物发展过程中最为重要和关键的环节。张景岳言：“机者，要也，变也，病变所由出也。”可见，广义上的病机既包含疾病发生（病因），又涵盖发展变化（病理演变）的全程内在规律[1]。任应秋教授基于《黄帝内经》研究提出病机学说，包括发病、病因、病变三方面。而在狭义上，病机多指疾病病变的关键因素或内在核心病理，即文献常称的基本或者核心病机。例如《金匮要略·胸痹心痛短气病脉证治》以脉象“阳微阴弦”作为辨证重点，阐明“阳虚知在上焦，所以胸痹、心痛者，以其阴弦故也”。故而以上焦阳气不足、阴寒邪气痹阻为其核心病机，提出了“宣阳开痹”的治则治法，创制瓜蒌薤白半夏汤、枳实薤白桂枝汤等治疗胸痹、心痛的经方。由此可见，辨机论治的关键在于病机是诊疗疾病的核心，即抓住疾病的主线，在主要环节上把握和诊治疾病。

清代医家温载之言：“医不难于用药，而难于认证。”由于疾病发生进展受到诸多因素的影响，明辨病机需要综合考虑各种因素，包括天时气候、疾病特点、人体体质、药物等，故临证对疾病尤其是疑难杂病的客观认识和病机的精准把握，是古今医家面临的共同难题，也是中医药临床疗效发挥的根本。因时代局限性，古代医家对疾病的认识多在证候表象，但是高明的医家总能透过复杂多变的表象看到病变的本质，即抓住病机以施治，多能起立竿见影之效，解病患之苦。因此，树立辨机论治的临证思维模式，对复杂疾病的认识就能删繁就简，直奔重点，抓住核心，进而做到对疾病的精准施治，使中医药临床疗效优势得到充分发挥。

三、辨机论治与辨证论治

1. 辨证论治的由来

辨证论治的思想起源于《伤寒论》，书中整体以“辨某病脉证并治”为标题，讨论诸多病证。此后医家在此基础上传承发扬，提出诸如“见症施治”“脉因证治”等不同说法，直到明代周之干在《慎斋遗书》中提到“辨证施治”，清代章虚谷在《医门棒喝》中提出“辨证论治”一词。然此时的辨证论治仍停留于一个模糊的概念层面，并未形成如今的理论体系、诊治体系，尚未成为中医学的最大特色与优势。张效霞先生曾在《辨证论治的由来》一文中指出，“辨证论治”这一中医专用术语主要是在新中国成立之后才形成的。如1921年出版的《中国医学大词典》里，还不曾有“辨证论治”的条目。干祖望、王玉川等老先生也都曾撰文表示，“我们这批老中医，在新中国成立之前，根本不知道什么是辨证论治、辨证施治”，可以说是在新中国成立后，“辨证论治”才开始被中医界普遍接受[3-4]。

1955年，任应秋先生先后在《中医杂志》上发表了两篇文章，正式提出“辨证论治”这一概念，他指出，“祖国医学几千年来在临床治疗上能够解决问题，主要就是由于‘辨证论治’治疗体系的建立”，“辨证论治，是中医临床上不可缺少的基本知识”[5-6]。随之，秦伯未先生也认定了“辨证论治”在中医临床中的价值，指出“‘辨证论治’是中医普遍应用的一个诊疗规律，从认识证候到给予适当治疗，包含着完整的极其丰富的知识和经验”[6]。首届国医大师邓铁涛教授回忆道，时任卫生部副部长的郭子化提出应把辨证施治之精神写入中医教材之中。后来，《中医学基础》第四版将“辨证论治”作为中医诊疗的特色之一编入教材，赋予了其全新的含义，使其成为中医学的基本诊疗模式与最大优势。

2. 辨证论治的局限性

有关辨证论治的意义，秦伯未教授在 1957 年首先解释道，“辨是鉴别、分辨，证是证据、现象，论是讨论、考虑，治是治法、治疗方针”。证和治是客观的；辨和论是灵活的，是要通过分析和思考来实现的[7]。在现代中医诊断学中，“证”是指在疾病发展过程中某一阶段，机体病理的概括，包含病因、病位、病性及邪正关系，反映了疾病发生发展过程中某一阶段病理变化的本质。但在临床实际情况中，辨证结论不能代表疾病全貌，只是临床思维模式之一。现代有越来越多医家认为辨证论治存在一定的局限性，其内涵常常被教条化、简单化，存在背离个体化治疗、失去传统中医的神韵等问题[8]，临床中应卸下“辨证论治”的负担[9]。

辨证论治的局限性主要表现在以下几方面：在诊断的环节容易被其他病证所干扰，在治疗的每个环节容易出现不确定性；常常出现治疗方法比较宽泛，与疾病本身联系不紧密的情况；方剂及药物的选择主要针对症状，而非疾病本身。辨证论治在中医的临床研究中也存在一些问题，比如在对于糖尿病人群进行中医证候研究时，纳入的人群可能会合并高血压、高尿酸血症、高脂血症等多种疾病，这就在临床研究的结论中造成了混杂因素，得出的结论可能含有这些疾病所产生的症状、证候。此外，辨证论治的思维模式对于目前的中医教育也产生了很大的影响。中医内、外、妇、儿等各科教材的编写多偏重于内科的辨证论治思维，弱化了各科的特色，导致中医教育陷入了辨证论治的框框。

辨证论治之所以存在诸多不足，究其根本在于偏重疾病客观表象，而忽视其核心本质。自古以来，中医治病都是针对病机开展的。《素问·至真要大论》记载："知其要者，一言而终；不知其要，流散无穷。"中医传统辨治七大思维，包括病、证、症、理、法、方、药，以理（病机）贯穿其中。如佛家经典《楞严经》所言："如人以手指月示人，彼人因指当应看月。若复观指，以为月体，此人岂唯亡失月轮，亦亡其指。何以故？以所标指为明月故。"证候与病机的关系，亦如"以手指月"，证是表象，机是本质。如此临证时容易聚焦在证候的辨识上，常常忽略对病机的思考，导致治法方药不够精准。

因此，辨证论治的思维模式在临床中虽有不容忽视的作用，但切不可局限于辨证论治，认为其是至高无上的唯一的模式。要知道中医学的发展，从古以来就建立在各学科的百花齐放之上，这样才能使诊断治疗更加精准，效如桴鼓，立起沉疴。

3. 辨机、辨证论治的区别与联系

辨证论治和辨机论治是中医临床思维的两种方式，二者相互补充，互相促进。辨证论治广义上包含了辨机论治，而本书所提出的辨机论治也涵盖了辨证论治的思想——对证病机，二者之间既有共性，亦有差异。二者本质的差异在于认识问题的方法不一样，立足点不一样。辨证论治强调的是"证候"，辨机论治强调的是"病机"，是中医诊疗"病、证、症、理、法、方、药"七个要素中的"理"。而我们研究证候的目的也是要上升到对病机的认识，但证候却不是认识病机的唯一手段。随着西医学的发展，很多疾病是依靠西医学技术手段（B超、X线、抽血化验等）明确的，常常没有明显临床症状，存在很多无证可辨的情况，辨机理论弥补了这一不足，且临床中更容易掌握和操作[1]。

总之，病机是证候的决定因素，证候是内在病机的外部客观征象，辨证论治是辨机论治的基石，辨机论治是辨证论治的精髓，构建辨机论治诊疗模式是提高临床疗效的有效手段。

四、辨机论治与辨病论治

1. 辨病论治的由来

辨病论治是随着人们对疾病的认识逐步形成的，其思想初步成型于《黄帝内经》，如“咳论”“痹论”“痿论”“疟论”“厥论”等，均是论述疾病的专篇，书中所记载的“内经十三方”，也多为辨病论治的专病专方，如《素问·病能论》“有病怒狂者……以生铁落为饮”等，突出了辨病治疗的重要性。汉代张仲景的《伤寒杂病论》不但奠定了“辨证论治”的基础，也开启了“辨病论治”的先河，在篇名中以某病脉证并治，突出辨病的首要性，进而才辨相应的证治。如先有太阳病提纲以辨病，后分中风、伤寒相应的桂枝汤证、麻黄汤证，又如治疗狐惑病的甘草泻心汤、治疗百合病的百合地黄汤等，皆为辨病论治的临床应用代表。东晋医家葛洪言，临床应“分别病名，以类相续，不先错杂”，亦强调辨病论治能更有条理地治疗临床复杂病证。宋代陈无择著《三因极一病证方论》，其言“因病以辨证，随证以施治”，提出临证时先辨病而后辨证的思维过程。清代名医徐大椿在《兰台轨范》中直接指出辨病作为治病之首要，“欲治病者，必先识病之名，能识病名，而后求其病之所由生。知其所由生，又当辨其生之因各不同，而病状所由异，然后考其治之之法”。同时代的医家张璐在《张氏医通》中总结出内、外、妇、儿诸科专病专方，说明清代从病论治具有一定的普遍性。著名经方大师岳美中教授提出，“现代中医界流传着一种只重证不重病的错误倾向，理由是凭借八纲的阴阳、表里、寒热、虚实所表现的不同症状，施以治疗，就可以解决各种不同的疾患，我认为这是把辨证论治理论探讨庸俗化了。病是基本矛盾，证是主要矛盾，各有自身的特殊性”[10]。可见，从古至今，辨病论治是中医临床治疗疾病的一个重要思维模式。

2. 辨病论治的精准性与局限性

辨病论治就是辨识疾病，基于疾病的生理病理改变的共性规律予以治疗。临床中，无论中医、西医均强调辨识疾病的重要性，但是二者对疾病的认识角度存在较大的差异。中医对疾病的认识和命名多是根据临床观察所得，如黄疸、水肿等根据临床症状和体征命名，而中风、消渴等则根据病因病机命名，命名方式存在一定的多样性和模糊性的弊端，从而对疾病的客观认知常过于浅显。相比之下，西医对疾病的诊断主要依靠现代技术，通过理化检查、病理检测、症状病史等综合分析，对于疾病病理认识更为深入细致。如中医“水肿”一病，或称“水气病”，乃以头面、眼睑、四肢，乃至全身浮肿为临床特点，表现虽大致相近，在西医中实际涵盖了心源性水肿、肾源性水肿、内分泌失调、营养不良等多种疾病，其根本病因病机大相径庭，治疗方法、手段也不尽相同。即使同为肾源性水肿，究其病理亦有膜性肾病、IgA 肾病等不同类型，西医治疗可有激素、免疫抑制剂等不同治疗方案，中医遣方用药时也必然有所针对，差异用药。因此，通过辨西医之病有助于从病理生理、转归预后等诸多方面把握疾病的根本矛盾，从而使中医治疗更加精准有效。

但是，即使以中西医结合的方式进行辨病论治，也只是针对疾病共性的认识，处以大致的治疗原则和方药，面对不同的病患个体时，疾病的临床表现可能纷繁复杂，往往不够典型，导致误辨误治；或者对于诊断明确的疾病，仅仅通过辨病论治给予专方专药治疗，而不考虑患者体质差异、节气影响及患者当下病机特点，治疗则往往失于精准，疗效各异。

3. 辨病、辨机论治的区别与联系

辨病论治和辨机论治是中医辨治思维的两个重要模式。辨病在于从疾病的特点去发现共性规律，是对复杂疾病鉴别的重要手段。辨病论治在明确疾病诊断的同时，也在鉴别其他类似疾病，是疾病精准化治疗的基础。此外辨病过程亦是对疾病基本病理改变的分析过程，例如黄疸病，《金匮要略》从其脉证特点，总结其基本病机为“脾色必黄，瘀热以行”“黄家所得，从湿得之”，对黄疸病“脾虚、湿、瘀、热”的基本病机有了一定认识。辨机论治则包含了辨病论治，是在疾病共性病机基础上，又结合患者体质、当前证候等多重特点提炼的核心病机，进一步予以治疗。因此，辨病是辨机的前提和基础，辨机是辨病的凝练和聚焦，二者相辅相成。

五、辨机论治与辨症论治

1. 辨症论治的起源

辨症论治，即通常所说的对症治疗。人类在长期与自然的相处中，经历风雨寒暑的洗礼，表现出疼痛、发热等病证，为了缓解这些症状，人类发明了针灸、药物，这就是最早的对症治疗，也是医学的萌芽阶段。在中医学的发展中，这一现象尤为突出，由于“主症”是患者最痛苦的症状，亟待解决的问题，治疗必然围绕其展开。在《黄帝内经》《神农本草经》等早期的中医学著作中，虽然没有明确提出“对症治疗”一词，却没有忽视对症治疗的作用。如《素问·标本病传论》所言“治标”的思想，其实就是一种对症治疗。再如《金匮要略》中“痛而闭者，厚朴三物汤主之”“小便不利，蒲灰散主之，滑石白鱼散、茯苓戎盐汤并主之”，亦为对症治疗的体现。另外，我们发现中医学所说的“病”，往往都是根据“主症”而命名的，如咳嗽、水肿、腰痛等，对于这类疾病的治疗，实际上仍然是围绕患者的主要症状开展的，并未脱离对症治疗这一核心思想。对症治疗在西医治疗体系中也有着举足轻重的作用。对于危急重症的患者，出现心跳呼吸骤停等危及生命的情况时，应立即采取各种有创或无创的抢救措施，恢复心跳与呼吸；或如病毒性感冒，大多采用非甾体抗炎药解热镇痛，或抗组胺类药物、止咳化痰类药物，以对症治疗为主。

2. 辨症论治再思考

其实无论中医还是西医，治疗的首要目的就是缓解患者的痛苦，只是缓解的方法各异，对症论治是否应该被取代，我们必须重新审视这个问题。“头痛医头，脚痛医脚”一直以来是形容庸医、下工的代名词，在中西医学的对比中，还往往被用来引证西医治疗的短浅。而其实我们仔细琢磨这个“头痛医头”，头痛时“医头”是指治疗的首要目的——缓解头痛。因此，对于临床症状复杂的患者，抓主症，解决主要矛盾可以较快地缓解其不适，为后续的治疗提供良好的基础。中医古籍中的许多验方、效方都是对症治疗的经验总结，对于危急重症，临床亦要迅速稳定患者的生命体征，改善患者症状，乃中医“急则治其标”之法。因此，在从根源治疗疾病的同时，有针对性地选择对症的药物，以求能直达病所、事半功倍，这也是患者所能即刻感受到的疗效，正是对症治疗的优势所在。

3. 辨症论治与辨机论治有机结合

对症治疗是临床取得疗效的捷径，然而并不意味着其可以作为诊察疾病的唯一方面。医学的进步虽然大多是靠对症治疗的方法积累经验，然而当发展成为今天系统化、多样化的辨治体系时，我们对于对症治疗的认识不应再局限于“有是症用是药”。对于症状我们亦要认识其病机，做好对症下药，《伤寒论》中“观其脉证，知犯何逆，随证治之”即强调我们要见病知源，判断症状形成的病因病机。再如《伤寒论》记载“伤寒中风，有柴胡证，但见一证便是，不必悉具”，这里的“证”同“症”，柴胡证即是指“往来寒热、胸胁苦满、嘿嘿不欲饮食、心烦喜呕”诸多症状，需判断其症状的病机属于“少阳枢机不利”，方能药到症除。再以腰痛为例，临床治疗时需要辨识病因病机。若是慢性腰痛，中医一般分为风湿、寒湿、湿热、肾虚等多种致病因素，临床中应进一步结合腰痛的性质、加重缓解特点等综合分析腰痛的病机，指导治疗；若是急性腰扭伤导致的腰痛，则内科判别毫无意义，可以通过针灸、理疗、整复、中药外敷手段有效解决；若是尿路结石引发的腰痛，可采用清热利湿、化石通淋中药，必要时还可应用外科手段碎石治疗。

总之，对症治疗理念是中医临床的重要法则，我们当给予其充分的理解和应用，并不断地与时俱进，在实践中做到对症辨机论治，避免以偏概全，以缓解患者痛苦，突出中医特色疗效。

六、辨机论治与微观辨证

1. 微观辨证的提出

微观辨证是中医与西医学技术相结合的新的临床思维模式。早在二十世纪八九十年代，已有中医学者明确提出微观辨证的概念，即在临床收集辨证信息的过程中，引进西医学的先进技术，从微观层面认识机体结构、代谢及功能的特点，从而更完整、更准确、更本质地阐明“证”的物质基础，以作为传统辨证（宏观辨证）的必要补充[11]。过去，有人认为中医就只能用中医的手段看病，不能用西医的检查，这是一种片面的认识。从中医学发展来看，古人对于疾病的诊断方式是一个不断进步的过程，随着西医学的发展，中医也在与时俱进，我们应吸纳现今的科学技术为中医所用，将微观的病理指标变化作为中医师望闻问切的四诊延伸，这种技术融合不是中医的西化，而是中医的现代化，也就是我们所说的微观辨证。与此同时，我们要认识到中医与西医的最大区别在于思维方式的差异，中医善用抽象思维，将所观察的现象提炼为中医要素，不论是四诊信息，抑或是理化指标，都可借用中医思维方式推算疾病的演变，因此中医能达到见微知著、善治未病的效果。总之，疾病的微观认识只是为临床中医师提供一种现象，需要我们运用中医思维去分析现象背后的中医规律，这一思维过程就是微观辨证。

2. 微观辨证与辨机论治的有机结合

当我们谈及微观辨证，其实质还是在利用疾病的微观认识帮助我们判断病机，因此微观病机比微观辨证一词更为贴切。辨证理论框架是建立在长期的、前人对于症状总结的基础上，形成的对症状的高度概括，例如我们主观感受到寒、热，从而判断疾病的寒证、热证，而对于微观“症状”或“体征”，我们的判断往往缺乏经验上的依据。因此，我们谈及微观的时候，并不能像宏观总结症状一样概括出微观证候，更多地是以思辨的方式总结出疾病内在的病机变化。而辨机论治更具有思辨性，是对病理现象和疾病发展的整体把握，更符合我们对于微观的认识深度，因此辨“微观”的本质就是辨病机。另外，人体内环境是时刻变化的，当以微观的视角看待一个疾病时，我们可以看到病理、内分泌代谢、血管神经变化等多重变化，这就是疾病在微观层面的核心病机。

在肾脏疾病中，肾脏病理诊断非常重要，我们经常会用到微观病理判断疾病病机的发展，肾脏病微观病理复杂多样，预示着肾病的结局不同。如微小病变性肾病与局灶增生硬化性肾病都可出现肾病综合征的表现，但二者的微观病变部位、治疗方法、预后截然不同。微小病变性肾病主要病理特征为足细胞病变，病机上主要体现了风邪伤肾，导致枢机不利，开阖失司的病机特点；而局灶增生硬化性肾病除了足细胞病变外，还有肾小球的局灶增生硬化，因此“瘀血”这一病理因素占据了主要地位。两者因为微观病机不同而导致疾病的预后不同。另外，我们也通过微观病理变化去探寻疾病的病机。如在糖尿病肾脏疾病的发展过程中，早期肾脏病机特点为络胀，络脉肿胀，以气滞、郁热为主，对应微观病理表现是肾脏体积增大、肾小球滤过率增加；中期肾脏病机特点为络痹，络脉痹阻，以痰湿、水湿或湿热、瘀血为主，肾脏病理为系膜基质增生，基底膜增厚，结节性硬化等；晚期肾脏病机特点为络积，络脉积聚，形成癥瘕，以肾元衰败、浊毒内蕴为主，肾脏病理为肾小球硬化和肾间质小管纤维化。在治疗方面，我们亦可通过微观病机变化来评估药物的疗效，如通过观察肾脏病理的炎性损伤程度观察清热药物的疗效，通过观察肾脏系膜基底膜增生、肾小球硬化、细胞外基质增生等变化观察消癥散结药物的疗效。

总之，微观病理是技术手段，其根本目的还是判断疾病病机；微观辨证的本质还是借助现代技术手段，从中医角度认识疾病病变部位微观的结构、功能变化的机理，即“微观病机”。微观病机是辨机论治中的一种思维方式，是微观辨证在辨病机体系中的本质体现，是中医实现精准化治疗的核心靶点。

七、辨机论治与方证对应

方证对应的说法来源于《伤寒论》。《伤寒论》《金匮要略》都以“（辨）××病脉证并治”为标题，后世的医家学者在整理、诠释《伤寒论》及临床实践的过程中，提出“方证对应”的思想。方证对应是指方剂的组方理法、主治病证，与患者的病机或表现的主证相符合，表面上看是“有是证，用是方”，实则方证之间蕴含了病机的各种变化。后期“方证对应”又衍生出方症对应、方证对应、经方体质学说三个含义，仔细推敲，不难发现这三个方面仍然是以病机为基础。

1. 辨机论治与方症对应

《伤寒论》中“证”的含义多指症状和体征，如“观其脉证”“外证未去”“见一证便是”等。清代徐大椿曾言《伤寒论》非依经立方之书，不可拘于六经传变，见症施治即可。清代伤寒大家柯韵伯亦提到“杂病治无二理，咸归六经节制”“仲景之方因症而设，非因经而设。见此症便与此方，是仲景活法”，均指出方症对应在临床中的重要性。目前，“方症对应”应用比较广泛的是日本汉医，日本经方派的代表人物吉益东洞认为“《伤寒论》唯方与证耳”，力倡“实证亲试”，注重实效。他的思想直接影响了日本现代的中医行业，如今日本的中医在医理上是直接学习西医的医理，只看症状用药，如黄则退黄、热则退热、汗则除汗等。有人说“见是证用是药”乃经方捷径，实则我们体会仲景原意，乃是通过症状见微知著，判断病机。如《伤寒论》中小柴胡汤用法，“见一证便是，不必悉具”，是因为“往来寒热”“胸胁苦满”“嘿嘿不欲饮食”均可体现“少阳枢机不利”的病机，临证需要抓主要症状，而不必悉具。另外一些细微的症状也能反映疾病的病机，如《伤寒论》“脉浮紧者，法当身疼痛，宜以汗解之。假令尺中迟者，不可发汗。何以知然？以荣气不足，血少故也”，因为“尺中迟”这一脉象反映出“营血不足”的病机，故治疗时不宜发汗。因此方症相应的捷径中间也需要病机作为桥梁，正如刘渡舟在《经方相对论》中提到，古人说的“月晕而风，础润而雨”等见微知著的本领，实不能离开证候的存在与反映，而症状本身处处体现了病机的发生变化。

2. 辨机论治与方证对应

《伤寒论》中常见以方命名的证，如34条柴胡证、101条桂枝证等，清代尊经崇古派陈修园指出："论中桂枝证、麻黄证、柴胡证、承气证等，以方名证，明明提出大眼目，读者弗悟也。"故后世多言"方随证立，证以方名"，将方证作为一个整体，证在此处不应指单一的症状，而是指一系列症状组合的"症候群"，是患者在某一主导疾病发展趋向的基本病机的支配下，出现的某一特定"症候群"。刘渡舟在《经方医学讲义》中提出，方证相应中"证"指用方的证据、征象，亦是一系列症状的体现。方与证相当于射箭和靶子，能不能射准，关键取决于病机，因此仅仅靠单一症状是不准的，而需要"症候群"的综合反映。如桂枝汤证的症候群有发热、汗出、恶风、脉缓、鼻鸣干呕、阳浮而阴弱，因疾病处于"风寒袭表，营卫不和"病机阶段，故有上述系列症候群，故方证之间的桥梁需要病机来构建。辨证论治之法亦是来源于《伤寒论》，即以证高度总结概括症候群，即方证对应的临床实践应用之法。刘渡舟教授提道，"《伤寒论》既有辨证论治的学问，也有辨证知机的奥妙，两个层次则有高下之分、精粗之别"[2]，因此辨证思维会丧失临床的灵活性。而我们细观《伤寒论》中的"桂枝汤证"类方，不难发现方证并不是固定不变的，因为病机具有动态变化的特性，仲景因知病机活法，故组方能不断变化，甚则一方变多方，如桂枝加桂汤、桂枝去芍药汤、桂枝加葛根汤等，皆是因为疾病病机在不断变化，若依辨证之法，将桂枝汤证与"风寒表虚"证画等号，则有失仲景原意。

3. 辨机论治与经方体质学说

《伤寒杂病论》中多处体现了中医体质学思想，如尊荣人、失精家、亡血家、支饮家、中寒家、湿家、呕家、冒家、淋家、疮家、汗家等。黄煌教授据此提出“药人”“方人”的新概念[8]。所谓药人，如麻黄人多体格粗壮，面色黄暗，皮肤干燥且较粗糙，体现的是卫表坚实，气机易于郁闭；而桂枝人，其人多肤色白而缺乏光泽，体形偏瘦者多，腹部平坦，腹部肌肉较硬但缺乏抵抗力，如同鼓皮，体现的是卫表不足，这类人容易出现阳越、气脱之象。再如方人中的炙甘草汤人，其人多羸瘦，皮肤干枯，面色憔悴，多呈贫血貌，此为气血不足、阴阳两虚的体质病机特点。人的体质在一定程度决定了疾病的发展方向，影响了病机传变，如《灵枢·百病始生》所言“风雨寒热，不得虚，邪不能独伤人……因虚邪之风，与其身形，两虚相得，乃客其形”，说明内因与外因共同主导了疾病的发展。徐大椿在《医学源流论·病同人异论》亦指出，“天下有同此一病，而治此则效，治彼则不效，且不惟无效而反有大害者，何也？则以病同而人异也”。如麻黄人和桂枝人因为体质的不同决定了外感伤寒之后疾病的发展路线不同，经方体质学说之所以能够根据体质而判断疾病的用药，正是因为体质在一定程度上起到预测疾病病机发展的作用。

八、辨机论治与方剂演变

1. 方剂发展演变

在周之前，方剂就已经出现[12]，《礼记》言“君有疾饮药，臣先偿之，亲有疾饮药，子先偿之”，提示当时出现治疗的药物是以汤剂形式呈现的。虽然对于药物的药性、毒性理解尚不深入，但已经提示方剂这种治疗方式的出现。发展至《黄帝内经》年代，已记载配伍相对简单的13个方（一说12方），其中以方剂组成的不同进行分类，称为七方，即大方、小方、急方、缓方、奇方、偶方、复方。《素问·至真要大论》云：“君一臣二，奇之制也；君二臣四，偶之制也；君二臣三，奇之制也；君二臣六，偶之制也。故曰：近者奇之，远者偶之，汗者不以奇，下者不以偶。补上治上制以缓，补下治下制以急，急则气味厚，缓则气味薄，适其至所。”《本草纲目·序例》引刘完素曰，“方有七：大、小、缓、急、奇、偶、复。制方之体用，本于药物之气味，寒、热、温、凉”，七方为随病者病位之所在、病证之性质，择药物之气味，组成而来。其中大方为药味多、药量大或疗重病的方剂，小方为药味少、药量小或治疗病势较轻的方剂，急方与缓方则分别针对病势之急缓形成，奇方与偶方指药味合在一起的数量为单数或双数的方剂，复方多指数方相合加味而成[13]，体现了初期的方剂配伍。

至仲景“撰用《素问》《九卷》《八十一难》……为《伤寒杂病论》”，其在《黄帝内经》基础上，已经发展出314个方剂(去掉重复后，未纳入附方)，已经体现出非常严谨的立法用药，变换一味药物或者药量即变成另一方，包含太阳中风之调和营卫，太阳表实之发汗解表，少阳之和解，阳明之攻下，少阴之温阳急救、育阴清热，厥阴之寒热并举等在内的多种治法立方，可体现出此阶段为方剂发展的成熟时期。

至《肘后备急方》的出现，已经将《黄帝内经》《伤寒杂病论》等历代文卷中囊括的方剂收集起来，并有所发展。因《伤寒论》成书年代病邪以寒邪居多，伤人阳气，故在《伤寒论》中主要以辛温、温热之法来固护阳气。《肘后备急方》的记录中则已经出现清热药物与辛温药物的搭配，体现方剂配伍内容的丰富与发展，并且已经出现较为完备的方剂学记录。至金元四大家阶段，方剂以其治法的寒热、主治侧重不同，方剂的用药组成又进一步丰富。至《普济方》阶段已有 6 万余首方剂记录。

2. 方剂组成原则

在《黄帝内经》时期，方药多以单味药或若干药物组成小方以治疗疾病，例如治疗狂证的生铁落饮、治疗失眠的半夏秫米汤等，均是药简力专的单方、小方。至《伤寒杂病论》，张仲景临证立法组方，立足病变核心，兼顾圆机活法。《金匮玉函经二注》言："凡仲景方，多一味，减一药，与分两之更重轻，则异其名，异其治，有如转丸者。"一方面，当主证发生变化，形成新的病机，通过药味的组合加减，形成新的方剂。例如，四逆汤、甘草干姜汤、干姜附子汤，仅三味药针对不同病机组成了不同的药方。四逆汤治疗四肢厥逆，恶寒蜷卧，神衰欲寐，脉微细的少阴寒证，旨在回阳救逆；若出现昼日烦躁不得眠，夜而安静，脉沉微的阳脱之证，去甘缓之炙甘草形成干姜附子汤，以救阳固脱；若去掉附子，则为甘草干姜汤，《寒温条辨》言"此即四逆汤去附也。辛甘合用，专复胸中之阳气"，主要治疗肺痿吐涎沫的脾肺阴寒之证。另一方面，中药药味的剂量变化亦是立法组方的重要因素，针对病机的变化，调整药物剂量，则君药发生改变，形成新的处方。如大黄、枳实、厚朴三味药可因病机不同，药物剂量不同，组成三方。小承气汤以大黄五钱、厚朴一两、枳实三钱组成，主治热结阳明、腑气不通的病证；厚朴三物汤则以厚朴八两为主药，配伍大黄四两、枳实五枚，治疗因腹满寒疝宿食引起的腹痛便秘诸证；厚朴大黄汤则以厚朴一尺、大黄六两为主药，配枳实四枚以荡涤饮邪，治疗支饮胸满等病证。

而后，随着历代医家用药经验的积累，在机体脏腑虚实寒热辨治思想指导下，方剂组成更强调君臣佐使之配伍应用，即将主方用药中的药物针对其用途品类分为君药、臣药、佐药及使药，一方当中虽非一定四者俱全，确须体现方剂内的用药层次。其中君药为针对主病或主证之用药，药力为方中之首，是瞄准核心病机所在用药；臣药为助君之药，在一定程度上增强君药之药性，又可针对兼病或兼证来治疗；佐药，乃佐助之品，其作用既可配合君臣之品的用途（可与君、臣同一治疗目标，或可减弱君臣之毒性，亦可配伍与君药相反之品以防用药格拒），又可以针对夹杂的其他疾病表现进行用药，体现潜在的用药之意；至于使药，可为方中引经之品，令药至病所，亦可为调和药味药性之品。

在不断细化治法、精准用药的发展趋势之下，对药、角药等精准药物配伍的形式逐渐出现于临床。对药，系用相互依赖、相互制约，以增强疗效的两味药物进行组方配伍，如藿香配佩兰芳香化湿、香附配乌药疏肝理气、酸枣仁配首乌藤养心安神等。角药则由互相依赖以发挥最大功用的三味药组成，如陈皮、木香、砂仁，三足鼎立，合为和胃醒脾顺气之功。这些药物配伍的出现，体现出在方剂演变过程中不断提升、深化的治疗精准度。

3. 方剂与辨机论治

《素问·至真要大论》有云："审察病机，无失气宜，此之谓也。"谨守病机是治病的关键。药学专著《神农本草经》中亦强调“欲疗病，先察其原，先候病机”，可见辨明病机是临证立法处方用药的根本。张仲景以六经辨证、脏腑辨证立法，由六经、脏腑之主证、兼证、变证和夹杂证综合分析，明辨临证病机所在，通过对药味和剂量的权衡变换，进而遣药组方，如前所述。清代余景和在《余注伤寒论翼·卷四》言，“昔岐伯创七方以制病，仲景更穷其病之变幻，而尽其精微”，言明经方以七方为基础，依“证”之层次发展而来，且其中“证”之精微之处，即病机之所在[14]。随着后世医家对疾病认知的不断深入，对疾病病机的把握更为聚焦，不仅形成不同功效特色的各类方剂，也凸显了专属病机的用药处方特点。

如金元四大家中，刘完素重视“火”，李东垣重视“脾胃”，朱丹溪“相火”之论及张子和的攻下之言均体现了其对于疾病基础病机的认识。东垣学说尤重脾胃内伤病变，《脾胃论》曰，“盖胃为水谷之海，饮食入胃，而精气先输脾归肺，上行春夏之令，以滋养周身，乃清气为天者也；升已而下输膀胱，行秋冬之令，为传化糟粕，转味而出，乃浊阴为地者也”，指出气机升降失司对脾胃内伤的影响，特别是升发和生长的功能，只有脾气升发，阴火才能潜藏，故阳气不升，阴火内生是脾胃内伤的共同病机，治疗时应针对此病机补中气、升清阳、降阴火，创立升阳益胃汤、升阳散火汤等升阳系列十七方。如升阳散火汤所治阳郁阴火在于经络，方中以柴胡、升麻、葛根、防风等大量风药升发脾胃之气，以人参、炙甘草健脾益气为辅，兼以芍药、生甘草酸甘收敛，升中有补，散中有收；升阳益胃汤则重在治疗脾胃脏腑阴火内生，以益气升阳、清热除湿立法，药用人参、黄芪、白术、茯苓补中化湿，陈皮、半夏、黄连燥湿，柴胡、防风、羌活、独活升阳散火，辅以酸甘之品，虚实兼顾、散不伤正；升阳除湿汤，取“风能胜湿”之意，重用防风、升麻、柴胡、羌活等风药，兼以苍术、半夏、麦芽等化湿、健脾同行，专治脾阳不升、湿盛濡泻。

因此，病机－治法－方剂是中医辨治思路体现，分析某一时期内的方剂组成，可体现彼时对疾病病机认知状态。故在辨机论治思想指导之下，综合病－证－症前提下，审机论治，方机对应，以确立更为确切有效之用方。

九、辨机论治与同病异治

同病异治是中医临床重要的治疗原则，指的是同一疾病或病证，由于病因、病机、个体体质、发病季节气候的差异，或所处的疾病阶段不同，采用不同治疗方法的临证原则。同病异治在《黄帝内经》中已有论述，《素问·病能论》中云“有病颈痈者，或石治之，或针灸治之，而皆已，其真安在？岐伯曰：此同名异等者也”，即所谓同病异治也[15]。《简明中医辞典》释为：“同一病证，可因人、因时、因地的不同，或由于病情的发展、病型的各异、病机的变化，以及用药过程中正邪消长等差异，治疗上应根据不同的情况，采取不同的治法[16]。”仲景等医家在其治疗经验的记录当中，均有体现同病异治这一观念。如《金匮要略·水气病脉证并治》“诸有水者，腰以下肿当利小便；腰以上肿当发汗乃愈”，表明同为水气病，腰以下肿，则其病位在下，需使用利小便之法，使在内之水从小便排出，而腰以上肿，则其病位在上，非下法可解，当发汗而令在表在上之水随汗液而出。再如《金匮要略·痰饮咳嗽病脉证并治》：“夫短气有微饮，当从小便去之，苓桂术甘汤主之，肾气丸亦主之。”痰饮病者，若其心下逆满、纳少、眩晕者，为脾阳虚之证，当用苓桂术甘汤温脾阳以化水饮；若兼腰膝酸软、畏寒肢冷等，则属肾阳虚证，当以肾气丸温肾阳以化水饮。

再以张景岳治疗感冒为例，针对脏腑气血之不同，或平散，或寒散，或温散，或从肝血，或从气虚，或从中气不足，内在病机差异，决定组方遣药之变化，有正柴胡饮、一柴胡饮、二柴胡饮、三柴胡饮、四柴胡饮、五柴胡饮之别。其中，正柴胡饮以柴胡为君，防风为臣，解表邪而散风寒，佐以陈皮疏调气机、芍药调和营卫、生姜助行药力、甘草调和诸药，主治气血平和之人的外感风寒轻证；一柴胡饮治以寒散，于方中加入生地黄、黄芩，主治以阴虚外感，内兼火邪为病机的感冒；二柴胡饮治以温散为主，加入半夏、细辛、厚朴散寒除湿，治疗四时外感，“寒邪外盛而内无热证”者；三柴胡饮则主治阴分不足，或肝经血少而偶感风寒者，如病后、产后感冒，以正柴胡饮加当归或熟地黄，养血散寒并重；四柴胡饮主治元气不足而感风寒者，故加入人参，治以益气散邪；五柴胡饮则治疗中气不足，气血亏虚而感受风寒者，以当归、熟地黄、白术培补气血并逐风寒。

为什么会出现同病异治这一现象呢？或有说临床表现不同，或有说中医证候不同，究其根本，乃是由于其根本病机的不同。《简明中医辞典》指出，“病机指病因、病位、证候、脏腑气血虚实的变化及其机理”，病机综合了病邪、病位、病性、病势、正邪对比等病理要素，同时又以正邪斗争为轴，反映了疾病发生、发展、传变及预后转归整个病程的病变规律。例如，慢性肾脏病常见水肿、少尿的临床表现，从六经传变切入，可见太阳病之麻黄连翘赤小豆汤证、阳明病之猪苓汤证、少阳病之小柴胡汤证、太阴病之理中汤证、少阴病之麻黄附子细辛汤证，以及厥阴病之大黄附子汤证等多种不同证候表现，随证治之常能获得较好的临床疗效。再如 2 型糖尿病患者，自身体质偏于脾肾素虚者容易发生浮肿、蛋白尿，素体肝火旺盛者多伴发糖尿病眼底病变，而血瘀、阳虚之人多伴发糖尿病血管病变及周围神经病变，充分体现了疾病病机中体质病机对于疾病演变的影响。

再者，同一疾病在发展过程中，亦会衍生出不同的衍生病机，体现出不同的预后转归。如慢性肾小球肾炎的病程中，湿热与瘀血病机的出现对其发展转归形成重要影响。湿热证在慢性肾小球肾炎中广泛存在，湿热之邪缠绵难去，常常是疾病反复发作或迁延不愈的主要原因；而瘀血作为一种有形病理产物，区别于“气化”这一功能异常，代表着“形质”发生改变，同样是慢性肾小球肾炎病情进展的重要因素。故在辨机与辨证相结合的治法之下，选用同病异治的方法往往可产生更有针对性的治疗方案，且这种治法也得到西医学的认可。如在慢性肾小球肾炎以湿热病机为主导的患者中，使用清热利湿药物，被证实具有改善机体免疫功能的作用，从而改善肾病的进展。而对偏于瘀热病机的慢性肾小球肾炎患者而言，活血化瘀的中药，同时也具有扩张肾脏动脉、提高肾脏血流灌注、改善局部微循环、促进组织修复与再生、延缓肾脏损伤的作用。

此外，同病异治的产生，与对疾病认知的局限性有关。传统中医的疾病命名，很大一部分是以突出的临床症状作为疾病名称，如“腰痛”“水肿”“头晕”等。随着西医学对疾病认识的不断加深，一个完整的疾病概念涉及了病因、病理变化、临床表现、诊断依据、疾病分期等，我们发现很多中医的病名实际上包括了西医学中的多种疾病。如水肿病，可由于慢性肾脏病、心功能不全、肝硬化晚期、营养不良等多种病因造成，这些不同疾病的治疗方法、预后转归皆有明显不同，这就需要探求其发生、发展与变化背后的机理与本质，即是病机所在。

在临床中，多数疾病特别是慢性病的病机复杂。不同医生从不同角度、基于不同辨证体系可能得出不同病机，但治疗效果却不尽如人意。因此，我们需要厘清不同病机之间的主次关系，上溯其源，中究其情，下察其变，以实现最佳的临床疗效[17]。

十、辨机论治与异病同治

异病同治是后人对《黄帝内经》中“同病异治”的发展，在《简明中医辞典》释为“不同的疾病，若促使发病的病机相同，可用同一种方法治疗”[16]。针对不同疾病，如果具有相同的发病机制、表现为相同的症状时，“证同则治同”，可选用异病同治的方法，正如清代陈士铎《石室秘录》云：“同经者，同是一方，而同治数病也。”如张仲景在《金匮要略》中多处提到肾气丸，如“虚劳腰痛，少腹拘急，小便不利者，八味肾气丸主之”“男子消渴，小便反多，以饮一斗，小便一斗，肾气丸主之”“妇人病，饮食如故，烦热不得卧，而反倚息者……故致此病，但利小便则愈，宜肾气丸主之”。虚劳、消渴、妇人转胞之病，虽疾病不同，但仲景均以肾气丸治之取效，病种虽异，但其证型均属肾阳虚之证，其病机均属于肾阳虚气化不利，故用肾气丸温补肾阳以治之。

这说明在辨机论治的基础上，不同疾病间可存在相同的内在本质。在其本质的影响之下，又因其机体体质、外界环境的影响，疾病时常体现于不同病位，体现出不同疾病。这种相同的内在本质体现了不同疾病发病机理中的相同性，正如中医所言之“辨证求因”“审证求因”，在诊病的过程当中，诊病名为首位，而后更为重要的是，在病-证-症的网络体系中再次抽丝剥茧，探求其“因”所在，即为探求其病机。对于异病同治而言，“病机相同”为联系“异病”间的桥梁，病名虽异，但其病机相同，而治法须以病机为依据，故可使用相同治法取效。这种共同的病机定位于疾病的全程，反映疾病自身发展变化的规律和疾病的本质，体现出某些疾病之间发展变化背后的一致性。

多数慢性肾脏病的病机存在共同之处。西医学亦证实，慢性肾脏病的发生、发展遵循着共同的机制。大多数肾脏疾病涉及免疫机制，而肾脏纤维化是其共同发展路径，如风邪致病在慢性肾脏病发病机制中占重要地位，是慢性肾脏病发病的共通病机之一，依据该理论可以帮助我们制造高效的中药制剂。临床中我们发现，祛风胜湿药对大部分蛋白尿有效。雷公藤是目前治疗肾脏病应用最为广泛的中药之一，其提取物雷公藤多苷具有明显的抗炎作用，可通过多种途径来抑制机体免疫应答，其临床疗效与传统中医辨证结论的关系并不明显[18]。

临床中，“异病同治”的思想可解决分科而治的难题，也体现出中医学除辨证论治外的另一特色——整体思想，整体论治可实现综合诊治的特色诊疗思路。但仍要注意同治中的“异”

的存在。

异病之所以为异病，是因为在其发生发展当中，仍存在不可忽略的差异性。如糖尿病日久可出现糖尿病视网膜病变、糖尿病肾病等，虽病名有异，但二者均属糖尿病微血管病变范畴，存在共同病因及一些相同的病理机制。二者同为中医络病的范畴，病位均为络脉，病性均属本虚标实，气阴两虚、痰瘀阻络亦常为其证型。在治疗当中，人参、黄芪、黄芩、黄连、生地黄等药物配伍使用均可从整体上改善两病的病程进展。但二者也各有其特殊性。如目络属上焦，用药需轻清之品，发挥其清宣走上之功；而肾络属下焦，多选用下行之物，以期发挥其畅通肾络之效。糖尿病肾病之时，因其瘀血病机明显，多选用活血化瘀之物，如水蛭、大黄等，取效甚佳；而糖尿病视网膜病变在其眼底未出血之时，可稍加以活血化瘀之品；但若使用不当，则可引起血管破裂；此外在糖尿病视网膜病变眼底出血之时，需加用三七粉等止血之药。

临床中，我们应当厘清不同病机、疾病、证型之间的关联，追本溯源，既要寻到异病间的相同机理，具有整体的防治思路，又要从同中求异，探求最佳取效的方案。

十一、辨机论治与三因制宜

“三因制宜”即因人、因时、因地制宜之总称，是中医学重要的防治原则之一，是指治疗疾病应依据不同时节、地理环境特征，以及患者的年龄、性别、体质、生活习惯等不同来制定适宜的治疗措施。“三因制宜”思想萌芽于《黄帝内经》，经后世医家不断补充、丰富发展为完整的学说体系，它是古代医家取得良好临床疗效的前提条件[19]。由于不同的患者个体、时气、地理环境与疾病的病机演变有着千丝万缕的联系，故而在辨识病机过程中，必须兼顾以上因素，三因制宜，方可有的放矢，用药精准。

“因人制宜”是依据患者性别、年龄、体质、饮食偏嗜、生活习惯等不同特征，来制定临床用药的原则。其中体质是影响个体发病和病情变化的最主要的因素之一。不同人体的脏腑、经络、精、气、血、津、液，以及阴、阳盛衰不同，形成不同的体质类型，当致病因素作用于人体时，不同体质类型影响着证候的形成、类型、性质与转归，即体质病机对疾病的影响。辨体质病机论治，即以患者的体质特征为辨治对象，从体质状态及不同体质类型的特性，找出体质与证候之间特有的内在逻辑关联，分析体质在疾病发病中的作用，整体把握健康与疾病在个体中的差异，从而制定防治原则，选择相应的预防措施、治疗方案、养生方法。其内容主要包括辨识个体体质的状态及人群中的体质分类。辨体质病机，是将着眼点从“人的病”转向“病的人”，将人作为主体，注重人在致病因素下的反应。徐大椿在《医学源流论·病同人异论》指出，“天下有同此一病，而治此则效，治彼则不效，且不惟无效而反有大害者，何也？则以病同而人异也”，其本质就是不同体质决定相应的体质病机，影响最终的治疗效果，这也是中医个体化治疗的基本依据之一，是因人制宜的最好体现。

“因时制宜”指季节气候的改变会对人体的生理和病理状态产生影响，因此在不同气候、气象条件下应采取不同的治疗原则。一般说来，气候及气象因素对人体的影响包括三个方面：

对正常人体生理过程的影响，对人类疾病发生发展的影响，对养生保健与疾病转愈的影响。如夏季酷热易生暑邪，且暑多兼湿，故夏季应注重解暑化湿；秋季万物萧瑟，秋燥之邪易生，治疗上多考虑辛凉润燥；春季风温宜辛凉解表；冬季风寒应辛温解表。四时用药不尽相同。《素问·六元正纪大论》云“用寒远寒，用凉远凉，用温远温，用热远热，食宜同法”，正是体现四时气象之不同对病机的影响，从而导致理法方药之差异。

“因地制宜”，出自《吴越春秋·阖闾内传》：“夫筑城郭，立仓库，因地制宜，岂有天气之数以威邻国者乎?”意指根据各地的具体情况，制定适宜的办法，在医学中引申为依据地域环境和人文习惯差异，来指导遣方用药的原则。其中不同地域的地理和人文特点，我们称为环境病机。环境病机，主要阐明环境因素与相关疾病发生发展的关系和规律，自然环境、生物环境与社会环境是环境病机形成的三大要素，与人群健康关系密切，对于个体体质形成、疾病发生发展有着不可忽视的重要作用。《素问·五常政大论》说：“地有高下，气有温凉，高者气寒，下者气热。”“西北之气，散而寒之，东南之气，收而温之。所谓同病异治也。”由于地势、气候、生活习惯等差异，不同地区的人群在生理活动、病理特点，乃至疾病谱都存在或多或少的差异，因此治疗用药也应随之变化调整。如我国西北地区，地势高而寒冷，因其人多食牛羊肉，身强体壮，反而不易受外邪侵袭，内伤疾病多见；而东南地区，地势低而温热多雨，其人多食水产品和辛辣之品，腠理疏松易受外感，容易患上痈疡等体表疾病。同一疾病在不同地区治法各异，就是因为地势、气候等不同。总之，因其“地”不同，致病机有异，此乃因地制宜之本质所在。

三因制宜对疾病防治的指导，其本质是背后蕴藏的对疾病病机的不同影响，归根结底还是病机之不同，故临证时要挖掘不同“因”后的病机所在，方能精准施治。

十二、辨机论治与整体观念

整体观念，是中医学关于人自身的完整性，以及人与自然、社会环境的统一性认识[20-21]。整体观念源自古代哲学“天人相应”思想。中医学理论认为，人体是由多层次结构组成的有机整体，人体的各部分，包括脏腑、形体、孔窍之间相互关联紧密，它们在结构上密不可分，功能上相互协调，病理上互相影响；同时，人体与自然界也是一个统一的整体，人类是自然界的产物，自然界存在的阳光、水、空气等，构成了人类的生存环境，人体的生理功能和病理变化，必然受到自然环境的影响；人体与社会环境之间也是一个统一整体，个体的人不但生活在自然环境中，也生活在由形形色色的人构成的复杂的社会环境中，而成为社会性的人，不同的社会环境、社会活动，直接影响人的七情六欲，造成人体心理、生理乃至病理的变化。因此，我们在认识和分析疾病时，应从整体出发，分析全身脏腑、气血津液、阴阳的偏盛偏衰状态和动态变化，注重自然环境、药毒等多方面外部因素对个体的影响，避免“一叶障目，不见泰山”。如《素问·咳论》之经典论述“五脏六腑皆令人咳，非独肺也”，指出肺系病变是导致咳嗽的直接原因，但我们要清楚地知道，肺外他脏受邪后传肺也可引起咳嗽，或六腑又传五脏亦可导致咳嗽[22]，故而在治疗时，不仅要宣肺止咳，更要着眼全身脏腑、气血津液之变化，从整体观入手，综合分析，选择最有效的治疗手段。

辨机论治的提出是基于对整体观念的深刻认识，或者说辨机论治的思想是扎根于中医整体观，以整体观为基石的。辨机论治总结十三种病机，初始病机、衍生病机、对证病机、共通病机、体质病机、时空病机、环境病机、兼夹病机、药毒病机、杂合病机、对症病机、局部病机、微观病机，涵盖疾病的发生发展的全过程，以及个体因素、外部因素等多方面影响因素，将“个人－疾病－外部环境”作为一个整体，综合评估，从而制定出最佳的治疗方案。因此，整体观念是辨证论治的理论基础，辨机论治是整体观念在临床实践中的突出体现。

十三、辨机论治与理论创新

中医学观念源自古代社会的医疗实践活动，在春秋战国时期开始形成独立的理论体系，特别是“四大经典”等医学专著的问世，标志中医学理论体系逐步建立。此后社会不断发展，科学技术不断进步，使得中医学理论不断创新，在汉代以后进入了黄金时期，出现了一系列代表性医家及理论。《伤寒论》是其中的典型代表，其开创了辨证论治思想及六经辨证体系，具有较高的临床价值。此时，在中医学发展过程中已经出现不同的学术见解，乃至发展为不同的学术流派，如以阐释、发挥仲景思想为主的伤寒学派。而不同学术流派、学术思想的争鸣，进一步促进了中医学的进步与发展。至金元时期，中医理论发展一片繁荣。突出的有“金元四大家”，其中刘完素倡导“火热论”，他指出化火化热是外感病的主要病机，在内伤病中亦有

“五志过极，皆为热甚”，故在治疗中力倡寒凉清热；李东垣提出了“内伤脾胃，百病由生”的论点，认为脾胃之伤多导致疾病的发生，强调后天之本在发病中的重要作用，故以补益脾胃为主要治法，后世称“补土派”等。在中国的近现代，由于西方科学技术及医学知识传入我国，对中医理论创新带来新的契机。中医大家施今墨老先生曾指出，中医要想发展，“古为今用，要能用；洋为中用，要好用”，说明为中医者，不能泥古不化，需要与时俱进，运用最先进的科学技术作为我们发展的工具。基于肾脏微观病理变化，国医大师吕仁和教授提出“肾络微型癥瘕”是糖尿病肾病的关键病机，王耀献教授则将其推广应用到所有慢性肾脏病，进一步提出“肾络癥瘕聚散消长理论”，使一个病机概念上升到系统理论[23]。

总之，中医从来就是发展的医学，进步的医学，开放的医学。无论是古代先贤提出的火热论、补土论、攻邪论、滋阴论等，还是近代医家学者创新理论，虽立说不同、各有新意，但其本质都从不同角度阐释了疾病的病机要素，看到不同疾病间的病机差异，不断推进中医学理论内容走向新高度，促进了医学理论创新的发展。

十四、辨机论治与治法创新

中医始于原始社会，起源于中国古代劳动人民的实践活动，治疗方法众多。《黄帝内经》中记载了汤药、灸焫、导引按摩、针刺、砭石等多种中医治法。《史记·扁鹊仓公列传》中描述扁鹊治疗虢国太子假死一案，“厉针砥石，以取外三阳五会……为五分之熨，以八减之齐和煮之，以更熨两胁下……但服汤二旬而复故”，采用了多种中医内外治法。然而后世至今，医家均重视服用汤剂内治，因汤剂吸收快，便于医者随证加减，同时也方便患者服用，因此，中药汤剂等内治疗法在中医领域独占鳌头，也使得现今中医辨证论治多固化于内科思维，从而在一定程度上阻碍了外科传统手术治疗等外治法的发展[24]。正如清代温病家王士雄在《归砚录》分析，认为远古医学，无分内外，诸外治法并用，并不专注于汤液一端，但“及于今日，惟汤液一派，用药治病，为世之显学”，指出重视汤剂等内治法在一定程度上导致中医传统外治法逐渐衰败。

然而临床有一部分疾病，症状表现在局部，病理变化也以局部为主，与全身性因素的关系并不密切，如临床上治疗骨折、痔瘘、外科手术和某些皮肤疾病等的主要焦点在局部，而且对于骨科复位手法和外科手术术式进行辨证是相对困难的。例如，某些正骨手法是基于力学原理而非证候，不能强行与辨证论治相联系[1]。再如烧伤，大多数轻度的皮肤烧伤并不会导致全身的症状，其治疗与整体的证候并无太大关系，所以治疗以针对局部皮损为主。辨证论治一直强调的是整体观，而当以上某些局部疾病与机体整体状态无明显联系时，拘泥于辨证论治，只能导致牵强附会、不伦不类。

辨机论治提出，在临床治疗中应当抓住病机为先，如此就能够抓住疾病的主线，在主要环节上把握和诊治疾病。病机影响全身者，当从整体角度，分析其初始、衍生、兼夹等内在病机，乃至时空、环境等外部病机的影响，审机论治。当病机突出表现于局部，或单纯局部因素引起，或全身性因素影响轻微者，应着眼于局部病机，针对性治疗。所以说，辨机论治为临床论治，尤其是中医外治法局部使用提供了创新性理论依据。例如肛肠科涉及的大多疾病，就适宜采用局部病机指导治疗。如中医的传统特色疗法挂线疗法，其首次出现在明代徐春甫的《古今医统大全》中，用于治疗高位肛瘘，相较于某些手术疗法其优势在于能够大幅度降低完全性肛门失禁概率，故至今仍被广泛使用。近年来，该疗法的作用原理被归纳为慢性勒割作用、引流作用、异物刺激作用和标志作用[25]，并被广泛应用于肛周脓肿、肛管直肠狭窄、慢性肛裂及出口梗阻型便秘、克罗恩病肛瘘等肛肠疾病，诊治范围不断扩大，临床应用逐步规范。因此，基于辨机论治，对于肛周疾病等局部病变，使用中医外治法获益良多，并不局限于内科辨证思维。

各类皮肤病也是应用局部外治法较多的一类疾病。如针灸疗法辨证治疗各类皮肤病，中药药浴疗法治疗银屑病、特应性皮炎等，梅花针疗法治疗神经性皮炎、斑秃等，点刺放血疗法治疗带状疱疹，溻渍疗法治疗湿疹、接触性皮炎等渗出性皮肤病，熏蒸疗法、奄包疗法治疗硬皮病。此外，还有中药渗透疗法、挑治疗法、放血疗法、揿针疗法、滚轮微针疗法等[26]。中医皮肤科外治法纷繁复杂，不仅可以独立治疗常见皮肤病，亦可以作为内外兼施的辅助手段。

总之，辨机论治对于骨科手术、肛肠疾病、皮肤病等局部病变，不仅可以避免内科固化思维，提出应用局部病机进行局部治疗，更为临床治疗疾病提供了创新性及开阔性思路与治法。

十五、辨机论治与新药创新

新药的创新研发是人类思维智慧的高度体现，不仅是衡量一个国家科技实力的重要指标，更是全面提高人民健康水平的重要措施。对于现代中药的研发来说，单纯从辨证论治的角度组方用药，对于中药的群体性推广使用有较大的限制，面对一些证候尚不明确的患者，或临床证候差异较大的疾病，中成药常常难以发挥治疗效用，或是使用范围受限。因此，寻求具有普适性的新的组方原则，对于现代中药新药研发尤为重要。

病机是一个疾病基本特征和临床表现的根本机理所在，病机所在，疾病所在。辨机论治，着眼于病机这个根本矛盾，以病机为靶点，则药用精专。在中药新药研发中，辨机论治同样具有重要的指导作用。抓住疾病发生发展的核心病机及其演变规律能增强治疗的精准性，确保治疗的有效性，促进新药的创新，使得中成药在受众患者群体中最大限度地发挥其治疗效益。诸多用于治疗慢性肾脏疾病的成药，如黄葵胶囊、肾康注射液、尿毒清颗粒等都是在“辨机论治”的理论基础上研制的。例如在治疗慢性肾炎、糖尿病肾病、肾病综合征等疾病前期卓有成效的黄葵胶囊，在减少蛋白尿和血尿方面效果极佳，从辨机论治理论来分析，患者往往在先天不足，胃热内盛的体质基础上因外感热邪、饮食积热、情志化热等诱发而起病，其对标的初始病机是“热邪入络，伏热致癥”，研究表明中医的“热邪”“湿热”与肾组织的炎症反应被过度激活密切相关，从西医学微观层次来分析，其治疗靶点主要包括“抑制免疫反应、减轻炎症反应、改善肾纤维化、保护肾小管上皮细胞”等[27]。许多研究发现黄葵胶囊能对标诸多靶点，从多个通路降低患者血清及肾脏组织的炎症水平，从而针对糖尿病肾病早期“内热”之初始病机，有效降低患者血肌酐、尿素氮水平，保护肾功能[27-28]。类似的还有雷公藤制剂，研究表明其现代药理作用与黄葵胶囊有很多共通之处[29]。若因失治、误治导致病情进展，患者逐渐进入慢性肾功能不全阶段甚至是肾衰阶段，其病机也由初始病机逐渐演变为衍生病机，热耗气阴，灼津炼液，伤络动血，气阴损及阳气，加之气虚不能运津行血，阳虚则化气行水无力，血停为瘀，湿聚为痰，浊热与痰瘀互结，气血阴阳不足，癥瘕痼结不解成为慢性肾功能不全阶段的共通病机，益气活血、散结消癥成为此阶段的主要治法。肾炎防衰液是代表协定方之一，方中的黄芪、鳖甲、海藻、牡蛎针对共通病机益气消癥散结，当归、熟地黄、鳖甲针对对证病机滋阴养血填精，熟大黄针对衍生病机泄浊排毒等[30]。除此之外，尿毒清颗粒、肾康注射液同样也是从病机入手治疗慢性肾功能不全，其现代药理机制主要包括改善微炎症反应、抗氧化应激、改善肾脏血流、抑制肾间质纤维化等[31-33]。

总之，辨机论治能推动传统中药制剂的复方优化。病机是将病、证、症联系起来的关键，是个体与群体连接的桥梁，只有抓住了每个疾病发生发展中的主要病机，才能抓住其发生发展的本质规律，有正确的处方思路，才可以更准确地找到中药起效的作用靶点，不断提升中成药制剂的治疗精准性及有效性，推动从单体到组分中药、从传统汤剂到组方配伍颗粒制剂的不断创新，促进中药从个体到群体的推广使用。

十六、辨机论治的常用模式[1]

从病机理论建立的中医诊疗模式有助于提高中医的疗效，解码疾病之“机”是提高中医疗效的关键，研究病机模式有助于提高对于疾病病机的认识。辨机常用的思辨模式主要从宏观病机与微观病机展开，进一步分为初始病机、衍生病机、对证病机、共通病机、体质病机、时空病机、环境病机、兼夹病机、药毒病机、杂合病机、对症病机、局部病机、微观病机等。在临床实践中，既要重视细节，又要观测全局。这包括考虑疾病的临床表现和特征、疾病的阶段和发展趋势、患者的体质，以及药物对机体的影响。同时，从宏观和微观的角度综合考虑，并兼顾环境和时空病机对疾病的影响。

1. 初始病机

初始病机是指疾病发生的起源，发生在疾病的初期阶段。它包括疾病的病因、病根，以及诱发或加重因素。初始病机是疾病与人体相互作用的结果，处于疾病的潜伏期或起始阶段的病理状态。它受病因、体质、发病环境等多种因素的影响，并可以决定疾病的进一步变化趋势。初始病机类似于中医学中“伏邪”和“感邪即发”的概念。《素问·生气通天论》中提出“夏伤于暑，秋必痎疟”，其中“夏伤于暑”即是初始病机。现代采用半夏厚朴汤治疗惊恐病就是针对情志的初始病机的治疗方法[34]。再如季德胜蛇药治疗蛇毒主要针对的是蛇毒的病因[35]，也即初始病机。

2. 衍生病机

衍生病机主要发生在疾病的发展阶段，是疾病发生后病邪与患者机体相互影响的结果。衍生也可称为次生，多为急性疾病转为慢性迁延性疾病所产生的病机，或者在慢性疾病的发展中所产生的病机。因病程相对较长，迁延难愈，对自身正气造成巨大的消耗，在不同属性的病邪和患者体质偏颇的共同作用下，形成不同脏腑的气虚、血虚、阴虚、阳虚，或兼而有之的局面。正气不足，著而留邪，又易形成气滞、水湿、瘀血、痰浊、热毒等病理产物。如外感风寒，入里化热，迁延不愈，又兼外邪犯肺，肺气不利失于宣肃，痰热次生[36]，其病机也由初始病机逐渐演变为衍生病机。衍生病机的主要内容包括虚实两端，衍生病机虽为疾病本身所产生，但是也对疾病的进展有较强的推动作用，所以在临床实践中要引起重视。

3. 对证病机

对证病机定位于疾病当前的状态，是疾病当前所表现出证候的发生机理，即通常所说的审证求因。传统辨证方式辨的就是对证病机。对证病机（辨证论治）是目前临床中最常用的辨证方法，主要集中于辨病性、辨病位、辨病势，在临床中发挥了重要的作用。如新型冠状病毒感染，其发病急骤、传变迅速，现代医家根据四诊合参明确其发病病机是以“湿毒疫”为主要特点[37]，采取对证治疗后取得了显著疗效。当然，对证病机也有自身的弊端，如其容易掩盖疾病自身的特征，所以在临证中除了使用对证病机之外，也要结合其他病机模式。

4. 共通病机

共通病机指的是不同疾病或不同症状的相同或相似病机，或某一类疾病的类似发生发展规律。共通病机反映的是疾病自身发展变化的规律和疾病的本质。共通病机可从宏观、中观、微观三个层次阐释。宏观共通病机，如六经传变规律、卫气营血传变规律；中观共通病机，如外邪内饮，是小青龙汤、射干麻黄汤、厚朴麻黄汤证的共通病机；再如微观共通病机，络脉微型癥瘕是共通病机的典型表现，如肝、肺、肾纤维化，在治疗上都可以采用消癥散结法。共通病机可以帮助临床医生更清楚地认识疾病，在治疗用药的选择上更易操作，同时也使临床治疗更加精准化，故寻找疾病的共通病机也是临床实践和中医药科学研究的重要方向之一。

5. 体质病机——“人”机

体质病机主要由体质决定。体质是机体固有的特质，其影响存在于整个疾病过程，是人群中不同个体在生理共性的基础上所具有的生理特殊性。体质对疾病的影响主要体现在三个方面。一是影响疾病的发生。中医学强调体质特征与发病的关系，“邪之所凑，其气必虚”。体质强壮，正气充足，不易发病；体质衰弱，正气亏虚，则易发病。二是影响所发生疾病的性质。不同体质对疾病的易感性不同，如《灵枢·五变》曰：“肉不坚，腠理疏，则善病风。”“酒客”易感受湿热，“尊荣人”易患“血痹”等。三是影响疾病的证候性质与转归。如感冒后引起的咳嗽，若为阳热体质，主要表现为一派痰热之象，而气郁体质，则表现为肝气不疏的症状[38]。掌握体质病机理论，对临证把握疾病特点、判断患者预后及预防不良事件均有裨益。

6. 时空病机——“天”机

时空病机也称为气象病机，主要包含气候及气象因素对人体生理和病理过程的影响。中医理论中与时空病机结合最紧密的就是五运六气思想。五运六气是天人相应的集中体现，“天”包含自然界、气候、物候，“人”包含健康状态、疾病状态、生命周期，二者交互、互动、感应、反应、适应。而五运六气思想也被医家用来论治临床疾病，如根据五运六气理论治疗干燥综合征[39]。时空病机在临床应用时可以参考五运六气的临床诊疗范式，如“司天，司人，司病症”“五象（天象、气象、物象、证象、脉象）合参”等。

7. 环境病机——“地”机

环境病机主要阐明环境因素与相关疾病发生发展的关系及规律。《素问·异法方宜论》云，“黄帝问曰：医之治病也，一病而治各不同，皆愈，何也？岐伯对曰：地势使然也”，指出五方因自然环境、地势差异、生活方式及饮食习惯等不同而易患不同疾病，治法则为因地制宜。环境病机包括自然环境、社会环境、生物环境三大要素，是疾病产生的重要外部因素。自然环境与现代环境医学紧密联系，主要建立在现代科学对环境的认识之上。如膜性肾病发病风险与空气污染相关[40]，糖尿病肾病的发生发展可能受重金属、有机氯杀虫剂、PM 2.5 等环境污染物的影响[41-42]。社会环境对于疾病的影响也非常显著，可以引起躯体和心理的双重病理变化。生物环境多表现为细菌、病毒、寄生虫等引起的疾病，多具有群体性、传染性。在临床实践中，了解患者所处环境，剖析其对于疾病的影响非常重要，而对于以环境为主要诱因或者加重因素的疾病，改善环境可以在很大程度上缓解甚至治愈病情。

8. 兼夹病机

兼夹病机主要指的是疾病并发症的病机或者伴随主证出现的兼证，相对疾病而言是次要矛盾。兼夹病机在疾病中较为常见，早在《黄帝内经》中就涉及病证的兼夹，如《素问·标本病传论》云：“先病而后生中满者治其标，先中满而后烦心者治其本。”兼夹病机是在主要病机基础上出现的伴随病机，亦是出现兼夹证的病机。兼夹病机与核心病机之间，既有区别又有联系，二者之间亦可在一定条件下相互转化。

9. 药毒病机

药毒病机指的是药物（包含中药和西药）所导致的人体的生理及病理的变化，包含药物的毒副作用和药物偏性对于人体的影响。《类经》指出，“药以治病，因毒为能，所谓毒者，以气味之有偏也”。药物的偏性一方面可以纠正人体阴阳平衡的失调，治疗疾病；另一方面，若过度使用或错误使用，则会对身体造成严重的伤害[43]。重视药毒病机一方面可以避免药物使用不当，另一方面有助于区分疾病中的本质与药物引起的人体的变化。因此，无论在使用中药还是西药的治疗过程中，均应重视药毒对人体造成的影响，诊疗疾病时也应综合考虑不同药性对疾病病理变化的影响。

10. 杂合病机

杂合病机是指多种疾病病机同时并存的现象，是多病因、多病位、多病性及多病理因素相互杂合而产生的。通常情况下，杂合病机往往见于疾病合并症的病机。如糖尿病的患者，多以阴虚燥热为其病机特点，这类经常合并高血压病和高脂血症等，这些合并症通常也有自身的病机特点，所以糖尿病还可能会出现杂合病机，如肝阳上亢、痰浊内阻等。

11. 对症病机

对症病机指的是针对患者症状的共性病机。中医药治疗体系中有许多对症治疗的方法和手段，典型例子如中药引经药的使用，再如针灸治疗中阿是穴的应用，部分中成药也是针对症状进行治疗，如云南白药的止血作用、速效救心丸缓解心绞痛的作用。对症治疗还具有应急多变的优势，对于危急重症的治疗具有立竿见影的效果，正所谓“急则治标”。总之，对症治疗是针对病机治疗的必要补充，切不可单纯重“症”，而失去治疗的整体观念。

12. 局部病机

局部病机是相对整体而言，指的是以局部症状或人体体表症状为主要表现的疾病的病机。在实际临床中，局部病机仅限于可以针对局部治疗的情况使用。比如跌仆、刀割、水火烧烫等引起的骨科、外科损伤，若损害较轻未导致全身症状时，治疗应以局部措施为主。此外，有一些全身性疾病，在某一阶段以局部损伤为主，治疗时既要有整体观，也要有局部观。如糖尿病足的治疗，除要控制糖尿病等基础疾病、考虑全身治疗外，还要根据患者创面情况对应使用金黄膏、箍围膏、中药塌渍等外治法局部治疗，起到去腐生肌之用[44-45]。但是整体和局部都是相对的，治疗时务必仔细研判，选择对患者对疾病最佳的治疗手段，而不是必须从整体观诊治，或只考虑局部。

13. 微观病机

微观病机是借助理化检查、影像学、显微镜、分子探针等现代技术手段，从中医角度认识病变部位微观的结构、功能变化的机理，它既是微观理化指标与整体证候关系的桥梁，也是联系微观病理变化与临床症状的关键环节。微观病机融合现代技术手段，突破无症可辨的束缚，强调思辨过程，精准靶向治疗，极大丰富了临床诊疗疾病的手段，在临床治疗中，体现在针对临床指标、影像结果、病理表现进行辨机论治。如慢性肾脏病早中期的患者往往肾脏相关的症状还没有体现出来，但是许多临床指标已经出现异常，如蛋白尿、血肌酐升高，这些指标的发生与严重程度和传统中医辨证得出的证候结论并无明确相关性，对这些指标进行研究有助于我们理解疾病的本质，提高疗效。随着认识的深入、临床的实践及科学的验证，微观病机已广泛应用于临床，为各种精准化治疗提供了依据。

综上，在疾病不同阶段，病机种类和权重有所不同（图1），研究病机模式，是对病机方法论的总结，可以在更深层次上指导中医病机的研究，丰富中医病机理论体系。掌握辨机论治的常见思辨模式，有利于提高临床诊治水平，并造福于广大患者。

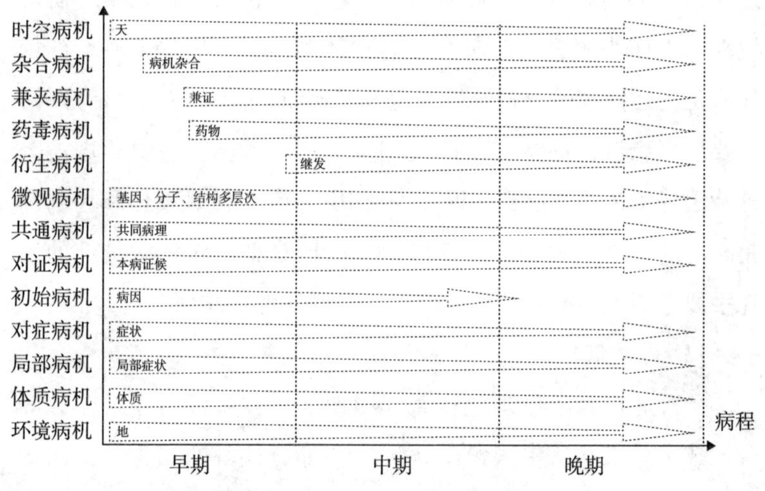

图1　疾病发展过程中不同病机类型的表现

参考文献

[1] 王耀献，孙卫卫，刘伟敬，等．辨机论治诊疗模式及其临床应用意义［J］．中医杂志，2021，62（23）：2025-2031.

[2] 刘渡舟．伤寒论临证指要［M］．北京：学苑出版社，

2010：9－12，63－57.

［3］于祖望．漫谈辨证论（施）治这个词目［J］．辽宁中医杂志，2003（8）：672.

［4］王玉川．关于“辨证论治”之我见［J］．中医教育，1999（3）：9－10.

［5］任应秋．伟大的祖国医学的成就［J］．中医杂志，1955（2）：1－7.

［6］任应秋．中医的辨证论治的体系［J］．中医杂志，1955（4）：19－21.

［7］秦伯未．中医“辨证论治”概说［J］．江苏中医，1957（1）：2－6.

［8］张静远，于蓓蓓，周春祥，等．“辨证论治”的反思与探讨［J］．中华中医药杂志，2017，32（4）：1455－1457.

［9］马冠军．卸下“辨证论治”的负担［J］．中华中医药杂志，2016，31（1）：55－57.

［10］陈可冀．岳美中全集：上编［M］．北京：中国中医药出版社，2012：11.

［11］沈自尹．微观辨证和辨证微观化［J］．中医杂志，1986（2）：55－57.

［12］王绵之．方剂学讲稿［M］．北京：人民卫生出版社，2005：4－5.

［13］钱会南．从七方十剂解读《本草纲目》对《黄帝内经》组方与论治理论的运用发挥［J］．环球中医药，2019，12（7）：1059－1061.

［14］刘渡舟．方证相对论［J］．北京中医药大学学报，

1996，19（1）：3－5.

［15］黄帝内经素问［M］. 姚春鹏译注. 北京：中华书局，2010：614.

［16］《中医大辞典》编辑委员会. 简明中医辞典（修订本）［M］. 北京：人民卫生出版社，1979：318，384.

［17］王耀献. 辨机论治慢性肾脏病［J］. 中国中西医结合肾病杂志，2016，17（10）：847－849.

［18］Luo D，Zuo Z，Zhao H，et al. Immunoregulatory effects of tripterygium wilfordii Hook F and its extracts in clinical practice［J］. Front Med，2019，13（5）：556－563.

［19］张福利，罗京滨，马伯艳. 论传统中医学“三因制宜”体系的现代整合［J］. 医学与哲学，2004（12）：63－64.

［20］黄建波，张光霁. 中医整体观念的源流和创新发展［J］. 中华中医药杂志，2020，35（1）：35－38.

［21］高思华. 中医基础理论［M］. 第3版. 北京：人民卫生出版社，2016.

［22］淦菊保，龚向京. 论五脏六腑皆令人咳—兼谈名医不治咳嗽［J］. 实用中西医结合临床，2017，17（4）：112－115，159.

［23］刘尚建，刘玉宁，沈存，等. 肾络癥瘕聚散理论的三态四期初探［J］. 中国中西医结合肾病杂志，2015，16（4）：350－351.

［24］谢磊，罗熠飞，黄鹏，等. 中医古代外科手术发展与兴衰浅析［J］. 中医外治杂志，2021，30（1）：85－87.

［25］胡伯虎，史兆岐，周济民. 犬肛门括约肌切开与挂线对直肠肛门管静止压的影响及组织病理学观察［J］. 中医杂志，

1983（4）：68－70.

［26］肖月园，杨志波．中医皮肤科优势传承与创新发展思考［J］．中国中西医结合皮肤性病学杂志，2022，21（2）：181－186.

［27］陈萍，万毅刚，王朝俊，等．黄蜀葵花制剂治疗慢性肾脏病的机制和疗效［J］．中国中药杂志，2012，37（15）：2252－2256.

［28］罗淑芬．黄葵胶囊联合缬沙坦对早期糖尿病肾病患者肾功能及炎症因子的影响［J］．实用糖尿病杂志，2019（5）：17.

［29］康冰亚，赵熙婷，杨亚蕾，等．雷公藤的药理作用及临床应用［J］．中华中医药学刊，2021，39（6）：102－106.

［30］马雷雷，王明哲，刘玉宁，等．肾炎防衰液延缓慢性肾脏病5期非透析患者透析时机的探索研究［J］．中华中医药杂志，2020，35（4）：2120－2123.

［31］庄振起，周广宇，尹敏，等．尿毒清治疗慢性肾脏病的基础和临床研究进展［J］．中成药，2015，37（11）：2482－2485.

［32］李冠斌．尿毒清颗粒治疗慢性肾功能衰竭临床疗效观察［J］．当代医学，2011，17（25）：141－142.

［33］陈香美，李平，孙雪峰，等．肾康制剂（肾康注射液、肾康栓）治疗慢性肾脏病合理应用专家共识［J］．中国中西医结合杂志，2019，39（7）：784－786.

［34］尚唱，崔向宁．半夏厚朴汤治疗情志病验案举隅［J］．环球中医药，2021，14（3）：502－504.

［35］沈粱，龚旭初，张允申，等．西医常规疗法加用季德胜蛇药治疗蝮蛇咬伤的临床研究［J］．中国中医急症，2019，28

(5): 828-832.

[36] 闫润泽，孙卫卫，王耀献，等. 王耀献教授辨期论治糖尿病肾病 [J]. 中国中西医结合肾病杂志，2020，21 (9): 753-755.

[37] 杨道文，李得民，晁恩祥，等. 关于新型冠状病毒肺炎中医病因病机的思考 [J]. 中医杂志，2020，61 (7): 557-560.

[38] 高晓静，钟玉梅，钟文彬，等. 基于体质探讨感冒后咳嗽证治规律 [J]. 中医学报，2021，36 (7): 1396-1399.

[39] 郭春风，尚国旗，宫妍，等. 从五运六气论治干燥综合征 [J]. 新中医，2013，45 (6): 184-185.

[40] XU X, WANG G, CHEN N, et al. Long-term exposure to air pollution and increased risk of membranous nephropathy in China [J]. J Am Soc Nephrol, 2016, 27 (12): 3739-3746.

[41] 张沥文，王伟铭. 环境及行为因素在糖尿病肾病发生发展中的作用 [J]. 肾脏病与透析肾移植杂志，2018，27 (1): 65-68, 93.

[42] 舒小雨，李启富. 环境污染物与糖尿病肾病 [J]. 中华糖尿病杂志，2018，10 (4): 255-258.

[43] 程华尧. 正确认识“无毒”中药 [N]. 中国中医药报，2017-11-27 (4).

[44] 王军，徐阳. 糖尿病足溃疡中医循证临床实践指南 [J]. 中国中西医结合外科杂志，2015，21 (5): 540-543.

[45] 肖智慧，曹刚，黄强，等. 糖尿病足的中医研究进展 [J]. 中医药信息，2018，35 (2): 100-103.

法式篇

第一式　初始病机

初始病机，指的是疾病发生的起源，定位于疾病的初起阶段，包含疾病的病因、病根，以及疾病的诱因或加重因素，对疾病的发展趋势、预后及治疗的难易程度有重要影响。当邪气侵袭人体后，在体质、环境等一系列因素的影响下，与机体相互作用形成的病理变化即为初始病机，可能很快转归痊愈，也可能继续进展，潜伏隐匿，形成新的病机。

一、初始病机的特点

初始病机处在疾病的初起，邪气刚刚侵袭人体，病位表浅，“早发现，早治疗”往往可取得较好的疗效，但如果治疗不当或者病势无法控制则会进一步发展，衍生新的病机。初始病机相对衍生病机、共通病机等其他病机有其自身的特点，掌握初始病机的共性特点，在辨别初始病机时可以事半功倍。

1. 病邪特点相对单纯，机体正气尚足

初始病机处于机体刚刚受邪有所反应，正气尚未受损严重之时，未形成衍生病机、兼夹病机等复杂的局面，临床审证求因相对简单直观。其中较为典型的例子为外感性疾病，外感主要以六淫邪气为病因，在不同四时节气，风、热、暑、湿、燥、寒等外邪各有主时，六淫致病特点区分相对鲜明，故临证根据发病时令节气及患者症状表现，审证求因，不难辨识外感病邪。

当然有部分内伤杂病早期也有此特点，诸如消渴病，《素问·奇病论》曰："有病口甘者，病名为何？何以得之？岐伯曰：此五气之溢也，名曰脾瘅……此肥美之所发也，此人必数食甘美而多肥也，肥者令人内热，甘者令人中满，故其气上溢，转为消渴。"这说明在消渴病早期常表现口甘、中满的"脾瘅"症状，究其病因是情志所伤、长期多食肥甘厚味之品、劳逸失调等导致脏腑功能异常后，产生内热，耗气伤阴，发为消渴。所以，基于初始病机的病邪特点，准确识别和及早干预非常重要。

2. 病位多表浅，常直接影响最为相近相关的脏腑

初始病机往往处于疾病的早期，邪气侵入较浅，尚未深入，因此病位相对表浅，大多数情况下仅仅影响到最为相近相关的脏腑，尚未造成脏腑之间的互相影响，如"子病及母""母病及子"。例如外感疾病早期多伤于卫表、皮肌、经脉等，如《素问·调经论》曰："风雨之伤人也，先客于皮肤，传入于孙脉，孙脉满则传入于络脉，络脉满则输于大经脉，血气与邪并客于分腠之间，其脉坚大，故曰实。"又如《温热论》言："温邪上受，首先犯肺。"温热病邪多从口鼻而入，肺为华盖，又以鼻咽外通天气，故发病之初最易伤及肺系。而在内伤杂病早期，亦多影响相关脏腑的气机功能，鲜少伤及脏腑形质络脉。如情志不畅多伤肝，最初多影响肝气疏泄，呈现气郁病机及相应的证候表现；饮食不节易伤脾胃，最常表现食积腹满或泄泻，亦是直接影响中焦脾胃功能。

由此可见，对于初始病机的病位的认识，相对较为简单直接，临证时容易掌握。在疾病初期，除外素体虚弱者，无论外感邪气或内生邪气致病，因正气尚未耗损，常奋起与邪气交争，临床以邪实证候为主要表现，如外感病的发热、咳嗽，治疗以祛邪解表为主；内伤食积的腹痛、泄泻，治疗多以祛邪安正为法则。祛邪在初始病机的治疗中占据重要地位。

3. 初始病机的转归发展具有相对性和多样性

初始病机的转归发展受到多种因素的影响，比如正邪斗争的性质，邪气的性质，以及体质、时空、环境、治疗是否及时有效等，所以转归发展也具有相对性和多种可能性，病性不同，发病形式亦有不同，比如可能有感而即发、伏而后发、徐发、继发、复发等多种形式。

第一，同样的病因作用于不同机体后，形成的初始病机不同，表现的病性有所不同，伤于寒者，既可以出现外寒内热的大青龙汤证，亦可以出现外寒内饮的小青龙汤证。

第二，病因作用于机体后，发病的形式不同，感受某些病邪后，可能感而即发，也可能伏而后发。较为典型的例子为中医理论中的“伏邪”，如《素问·生气通天论》中“冬伤于寒，春必温病”，“冬伤于寒”构成了“春必温病”的初始病机。

第三，初始病机和疾病的结果存在转换。原始病因作用于机体后引起发病，形成初始病机，这个初始病机又可作为新的病因引起新的病理变化，形成新的初始病机，形成链锁式的发展过程，推动疾病发展。如受到饮食、气候、代谢等原因的影响，导致机体湿热内蕴，形成肾结石，湿热内蕴为肾结石的初始病机；肾结石堵塞输尿管，形成尿路梗阻，那么肾结石为尿路梗阻的初始病机；如果没有得到及时治疗，损伤肾功能，导致急性肾损伤，那么尿路梗阻就是急性肾损伤的初始病机。

所以，对于初始病机的认识一定要从哲学思辨的角度看问题，要多方位地分析，综合多因素，以发展的眼光分析。

二、初始病机的临床意义

厘清初始病机可以在临证治疗时有的放矢，是精准治疗的前提，是疾病初期阶段实现“截断扭转”的关键。初始病机不仅决定了疾病的早期状态，影响着疾病的进展方向，还缠绵裹挟于其后出现的证候病机、共通病机、衍生病机之中，贯穿疾病的始终，影响着疾病的转归和预后。徐大椿《兰台轨范·序》有言：“欲治病者，必先识病之名。能识病名，而后求其病之所由生。知其所由生，又当辨其生之因各不同，而病状所由异，然后考其治之之法”，其中“求其病之所由生”“辨其生之因各不同”体现了辨清初始病机的重要性。

初始病机致病之后，恰当的治疗可使病情得到有效控制或达到临床缓解，如伤风咳嗽等轻症，视初始病机之寒热偏颇，予祛风散寒或清热，加以理气宣肺，治疗得宜，养生谨慎，或可痊愈。若治疗失当，病根未净，病情迁延，病邪潜伏体内，蛰居隐匿，虽不即时发病，适逢正气亏虚，外邪侵袭，或他病引动，则可再次发病。

因此，及早辨识具体疾病的初始病机特点，及早明确其病根，进行早期截断治疗，清源以固本，可防止病机演变和病情复杂化，有效延缓疾病的进展，具有既病防变的重要临床意义。

三、初始病机的临床运用

1. 外感疾病

外感疾病由感受六淫外邪发病，起病急，病程较短，病变多轻微，又因不同时令感受邪气不同，有伤寒、温病、暑温、湿温、秋燥等区别。外感邪气作用于人体的最初病机改变即为外感病的初始病机。最能体现中医临床实践重视外感疾病初始病机的辨治，当属汉代张仲景的《伤寒论》。《伤寒论》是论治外感病的临床专著，全书分为10卷，太阳病篇分占上、中、下3卷，全书398条条文中，有178条属于太阳病篇。其中不仅有对外感初期太阳病的脉证方药论述，亦有类似病证及兼夹病证的区别，以及针对医家误辨误治后随证辨治的论述，足够反映医家张仲景对于外感病早期太阳病初始病机把握和正确治疗的重视。

太阳病为外感热病的初期，风寒为主要外邪侵袭人体，邪正交争于肌表，以营卫功能失调为主要病机特点。《灵枢·营卫生会》言："太阳主外。"太阳以手足太阳经为代表，主一身之表，外邪侵袭，首当其冲，肌表正气以营卫为主，故正邪交争必然影响营卫功能。由于感邪性质和体质差异，太阳病本证之经证又可分为中风、伤寒、温病。中风以风寒外袭、卫强营弱、营卫不和为主要病机，以汗出发热、恶风、脉浮缓为主要证候表现，如95条所言："太阳病，发热汗出者，此为荣弱卫强，故使汗出，欲救邪风者，宜桂枝汤。"故治疗以桂枝汤解肌祛风，调和营卫。若感受风寒邪气偏重，正邪交争剧烈，出现风寒外束、营卫郁闭、肺气失宣，表现发热恶寒、头身痛、无汗喘咳、脉浮紧等伤寒表实证候，治宜麻黄汤，辛温发汗解表，宣肺平喘。《伤寒指掌》言："凡风寒初感，先入皮毛肌表，外症便有头痛，项强，身痛，腰痛，骨节烦疼，发热，恶寒。此皆太阳经之见症。如无汗而脉浮紧，此营卫俱强而表实也，用麻黄汤以发表，使营卫之邪从皮毛而出，则诸症自除矣。”此外，若感受风寒邪气，营卫郁闭较轻，出现阵发寒热、身痒面赤等太阳表郁轻证，治宜桂枝麻黄各半汤，以辛温轻剂微发其汗，调和营卫。因此，在临证中太阳病初期根据其病情轻重，有汗、无汗、阵发性发热恶寒等不同证候特点，分为太阳中风证、太阳表郁轻证及太阳伤寒证，其治疗用药总以桂枝、麻黄为主，其解表发汗力度亦依据风寒邪气致病导致营卫郁闭程度而由弱到强。由此可见，张仲景在治疗太阳病时紧扣风寒外袭、营卫失调的初始病机特点，以散邪解表、调和营卫为总体治疗法则，面对临床证候差异表现，亦能直指关键病机，巧妙地加减运用麻黄汤、桂枝汤予以针对性的治疗。

而太阳病初起，发热而渴，不恶寒，即为温病。对于外感热病以温病为主要表现者，初起仍是卫分表证，只是邪气以风温热邪为主，表现火热或者风热邪气致病特点，治疗以辛凉解表为主，如银翘散。此外，其他六淫外邪导致的外感疾病，如暑温、湿温、秋燥等，因邪气致病特点不同出现病机及证候各异，初起均可致卫分及肺系病变，治疗以祛邪透表为主。

当然，临床实际情况复杂，外感疾病虽然致病相对较轻，但是个体体质不同、治疗是否及时精准均会影响疾病的进展与变证。正如除太阳病本证辨治外，太阳病篇大部分条文均在论述其误治变证和兼夹病证的治疗。这也从另外一个角度说明，外感性疾病早期辨识治疗的关键在于明晰初始病机，临证之时应根据具体的初始病机，结合外感邪气的致病特点和患者的正气状态进行分析，同时由于外感疾病病情变化快，初始病机仅仅反映疾病初始状态，若迁延数日或者经过治疗未见好转者，此时的病机可能已发生转变，故临证辨治当具体情况具体分析。

2. 疫病

疫病是感染“疫气”或“疠气”，引发的急性传染性疾病。《诸病源候论》曰：“人感乖戾之气而生病，则病气转相染易。”《温疫论》亦言：“疫者感天地之疠气……此气之来，无论老少强弱，触之者即病。”疫气是疫病之源，吴鞠通言：“温疫之为病，非风、非寒、非暑、非湿，乃天地间别有一种异气所感。”虽然疫疠之邪非同六淫邪气，但其作用人体的致病特性，具有类似六淫致病特点，故有“温疫”“寒疫”之称。这也是中医司外揣内诊治思维的体现，与西医治疗疫病需要明确病毒类型，研发针对性抗病毒药和疫苗不同，中医治疗疫病首先仍是需要根据疫气致病特点，明晰疫病类型，方能处方遣药。对于疫病的防治，强调及早干预，无论是为了防止感染扩散还是疾病恶化，早期截断治疗都是关键，诚如吴鞠通所言：“逐邪为第一要义。”因此，明晰疫病初始病机，即是明确疫气早期致病特点和疫病类型，对于疫病尽早防治具有重要意义。

近几年，新型冠状病毒感染造成全世界“疫病”肆虐。对于此次疫病的中医定性，专家形成了不同认识和些许差异。张伯礼院士团队根据武汉患者的病证特点，认为其为湿毒疫，不论寒化热化，均具有明显的湿毒裹挟之症，病位在肺与脾[1]。仝小林院士认为疫病定性，要在初期，提出“三维定性”，即依据疫病定性之三要素：初期患者的证候特征、发病时的气候环境特征、病原微生物的理化嗜性。仝院士认为新型冠状病毒感染以寒湿戾气为病因，早期病位在“三表”（皮表、呼吸道黏膜、消化道黏膜），早期以“寒湿疫”为核心病机[2]。此后疫情在各地暴发，各地病患早期表现均有差异，证候或呈现湿热、风热、风寒之性，说明疫气致病的初始病机仍随着疫病流行发展变化，有专家认为其与病毒变异有关。因此，临证把握疫病初始病机，仍需在疫病早期因时、因地、因人综合考虑，方能更好地指导临床处方施治。此外，明确疫病的初始病机，应早期予以逐邪截断治疗。在新冠疫情期间，根据轻型、普通型新冠感染的中医证候特点，方邦江教授提出“表里双解”的截断扭转法，具体如下：轻型患者治以化湿透表导下，方用藿朴夏苓大黄汤加减；普通型患者治以辛凉宣泄导下，自拟泻肺败毒方以截断扭转病情向重型发展，效果显著[3]。

3. 内伤杂病早期

现代危害人类健康的慢性疾病，如高血压、糖尿病、高尿酸血症等，既是一种机体的慢性病理状态，又是进展并发为心、脑、肾等脏器慢性病变的高危因素。从中医学角度分析，这些慢性基础疾病属于内伤杂病范畴，其发病的根本原因在于不良生活方式，或饮食不节，或情志失调，或劳逸失衡，以上病因作用于人身之上，其初始之病机特点，多在于“郁”。

朱丹溪亦认为“郁”乃内伤诸病之根本，赵献可《医贯·郁病论》亦言：“予谓凡病之起，多由于郁。”内伤杂病初始病机呈现“郁”的病态，即气、血、痰、火、湿、食内阻，气机紊乱，津液代谢异常等功能障碍，其中又以气郁为六郁之始。气行则血行，气行则水行，反之，气机郁滞，必然导致血行不畅、津液代谢障碍，正如《医学正传》所言：“气郁而湿滞，湿滞而成热，热郁而成痰，痰滞而血不行，血滞而食不消化”，从而出现血郁、痰郁、火郁、湿郁、食郁等，即《黄帝内经》所说之“百病生于气”。故针对内伤杂病早期初始病机特点，治以调畅气机，使气血冲和，诚如《丹溪心法》所云：“气血冲和，万病不生，一有怫郁，诸病生焉。”依据内伤杂病初始病机“五郁”特点，临证防治首先审证求因，寻找引起机体内“郁”的病变根本原因，祛除病因才是解郁治病根本。

王耀献教授针对高血压病、糖尿病，非常重视初始病机——“郁”的治疗，尤其针对五郁内阻型。五郁内阻型多见于年轻人，体形多肥胖，多为高血压、高血糖、高血脂并见，治宜调理气血，解郁清热，方用解郁固肾方（越鞠丸合葛根芩连汤加减），药用炒苍术、香附、炒山栀、川芎、黄连、黄芩、广木香、三七、丹参、红曲、连翘等，常予月季花、黄芩叶、夏枯草等代茶饮[4]。

近西医学认识高血压病的原因，除外饮食偏嗜咸味，情志因素也是重要的诱因，和“郁”不谋而合。对于女性患者，有研究显示[5]，女性高血压人群常见的病位证素主要为肝、脾、肾，常见的病性证素主要为痰、湿、气虚、气滞。长期的精神紧张为女性高血压人群发生的重要危险因素之一。对于因情志致郁者，叶天士主张“郁证全在病者能移情易性”，提出情志疗法。现代研究显示[6]，针对老年女性高血压患者，降压药物联合实施认知行为情志疗法，可进一步改善患者血压水平和心理状态，提高生存质量。此外，临证防治又当重视“郁”后的病理状态，如持续高血压则需要对症降压治疗以防止心脑肾的继发损害。

总之，初始病机作为疾病的启动因素，促使疾病的产生，同时作为疾病最初的病理状态，决定病情发展变化的方向。辨识初始病机，是提高临床疗效的前提，掌握初始病机的规律是辨识初始病机的关键。

四、病案举隅

病案一：外感伤风医案（《临证指南医案·卷五》）[7]

某（二七），风伤卫，寒热头痛脘闷。

苏梗（一钱） 淡豆豉（一钱） 杏仁（三钱） 桔梗（一钱） 厚朴（一钱半） 连翘（一钱半） 通草（一钱） 滑石（三钱）

某（二一），风邪外袭肺卫，畏风发热，咳嗽脘闷。当用两和表里。

淡豆豉（一钱半） 苏梗（一钱） 杏仁（三钱） 桔梗（一钱半） 连翘（一钱半） 通草（一钱）

按：此案摘自叶天士《临证指南医案》，医案开头即强调风伤肺卫为初始病机，遣方用药皆据此病机所立。方用豉桔汤疏风散邪，清热宣肺止咳。方中苏梗、豆豉疏风解表，杏仁、桔梗宣肺止咳，佐以连翘疏风解毒，厚朴降气除满，滑石、通草利尿清热，共奏疏风清热、宣肺止咳之功。

病案二：癃闭案（《洄溪医案·癃》）[8]

学宫后金汝玉，忽患小便不通，医以通利导之，水愈聚而溺管益塞，腹胀欲裂，水气冲心即死，再饮汤药，必不能下，而反增其水。余曰：此因溺管闭极，不能稍通也。以发肿药涂之，使溺器大肿，随以消肿之药解之，一肿一消，溺管稍宽，再以药汤洗少腹而挤之，蓄溺涌出而全通矣。此无法中之法也。

按：本病初始病机为泌尿道梗阻，不通则痛。患者苦于小便不通，前医未能仔细辨其病机，见小便不通，即予利尿汤药，殊不知通道已堵，水无出路。再服汤药，则水液堆积更甚，致腹胀欲裂，腹痛难耐。后医抓住溺道闭塞的初始病机，予外用药使溺器先肿后消，如此则溺道通，蓄积的水邪有所出路，则病可痊愈。

参考文献

[1] 郑文科，张俊华，杨丰文，等．从湿毒疫论治新型冠状病毒肺炎 [J]．中医杂志，2020，61（12）：1024－1028.

[2] 杨映映，李青伟，鲍婷婷，等．仝小林院士辨治新型冠状病毒肺炎——“寒湿疫”辨治体系的形成、创新与发展 [J]．世界中医药，2022，17（6）：833－837，842.

[3] 方邦江，李灿辉，陈业孟，等．中医疫病学实践和理论的发展创新：中外专家谈新型冠状病毒肺炎中医治疗启示 [J]．中国中西医结合杂志，2020，40（11）：1285－1290.

[4] 姚洁琼，王耀献．王耀献治疗高血压肾损害经验 [J]．中国中医基础医学杂志，2016，22（5），702－703.

[5] 孙豪娴．女性高血压人群中医证素分布特点及与重要危险因素的相关性研究 [D]．长沙：湖南中医药大学，2021.

[6] 王玲，王钦，魏良燕，等．认知行为情志疗法对苯磺酸氨氯地平片治疗老年女性高血压患者生存质量及血压水平的影响 [J]．药品评价，2022，19（13）：793－795.

[7] 叶天士．临证指南医案 [M]．北京：中国中医药出版社，2008.

[8] 徐大椿，吴金寿．三家医案合刻·洄溪医案 [M]．上海：上海中医药大学出版社，2013.

第二式　衍生病机

衍生病机是由初始病机作用于患者机体而成的，定位于疾病的发展阶段，是疾病发生后，病邪与患者机体相互影响的结果[1]，衍生也可称为次生，与原生相对而言，是第二次生成的，间接生成的，派生的，衍生病机是疾病过程中产生的继发病理因素，对疾病转归、预后具有重要影响，是阻断疾病进展的关键环节。

一、衍生病机的特点

衍生病机是初始病机的进一步深入，是疾病进一步发展的结果，体现了疾病动态变化的特点。例如在糖尿病中，“热”属于初始病机，热邪伤肾，肾伤之后，产生浊热，则称为“浊热次生”[2]。临床中大多数疾病，尤其慢性疾病，都会呈现从初始病机至衍生病机的演变过程，一旦疾病发展到这一阶段，衍生病机则成为诊治疾病的核心问题，诊察疾病时需仔细辨明，厘清轻重，方能“药到病除”。

1. 病位进一步深入，是疾病的发展阶段

衍生病机是初始病机由原始状态，受个体体质、合并病、环境、气候、药物等因素影响演变而产生的。衍生病机的出现意味着在疾病初始阶段，未能及时“截断”病邪，导致病邪、病位的深入，是疾病的发展阶段。通常由初始病机发展到衍生病机的原因有二：

一是受疾病本身致病特点和机体的影响。无论生理还是病理状态下，人体内气血阴阳是处于不断的运动变化中的，正所谓“重阴必阳，重阳必阴”（《素问·阴阳应象大论》）、“寒甚则热，热甚则寒”（《灵枢·论疾诊尺》），故而大多疾病会表现出动态变化的发展过程。在这一过程中衍化、生成的所有病机均属于衍生病机的范畴。如湿邪为病，最是黏滞，易阻滞气机，导致脏腑气机升降失常，或湿阻中焦，或湿阻胸膈，即为湿邪衍生之病机；湿为阴邪，易损伤阳气，正所谓“湿盛则阳微”，湿邪日久可致脾阳不振、运化无权，亦为湿邪衍生之病机。脏腑之间亦可见病机的转变演化。五脏归属五行，通过生克制化的关系，维持人体内环境的动态统一，疾病状态下，脏腑之气的太过、不及，造成母子同病、相乘相侮的病理状态，正是某一脏的病机向另一脏腑传变衍生的过程，临床中应及时判断其衍生病机，针对性用药，以防病情进一步深入，即《金匮要略》所云“见肝之病，知肝传脾，当先实脾”。

二是由于在疾病早期失治、误治所导致。失治、误治对疾病的影响毋庸置疑，由于对初始病机判断的失误，临床治疗不但不能截断病邪，反而可能促使病邪深入，这一现象在外感疾病表现尤为突出。张仲景在《伤寒论》中多次提及失治误治对外感病的严重影响，如其第91条：“伤寒，医下之，续得下利，清谷不止，身疼痛者，急当救里；后身疼痛，清便自调者，急当救表”，说明太阳表证，本应发汗而解，今以下法治疗，损伤太阴脾土，不能腐熟水谷，故而下利清谷，此为表寒误治，衍生而成里证、虚证、寒证，此时治疗重点应在里虚寒证，“当救其里，四逆汤方”。

临床中，无论何种原因导致初始病机向衍生病机的转化，都代表了疾病的进一步发展，此时衍生病机可逐渐成为推动疾病进展的主要原因，成为临证遣方用药的重要依据。

2. 病程多为慢性，也是急性病程向慢性病程转变的关键

衍生病机多见于慢性疾病的发展过程中，也是急性疾病向慢性迁延性疾病转变的关键病机。急性疾病大多病邪单纯、正气充足，针对其初始病机合理用药，当能迅速祛邪外出，疾病向愈，但若治疗不当，外邪入里传变，导致疾病迁延不愈，甚则转为慢性疾病。如太阳病表证未解，而误用下法，或致热陷阳明，“利遂不止，脉促者，表未解也，喘而汗出”，或致外邪从太阴寒化，“协热而利，利下不止，心下痞硬，表里不解”，这种病机向阳明经或太阴经的传变，即为衍生病机。又如急性淋证，初始病机多为膀胱湿热，若失治、误治而致急性期转为慢性期，其病机也由膀胱湿热转变为肾虚湿热[3]，即从初始病机转变为衍生病机。

对于慢性疾病来讲，其过程较长，这就给了邪气转化、五脏传变更为充足的“时间窗”，且更易受到外部环境、用药、饮食情志等各方面因素的影响，导致初始病机逐渐转化，邪气进一步深入，正气进一步受损，形成不同脏腑的气、血、阴、阳之虚损，或兼而有之的局面，此为疾病的衍生病机。正气不足，著而留邪，又易形成气滞、水湿、瘀血、痰饮、湿浊、热毒等病理产物，亦为新生的衍生病机。其中最经典的代表就是瘀血、痰饮，既是病理产物，又是致病因素。

3. 病性较为复杂，多虚实夹杂

由于衍生病机受到环境、体质、用药等多方面因素影响，其病机大多较为复杂，在临床上主要包括虚实两端，可虚可实，亦可夹虚夹实。虚者，不外气虚、血虚、阴虚、阳虚，以及气血两虚、气阴两虚、阴阳两虚、气血阴阳俱虚。实者，以痰饮、水湿、内热、浊毒、瘀血、内风为主。虚证与实证既可单独出现，也可错杂齐见，甚则相互转化。

内伤杂病病因复杂，病机转化也更加复杂多变。如高尿酸症早期，或素体脾虚，脾运失司，内湿停留，或嗜食肥甘生湿之品，损脾伤胃，总以脾虚湿盛为主。湿阻中焦，化热则为湿热，炼液则为痰湿；阻碍气机，则见气滞，湿阻气滞，血络不通，则为血瘀，湿、热、痰、瘀痹阻关节，发为痛风。

外感疾病之初多以实证为主，若迁延日久，病邪久留，正气耗伤，可致正虚邪恋、虚实夹杂之征，或有从寒化热，由热转寒，寒热错杂之变。半夏泻心汤在《伤寒论》中主治少阳误下之痞，此因“少阳为半表半里之经，不全发阳，不全发阴，故误下之变”，邪热乘虚内陷，寒热互结中焦，气机壅塞，“偏于半里者，心下痞耳”（《伤寒来苏集》），应用半夏泻心汤辛开苦降、和解肠胃，可避免邪气进一步传入太阴或厥阴经。

二、衍生病机的临床意义

衍生病机的存在是疾病动态变化的外部征象，对于更好地认识疾病、治疗疾病具有重要的意义。人体是一个动态变化的有机整体，其正常的生理活动有赖于气血阴阳的动态平衡，五脏经络的协调统一。在疾病状态下，人体内的气血津液、脏腑组织亦是处于一种病理的动态变化中，故而大多疾病的病机不可能是一成不变的，必然会受到机体内外环境的影响，产生不同的衍生病机，因此在临床中认识衍生病机的重要性和明晰衍生病机是提高疗效的保障。

第一，衍生病机推动疾病的进展，是疾病转化的关键。疾病初期阶段，初始病机的性质特点决定了疾病的早期状态，影响疾病的进展方向。而随着病程迁延，邪气深入，正气不足，各种病理产物留而成邪，气血不通，脏腑失用，病情随之加重，衍生病机逐渐成为推动疾病进展的主要原因。如《素问·痹论》所云："风寒湿三气杂至，合而为痹。"说明痹证的初始病机为外感风、寒、湿之邪，留滞筋骨关节。日久病深，风、寒、湿邪气留而不去，气血运行不畅，瘀阻脉络，津液凝聚，痰瘀胶结，闭阻经络则为主要的衍生病机。若此时仍未及时治疗，痰瘀痹阻，深入关节，可见关节僵硬、畸形，甚则深入脏腑，出现脏痹，推动病情不断加重。

第二，衍生病机一旦形成，可以成为独立的致病因素，如瘀血、痰饮。王清任认为"治病之要诀，在明白气血"，从而创立瘀血学说，指出多数疾病由血瘀而致，并创立逐瘀系列方用于临床。其中以桃红四物汤为活血之基本方，根据不同部位病情而衍生。通窍活血汤用于头面之瘀血证；膈下逐瘀汤用于肚腹之瘀血证；身痛逐瘀汤用于筋脉四肢躯干之瘀血证；血府逐瘀汤用于胸中瘀血；少腹逐瘀汤用于治妇人痛经崩漏等。再如金元四大家朱丹溪提出"百病多由痰作祟"的观点，亦受用至今。痰是机体津液停聚所形成的稠浊黏滞的病理产物，《杂病源流犀烛》云："痰之为物，流动不测，故其为害，上至巅顶，下至涌泉，随气升降，周身内外皆到，五脏六腑俱有。"由此可看出痰邪可停留机体各处，兼之痰性黏稠，可凝结滞涩于或皮下，或皮里膜外，或腹腔、脏器，而为结节、肿瘤等诸病。

第三，在疾病发展阶段，正确把握衍生病机，指导治疗，是决定病情加重，或疾病向愈的关键。初始病机是疾病早期阶段“截断扭转”的核心靶点，而在疾病进展期，衍生病机可能替代初始病机，成为疾病的核心病机、主要矛盾，则治疗必然要从衍生病机着手，辨机用药。另外，某些内伤慢性病起病隐匿，初始病机往往难以把握，一旦出现明显的疾病特征，说明疾病往往已经发展到中期，此时衍生病机已经占据主导地位，再谈辨初始病机已然错失良机。譬如临床中很多慢性肾脏病患者，直到发展至肾功能严重衰竭，方有头晕、乏力、恶心欲呕等不适，治疗应当针对浊毒水停的病机，采用化浊泄毒、活血利水之法，必要时还应予以肾脏替代治疗，解决当前主要矛盾，而寻找初始病机对于这一阶段的治疗意义并不显著。

因此，在疾病发生转变时，应当及早判断其病势走向，辨别衍生病机，厘清病机从属关系，才能抓住主要矛盾，精准用药，防止病情进展，促使疾病向愈。

三、衍生病机的临床运用

衍生病机主要发生在疾病的发展阶段，对于疾病进展具有重要的推动作用，由于其病情常常复杂多变，诊察疾病时需细细审之，必要时需从寒热虚实多方面入手治疗，正如张景岳在《景岳全书·传忠录》中所说：“凡欲察虚实者，为欲知根本之何如，攻补之宜否耳。”在病机转化之时或提前用药，截断扭转，以期疾病向愈。

1. 从衍生病机论治糖尿病

糖尿病的病程是由初始病机发展到衍生病机的典型代表。《素问·阴阳别论》曰："二阳结，谓之消。"所谓"二阳"，指的是足阳明胃和手阳明大肠，王冰指出二阳结为"胃及大肠俱热结也，肠胃藏热，则喜消水谷"，说明胃肠结热是导致糖尿病发病的初始病机。所以，糖尿病初期多以热为主，病性以实为主，而随着病情进展，结热伤正、热灼阴伤愈演愈烈，火热之邪上灼肺津，中煎胃液，下耗肾阴，衍生肺胃津伤、肝肾阴虚，甚则肾精亏耗，阴阳两伤，衍生一系列虚实夹杂的病机。在糖尿病病程较长的患者尤为明显，特别是一些中老年糖尿病患者，在有热证存在的同时，有脾虚胃弱、气阴两虚、肝阴不足、肾阴虚损等病机。此时用药除了考虑初始病机之外，还要考虑衍生病机。用药既要清热又要顾护正气，涵养津液，临床多以黄连葛根汤加参芪地黄汤为底，阴虚甚而口干明显者，加入石斛、天冬、黄精、天花粉等，脾虚较重者，辅以白术、陈皮，热邪偏盛者，佐以知母、连翘、玄参等。

糖尿病在逐渐发展过程中，变证百出是其另一特点，或中风，或胸痹，或痈疽，或雀目，或水肿等不胜枚举。究其变证之因，除气阴两伤、阴阳互损之外，大多可归结为久病入络。叶天士言："凡人脏腑之外，必有脉络拘绊，络中乃聚血之地。"络脉是一个遍布全身内外的循环系统，无论四肢九窍、五脏六腑，均有其循行往复，具有渗注血气、贯通营卫、营养脏腑组织的生理功能。糖尿病日久，正气不足，气化失常，血液生化乏源，运行无力，加之内热耗损津液，血脉虚涩，衍生瘀血，络脉不通，正如叶天士所言，初病在经为气分，久病入络为血分。故针对糖尿病的诸多变证，活血通络、祛瘀散结也是重要的治疗大法，瘀重者以桃红四物汤，兼气虚者以补阳还五汤，甚者以地龙、水蛭、僵蚕等虫类药走窜善行之特点，搜剔血络。

此外，在糖尿病的病程中，亦可酿生痰浊、湿热、水饮等病理产物，这些病理因素反过来又成为新的衍生病机，与瘀血共同阻滞络脉，影响气血化生，与脏腑虚弱、正气亏虚共同在人体致病，导致了糖尿病各个器官、系统各种各样的临床症状。故临床需要仔细辨别各种衍生病机，孰轻孰重，重要者为核心所在，务必药重力专，次要者可兼顾用药，或对症用药。

2. 从衍生病机论治泌尿系感染

泌尿系感染是病原体侵入泌尿系统引起的炎症反应。按照感染部位又分为下尿路感染和上尿路感染，也就是通常所说的膀胱炎、肾盂肾炎。中医将本病归于“淋证”范畴。《金匮要略》曰“淋之为病，小便如粟状，小腹弦急，痛引脐中”，并认为其病机为“热在下焦”。本病初起主要为湿热蕴结下焦，肾与膀胱气化不利，导致小便灼热刺痛、排尿不畅，若膀胱湿热，灼伤血络，可致小便有血，则为血淋。如若失治、误治，本病由急性转为慢性，迁延不愈，病机也随之变化，出现衍生病机，可以表现为气阴两虚，也可表现为脾肾阳虚。《景岳全书》指出，淋之初起，多因于热，若“久服寒凉”“淋久不止”，则有“中气下陷及命门不固之证”。湿热之邪羁留不去，热可伤阴，湿可伤气，气阴耗伤，反过来气虚不能助化水湿，阴虚则生内热，导致湿热之邪更甚；本病病位在肾，日久先天累及后天，则脾肾俱虚，若气虚及阳，阴损及阳，可发展为脾肾阳虚，加重湿邪难化，如此则正虚邪实，病久难愈，甚则湿、热、瘀、虚胶结，阻滞肾络，出现肾间质纤维化等病理变化。

因此，泌尿系感染的治疗，初期应注意祛邪而不伤正，利湿热而不过于寒凉，车前草、栀子、大黄等苦寒之品中病即止，不宜久用，同时兼顾气阴脾胃，辅以生地黄、白术、山药、茯苓等，防止正虚邪恋、疾病生变；若已由实致虚，由急转慢，出现衍生病机，发展成慢性肾盂肾炎，治疗则应“扶正”“祛邪”“以衡为期”[3]，一方面以黄芪、当归、党参、白术、菟丝子等补益脾肾之品，另一方面以苓桂术甘汤、五苓散等温阳利水之法，邪正兼顾，顾其虚实两端，对于湿久不化，气机不畅者，可佐以柴胡、青蒿、小茴香等行气透邪，对于血瘀络痹者，佐以三七、赤芍、川牛膝、鳖甲等活血通络，软坚散结。

四、病案举隅

病案一：肺胀案（《医宗必读》）[4]

社友孙芳其令爱，久嗽而喘，凡顺气化痰、清金降火之剂，几于遍尝，绝不取效。一日喘甚烦躁，余视其目则胀出，鼻则鼓扇，脉则浮而且大，肺胀无疑矣。遂以越婢加半夏汤投之，一剂而减，再剂而愈。余曰：今虽愈，未可恃也，当以参术补元助养金气，使清肃下行，竟因循月许，终不调补，再发而不可救药矣。

按：此案为久咳久喘不愈所致肺胀。此次发病为风邪袭肺，痰热内蕴之证。故用越婢加半夏汤清热化痰，宣肺平喘，应方病愈。但其久病正虚，伴脾肺气虚衍生病机，待初始病机病邪已去，待以参、术之品补益脾肺，以防再发。

病案二：王耀献教授治疗慢性肾盂肾炎验案

胥某，女，50岁，2013年1月10日初诊。

病史：患慢性肾盂肾炎6年，尿频、尿急反复发作。2010年查尿镜检：白细胞5～10/HP，红细胞7～15/HP，尿蛋白（±），24小时尿蛋白定量0.44g，肾脏B超示肾囊肿。间断抗感染治疗，效果不佳，来我院门诊中医治疗。症见：尿频、尿急、尿痛，小便灼热，泡沫尿，腰酸乏力。眼睑浮肿，口干口苦，善太息，纳可眠安，大便干。舌暗，苔白腻，脉沉细。此为湿热下注，肝气郁滞，肾气亏虚。治以清热利湿，疏肝补肾。药用：石韦30g，车前草30g，金银花20g，蒲公英20g，川牛膝30g，鸡内金30g，枳壳10g，狗脊20g，续断20g，白芍30g，柴胡10g，三七5g，水煎服，日1剂。同年2月20日复诊，患者诉诸症减轻，继续中药调理。

按：该患者发病之初以尿频、尿急、尿痛为主症，此时初始病机——湿热下注占据主导地位。之后由于症状反复发作，增加了患者的心理压力，导致肝气郁结，同时湿热邪气长期稽留下焦，损伤肾气，形成肝郁肾虚的衍生病机，故治以清热利湿、疏肝补肾之法。方中石韦、车前草利水通淋，金银花、蒲公英清解热邪，牛膝疏利水道又兼引药下行，狗脊、续断补益肝肾、强腰膝，鸡内金化坚消石，柴胡、枳壳疏理气机。诸药合用，共奏清热利湿、疏肝补肾之功。

参考文献

[1] 王耀献. 辨机论治慢性肾脏病 [J]. 中国中西医结合肾病杂志，2016，17（10）：847－849.

[2] 孙卫卫，滕福斌，刘忠杰，等. 王耀献从辨机理论论治糖尿病肾病 [J]. 中华中医药杂志，2017，32（8）：3394－3396.

[3] 王耀献. 慢性肾脏病的六线应对策略 [J]. 中国中西医结合肾病杂志，2021，22（11）：941－944.

[4] 李中梓. 医宗必读 [M]. 第2版. 上海：上海科学技术出版社，1987：306.

第三式　对证病机

对证病机，定位于疾病当前的状态，是针对疾病当前所表现证候的发生机理，即审证求因。“证候”是中医学区别于其他医学体系所独有的概念，指证的外在表现，一般由一组相对固定的、有内在联系的、可以揭示疾病某一阶段或某一类型病变本质的症状和体征构成[1]，明辨其背后的病机规律，即我们通常所说的审证求因、辨证论治，是提高临床疗效的重要保障。

一、对证病机的内涵

对证病机是疾病当前所表现出证候的发生机理。中医传统的辨证论治，辨的就是对证病机，具体内容包括了辨病性、辨病位、辨病势等。随着中医辨证学的发展，逐步形成了八纲辨证、脏腑辨证、六经辨证、气血津液辨证、卫气营血辨证、三焦辨证等辨证体系。其本质是从不同侧面对疾病病机传变规律的高度概括，形成了由深层的、背后的病机支配的不同名称的证候群。但是以上辨证方式，都是从某一个方面或某几个方面反映病机的特点，不能够全面、立体地体现病机规律。

1. 八纲辨证的“机”

八纲，指的是表里、寒热、虚实、阴阳，是中医对疾病病机高度概括的纲领性病机，是从宏观的角度辨识病机。其中表里、寒热、虚实，张景岳称为“六变”，分别从病性、病位、邪正盛衰概括了疾病的病机特点；而阴阳，统帅其他六纲，是最基本的病机总纲，凡病位、病性、病证等皆可以阴、阳划分，如《素问·阴阳应象大论》所言“阴阳者，天地之道也……变化之父母，生杀之本始”。故而八纲辨证的根本就是以阴阳为总纲，评估其邪正盛衰（寒热、虚实）、发展趋势（表里）的动态变化，即八纲的核心病机。故《景岳全书》提出：“凡诊病施治，必须先审阴阳，乃为医道之纲领”“六变者……医中之关键。明此六者，万病皆指诸掌矣”，说明八纲反映了疾病的抽象共性，是明确治疗原则的纲领性病机。但是，其局限性在于不够精准，仅能模糊地反映疾病的病位、病性及病机演变的趋势，落实到具体疾病时实操性有所欠缺，影响临床疗效发挥。

2. 脏腑辨证的“机”

脏腑辨证是根据脏腑的生理病理表现，判断病变的部位、性质、正邪盛衰情况，即从脏腑角度去辨识疾病的病机，目的是探索以脏腑生理病理特点为核心的病机规律。脏腑辨证的思想源自《灵枢经》，发展于《难经》《中藏经》，后有巢元方、孙思邈、钱乙、张元素等历代医家发展壮大，在辨证论治体系中具有非常重要的地位与作用，如《血证论》所言：“脏腑各有主气，各有经脉……业医不知脏腑，则病原莫辨，用药无方。”脏腑学说的诞生，促进了中医理论的发展，六经辨证、卫气营血辨证背后的本质，仍然是基于脏腑病机学说，可以说，离开了脏腑学说，中医理论就显得空洞无物。

脏腑辨证的主要内容为辨别脏腑病位和脏腑的阴阳、气血、虚实、寒热等变化。其中病位因素尤为凸显，例如肾藏精，主生殖、生长和发育，为先天之本；主骨生髓充脑，其华在发，开窍于耳及二阴；又主水及纳气。肾病常见腰膝酸软、耳鸣耳聋，齿摇发脱，水肿，虚喘等表现，常见肾阳虚证、肾阴虚证，肾气不固证、肾不纳气证、肾虚水泛等证。此外，在脏腑辨证中，还应考虑五脏传变的规律，如“见肝之病，知肝传脾”。在实际临床中，“见肝之病”为辨证所得，“知肝传脾”则是通过五脏传变的病机规律所得，所以脏腑辨证的本质就是以脏腑为核心的病机。

3. 六经辨证的“机”

六经辨证，是源自《伤寒论》“三阴”“三阳”理论的，以各脏腑经络病变所表现的证候和脉象来辨证的辨证方式[2]。六经辨证表面上是探索太阳、阳明、少阳、太阴、少阴、厥阴为特点的症候群，实际上是通过症候群对经络、阴阳、气血等生理功能和病理变化等病机特点进行总结与归纳，特别是六经传变规律，是对六经病病机演变规律的概括。

六经辨证，首见于《伤寒论》。仲景指出“伤寒一日，太阳受之”“伤寒二三日，阳明、少阳证不见者，为不传也”，说明外感之邪由太阳而入，按照太阳、阳明、少阳、太阴、少阴、厥阴为序，入里传变的过程。此后医家不断丰富发展六经辨证的理论，治疗范围不仅限于外感疾病，还可应用于临床大多数疾病，即“六经钤百病”。清代医家柯琴亦指出：“仲景之六经为百病立法，不专为伤寒一科，伤寒杂病，治无二理，咸归六经之节制。”如小柴胡汤为少阳证的主方，凡外感病属于少阳半表半里者，可用小柴胡汤，而胁肋胀满、食欲不振等内伤杂症，凡属少阳枢机不利者，亦可应用。

六经辨证在临床中应用广泛，且病机复杂，常见六经传变、直中、合病、并病等现象，又属于本书辨机论治体系中的衍生病机、兼夹病机、杂合病机等范畴，临证应仔细推敲、洞中肯綮。

4. 卫气营血辨证的“机”

卫气营血辨证是由清代叶天士所创，是治疗外感温热病的辨证方法，揭示了外感温热病病机传变的规律。所谓“营卫”的概念，在《伤寒论》中已有体现，“病常自汗出者，此为荣气和。荣气和者，外不谐，以卫气不共荣气谐和故尔”，此处荣气即指营气。叶天士在此基础上，结合外感温热病的临床特点，在《温热论》一书中将其归纳为卫气营血辨证，又依其进程的病机、证候等分为卫分、气分、营分、血分，用以阐释疾病的病位、病势及其传变规律。

为什么“在卫汗之可也，到气才可清气，入营犹可透热转气……入血就恐耗血动血，直须凉血散血”？其治疗原则的形成，根本在于卫气营血传变的病机特点。卫分证是外感温热病的初起阶段，病位在表，核心病机是温热病邪侵袭肌表，肺卫功能失调，其症候群表现是发热、恶风寒、脉浮数等，所以“在卫汗之可也”；气分证是外感温热病邪进一步发展，病位在胸、膈、胃、肠、胆等脏腑，核心病机是温热病邪内传脏腑，正盛邪炽，阳热亢盛，其症候群表现以发热不恶寒，舌红苔黄，脉数有力为特点，故“到气才可清气”；营分证是温热病病情深重阶段，核心病机是温热之邪内陷，热灼营阴，扰动心神，其症候群表现以心烦不寐，身热夜甚，舌红绛，脉细数为特点，所以“入营犹可透热转气”；血分证是温热病发展过程中最为深重的阶段，病位在于心、肝、肾三脏，核心病机为温热病邪深入血分，导致动风、动血、伤阴所致，其症候群表现以发热，神昏谵语，伴见受累脏腑症状为特点，所以“直须凉血散血”。

例如近年发生的新型冠状病毒感染来势汹汹，具有发病急、传变快的特点，许多医家认为其传变过程可应用卫气营血理论加以阐释，轻型、普通型多符合卫分证、气分证的特点，常见高热、咳嗽、头痛、咽痛、脉浮数或滑数，此时若能截断传变则病情向愈，若邪气进一步深入阴分，则营血受累，热邪伤津，甚则逆传心包，发展为重症、危重症[3-4]。

5. 三焦辨证的“机”

三焦辨证亦属于外感温病中常用的辨证方法，由清代吴鞠通所创，是吴氏根据《黄帝内经》中三焦划分的概念，在六经辨证及卫气营血辨证的基础上，将“上焦、中焦、下焦”作为界定疾病阶段、病位及对应人体正气盛衰的一种辨证方式，但其背后本质仍然是脏腑病机学说。如吴鞠通《温病条辨》中所言：“温病自口鼻而入，鼻气通于肺，口气通于胃，肺病逆传，则为心包。上焦病不治，则传中焦胃与脾也。中焦病不治，则传下焦肝与肾也。始上焦，终下焦”，明确指出上焦为肺与心病，中焦为脾与胃病，下焦为肝与肾病。

在治疗中，吴鞠通提出“治上焦如羽，非轻不举；治中焦如衡，非平不安；治下焦如权，非重不沉”，皆是根据上、中、下三焦所属脏腑病机特点形成。如三仁汤的遣方用药，兼顾清上焦、通中焦、利下焦，是三焦分治的典型代表。其中杏仁宣利上焦肺气，白蔻仁芳香化湿，通中焦脾气，薏苡仁甘寒淡渗，利下焦水气，三仁共为君药，滑石、通草、竹叶、半夏、厚朴配合三仁共奏宣上、畅中、渗下之功效。

二、辨证论治的特点

辨证论治是中医临证的主要思维模式。在临床中辨证论治注重疾病的客观性，在一定程度上反映了疾病的病机规律，便于临床医生或医学生学习和掌握，但在临床中仍然存在一些不够完善之处。

1. 注重疾病临床表现的客观性

辨证论治是通过望、闻、问、切的方式，全面地收集患者的临床症状、体征等客观表征，并围绕这些客观表现去辨别、分析疾病某一阶段的病性、病位特点，以指导临床治疗。辨证论治中，“证”的本质就是疾病的客观表象的综合概括，辨证过程虽然需要临床医生的归纳、总结、分析等一系列思维过程，但辨证的前提基础是建立在疾病临床表现的客观性上，而非医者主观臆断、凭空创造。当然我们也要认识到，虽然辨证是基于临床表现的客观性，但由于舌诊、脉诊等许多方面受临床医师个体经验、患者认知水平等限制，临床实践中，在对客观的临床表现识别过程中，存在或多或少的偏倚性和不确定性。

2. 反映了疾病的部分病机规律

证是对机体在疾病发展过程中的某一阶段的病理概括，反映的疾病发展过程中某一阶段或某一节点的病机规律[5]。从某种角度上讲，八纲辨证、六经辨证、脏腑辨证、三焦辨证、卫气营血辨证都是针对外感或内伤疾病某一阶段的病机特点概括，如温热病中，卫气营血辨证从表及里地概括了疾病的演变规律，而三焦辨证则是从脏腑病位角度对其的概括总结。

然而，我们在临证中发现，某些疾病无法通过四诊获得症状体征，无证可辨。这种情况主要存在于西医学中的一些疾病，如单纯高尿酸血症、高脂血症等，早期只有血尿酸、血脂的理化检查异常，没有任何症状表现，正所谓有诸内未必形于诸外，以传统四诊为基础的辨证论治不免有所局限。此外，单纯看重证候，会造成对某些疾病的病因、病理认识不够精准。例如肝郁气滞证既可见于月经不调，亦可见于甲状腺结节，若都使用疏肝理气之类的药物，或可在一定程度上缓解某些症状，但忽略不同疾病自身的病机特点，则难以药到病除。总之，传统的辨证大多从较为单一的角度对疾病进行分析、定位，不能全面地概括疾病的“全貌”，不能反映出个体体质、时间、空间、环境、合并病等多方面因素对疾病的影响，特别是一些慢性病，针对某一阶段或某一时期的证候特征，不能全程、完整地反映疾病发展演变的病机特点，存在管中窥豹之弊。

因此，在临床实践中辨证论治虽然“好用”，但也要结合其他的病机模式进行诊治，方可综合地、系统地、全方面地把握疾病在内外环境影响下发生发展的病机特点。

三、病案举隅

病案一：叶天士治热入血室案（《临证指南医案译注·卷九》）[6]

沈氏，温邪初发，经水即至，寒热耳聋，干呕，烦渴饮，见症已属热入血室。前医见咳嗽，脉数，舌白，为温邪在肺，用辛凉轻剂，而烦渴欲甚。拙见热深，十三日不解，不独气分受病。况体质素虚，面色暗惨，恐其邪陷痉厥，三日前已经发痉。五液暗耗，内风掀旋，岂得视为渺小之恙？议用玉女煎两清气血邪热，仍有救阴之能。

玉女煎加竹叶心，武火煎五分。

又脉数，色暗，舌上转红。寒热消渴俱缓。前主两清气血，伏邪已得效验。大凡体质素虚，驱邪及半，必兼护养元气，仍佐清邪。腹痛便溏，和阴是急。

白芍、炙草、人参、炒麦冬、炒生地。

又脉右数左虚，临晚微寒热，复脉汤去姜桂。

按：本案初病，结合病史病程及临床表现，为热入血室之证，已存在津液暗耗，但前医仅根据患者咳嗽脉数苔白的症状，判断为邪在肺卫，用辛凉清剂，进一步消耗津液，故出现烦渴欲甚，临证当慎之又慎，充分整体判断，勿犯虚虚实实之戒。因患者体质素虚，热邪内陷，津液伤损发痉，故用玉女煎两清气血邪热，兼以救阴，加竹叶，意在清气分肺胃之热，又能清心，透营转气，具有气营双清之妙。后续以复脉汤去姜桂之阳药，养阴清热，扶正祛邪以善后。

病案二：吴鞠通三焦辨治暑温案（《吴鞠通医案析评》）[7]

癸亥（1803）六月初五日，王，二十三岁，暑温，舌苔满布，色微黄，脉洪弦而刚甚，左反大于右，不渴。初起即现此等脉症，恐下焦精血之热，远甚于上焦气分之热也。且旧有血溢，故手心热又甚于手背。究竟初起，且清上焦。然不可不心知其所以然。连翘二钱，细生地一钱五分，粉丹皮二钱，银花二钱，苦桔梗一钱，白茅根二钱，麦冬二钱，牛蒡子一钱五分，香豆豉一钱五分，元参一钱五分，藿香梗一钱，生甘草一钱，薄荷三分。日三帖。

初六日，热退大半，胸痞，腹中自觉不和。藿香梗三钱，飞滑石一钱五分，白扁豆二钱，杏仁泥二钱，连翘二钱，广郁金二钱，生薏仁三钱，银花一钱五分，白通草八分，香豆豉二钱。日二帖。

初七日，病后六腑不和。藿香梗三钱，飞滑石三钱，香豆豉二钱，生薏仁三钱，半夏二钱，广皮炭一钱，广郁金一钱，厚朴二钱。日服一帖。

初十日，向有失血，又届暑病之后，五心发热，法当补阴以配阳。但脉双弦而细，不惟阴不充足，即真阳亦未见旺也。议二甲复脉汤，仍用旧有之桂枝、姜、枣。白芍炒四钱，大生地四钱，沙参三钱，桂枝二钱，生鳖甲五钱，麦冬四钱，麻仁二钱，生牡蛎五钱，生姜二片，阿胶化冲二钱，炙甘草五钱，大枣去核二枚。煮三杯，分三次服。

按：吴公结合患者病史及临床证候，依上中下三焦传变规律处方用药。本病初始虽疑存在下焦之热，但考虑暑温初起，病邪仍以上焦为主，故先以银花、连翘、薄荷轻清之剂祛上焦之热邪，丹皮、麦冬兼清下焦精血之热。热势渐退，中焦湿滞显现，六腑不和，故全方调整为宣通中焦、清暑祛湿之法，兼顾上下二焦。后考虑疾病传遍之势及患者存在失血的病史，以二甲复脉汤补阴配阳来善后，兼以姜桂祛邪。

参考文献

［1］王耀献，孙卫卫，刘伟敬，等．辨机论治诊疗模式及其临床应用意义［J］．中医杂志，2021，62（23）：2025－2031.

［2］范增慧，马锋锋，李小会．消渴病肾病六经辨证理论探讨［J］．吉林中医药，2020，40（6）：725－728.

[3] 林举择，兰小和，余榕键，等. 基于卫气营血－脏腑联合辨证体系治疗广东地区新冠肺炎的认识［J］. 世界科学技术－中医药现代化，2021，23（2）：516－521.

[4] 刘秋江，陈垚，赵海方，等. 新型冠状病毒肺炎的辨证施治［J］. 中华中医药学刊，2020，38（5）：1－3.

[5] 陈涤平，陈四清，王瑜. 中医辨证论治客观化必要性及方法探讨［J］. 南京中医药大学学报（自然科学版），2001，17（3）：138－139.

[6] 张树生. 临证指南医案译注［M］. 北京：中国中医药出版社，2018（1）：1457－1460.

[7] 王兆凯，王兆军. 吴鞠通医案析评［M］. 北京：中医古籍出版社，2012（1）：18－19.

第四式　共通病机

共通病机指不同的疾病如果出现相同的病机、病理变化或者相同的证候，表明这类疾病之间存在共同相通的病机，从而可使用相同的治疗手段。它要求临床大夫从不同疾病中提取出某种相同的特性或规律，如相同的病因、病位、病性、病理变化、传变规律、预后转归等，从而帮助临床医生更清楚地认识疾病，在治疗用药的选择上更易操作，也同时更加精准化，故寻找疾病的共通病机也是临床实践和中医药科学研究的一个重要方面[1]。

一、共通病机的特点内涵

共通病机反映的是疾病发展变化中形成的共性的规律，是“异病同治”的前提和本质。究其形成共通病机的原因，主要有三个方面：不同疾病具有相同的病因，形成共通病机；不同疾病具有相同的证候，形成共通病机；不同疾病具有相同的病理表现，形成共通病机。

1. 异病同“因”

同一病因侵袭人体后，出现不同的临床表现，但是因为同样的病因，形成相同的病机。比如，湿热侵袭人体，可上袭出现鼻炎、咽喉炎、中耳炎等；可侵犯中焦，出现急慢性胃肠炎；亦可流注下焦，出现泌尿系感染。在临床治疗中，可以求同存异，针对它们的共同病机，使用相同清热利湿的中药。但针对湿热侵袭不同病位和脏腑的特征，需使用不同的治法和药物。

薛生白提出，“太阴内伤，湿饮停聚，客邪再至，内外相引，故病湿热”。湿热病邪可弥漫三焦，出现不同表现。湿热邪气多从口鼻而入，三焦为水湿运行的通道。湿热之邪在上焦，可表现为咽痛、牙龈肿痛，头晕，舌苔黄厚腻，脉滑或濡，如湿热蕴肺型小儿支原体肺炎，治疗多用清热祛湿药和辛散解表药。湿热之邪在中焦，可表现为胃脘痞满，不思饮食，口渴不欲饮，口苦口黏，身重，舌黄，苔厚腻，脉濡数，如慢性胃炎，临床治疗多用寒凉清热药与燥湿药配伍，使热清而湿除。湿热之邪流注下焦，可表现为小便涩痛不利、里急后重、腹痛、泄泻等，如尿路感染，治疗多以清热燥湿止利之品。在西医学中，共同病因表现为不同疾病的现象更加明确。如胰岛素抵抗既可见于糖尿病患者，也可存在于肥胖、血脂代谢异常等多种代谢性疾病中。此外，炎症机制更是广泛存在于感染、慢性肾脏疾病、动脉粥样硬化等全身多系统疾病中。总之，对于此类情况，围绕共同病因形成的共通病机进行总结和治疗，可以起到在临床中执简驭繁的作用。

2. 异病同“证”

不同疾病发展到相同阶段，因为具有共通病机，从而表现为同一证候，若不同的疾病出现相同的“证”，即可采取相同的治疗手段。如伤寒的“方证派”，《伤寒论》法寓于方，方有主证，书中“桂枝证”“柴胡证”等首创以方名证，使方、证紧密结合[2]，从而使得不同疾病可出现相同之证，治疗同用一方，即“一方多证”，而这些“一方多证”的背后恰恰是因为共通病机的存在。五苓散证是“一方多证”的典型例子，五苓散相关条文散见于《伤寒论》太阳病、阳明病、霍乱病篇之中。在太阳病篇主要以“太阳病，发汗后，大汗出，胃中干，烦躁不得眠，欲得饮水者，少少与饮之，令胃气和则愈。若脉浮，小便不利，微热消渴者，五苓散主之”为核心条文，以膀胱气化不利，水气内停的蓄水证立论。在阳明病篇则指出“其人渴而口燥烦，小便不利者，五苓散主之”，以水逆心下症为主。而在霍乱病篇云：“霍乱，头痛、发热、身疼痛、热多欲饮水者，五苓散主之”，用于脾土寒湿、胃肠紊乱，上吐下泻之霍乱。在现代研究中，五苓散所治疗疾病也呈多样性且疗效显著，如正常颅压脑积水术后、非酒精性脂肪性肝病、肥胖、尿潴留、慢性肠炎、水肿、湿疹等[3]。此外，麻黄汤在《金匮要略》和《伤寒论》中也有大量的同一方剂治疗多种病证的体现，如“太阳病，头痛，发热，身疼腰痛，骨节疼痛，恶风，无汗而喘者，麻黄汤主之”和“太阳与阳明合病，喘而胸满者，不可下，宜麻黄汤”，以及“阳明病，脉浮，无汗而喘者，发汗则愈，宜麻黄汤”，皆为例证。

3. 异病同“理”

不同疾病具有相同的病理表现，其本质为具有共通病机，故也可以使用相同的治法。其中器官纤维化是比较典型的代表，肝、肺、肾、心等器官纤维化在发生发展的过程中，存在共同性和差异性。器官纤维化其形成机制基本相同，大多由某种间质纤维生成细胞分泌过多促纤维化因子，致使细胞外基质合成增多，纤维结缔组织取代正常组织，逐渐形成器官纤维化[4]。具体在肾脏病领域，肾纤维化是各种肾脏疾病进展至疾病末期的共同病理改变，同时也是发生终末期肾病（ESKD）的最终结局，其发生的基本过程是肾脏炎症或损伤，导致肾脏固有细胞、肾脏间质细胞活化及转分化，进一步释放炎症因子以及促纤维化因子，从而破坏肾脏细胞外基质降解与生成，致使大量的细胞外基质包括间质胶原、纤维连接素等沉积在肾脏，发生肾纤维化，即我们所讲的“肾络癥瘕”[5]。肾络癥瘕的动态演变即为慢性肾脏病的共通病机，在治疗时均可使用消癥散结法。“癥瘕”理论不仅在肾脏病中有应用，在妇科、肿瘤、肝脏等器官纤维化疾病中均有应用，即是异病同“理”的体现。

二、共通病机的临床意义

1. 共通病机是对于疾病规律的总结和归纳

共通病机强调诊疗过程中通过对复杂疾病的反思和归纳深入探索其规律和本质，从而达到执简驭繁的效果。疾病的特性往往是具体的、明显的，而共性却是隐藏在表象之下的，只有深入研究探索才能够将之从纷繁复杂的表象中抽象出来，它体现了事物之间必然存在的内在联系，也只有抓住疾病之间的共性，才能够在临床实践中做到举一反三、触类旁通，从而在诊疗过程中达到以少胜多、四两拨千斤的效果。共通病机的提出一方面提示我们在临床中要善于归纳共通的、共性的规律，另一方面成熟的“共通病机”也可以指导临床中对于疾病规律的把握和治疗。

2. 共通病机是“同病异治”的本质和前提

共通病机虽然是中医“辨病论治”和“异病同治”思想的体现，但是其作为辨机论治理论的一部分，很好地弥补了前两者各自的局限。“辨病论治”和“异病同治”多强调“病”和“治”，并没有强调现象背后的本质，“病”和“治”是实践，是“怎么干”，而“机”恰恰是理论，是“为什么干”，是对于医疗实践活动的进一步归纳总结和探索。同时共通病机作为辨机论治诊疗模式中的一环，还结合了初始病机、对症病机、对证病机等其他病机来共同分析，针对患者形成全面立体的印象，继而做出完善的诊断，弥补了“辨病论治”和“异病同治”的不足，“先为不可胜，以待敌之可胜”，先实现精准诊断，则精准治疗便可水到渠成。

三、共通病机的临床应用

共通病机在临床应用中，主要分为三个层次，包括宏观、中观、微观，在临证之时应根据不同疾病的特点和临床表现灵活应用。宏观共通病机，意指某一类疾病或疾病体系的共同病机规律，类似于疾病的生理病理机制。中观共通病机，较宏观共通病机而言，具化于某种疾病的共性规律，又针对不同病位、病性特点加减变化，如《金匮要略》中治疗哮喘的小青龙汤、射干麻黄汤、厚朴麻黄汤，三者的共通病机为外邪内饮，共同药物有麻黄、半夏、干姜（生姜）、细辛、五味子，又针对病位特点不同，有所加减。微观共通病机，主要针对实验室指标、病理、影像等形成的共性病机，如肝、肺、肾纤维化的共通病机为络脉微型癥瘕。

1. 感染类疾病

在西医学中，共通病机在治疗感染类疾病方面应用较为广泛。比如链球菌为人体常见致病菌，可为人体的正常菌群，寄殖于人体呼吸道、泌尿生殖道等多部位，因感染部位不同，会导致不同疾病，也会出现不同的临床表现。若呼吸道感染，则可表现为急性咽炎或急性扁桃体炎，出现畏寒或寒战，伴高热、咽痛，同时可有全身酸痛、乏力、头痛等症；还可表现为猩红热，除咽部症状外，还可出现全身皮疹、草莓舌、疹退后脱皮等症。若皮肤软组织感染，则可表现为丹毒、蜂窝织炎、坏死性筋膜炎等，而出现局部皮肤炎症，伴寒战、发热和明显的中毒症状。若泌尿生殖道感染，则可表现为血尿、蛋白尿、腰痛、发热等症。在理化指标中，均可出现白细胞、中性粒细胞升高。因为病因的相同，所以治疗上均以抗感染为主，可使用广谱抗生素如青霉素等抗感染治疗，这也是共通病机的体现。

而中医学则认为“热毒”为此类感染性疾病的共通病机，这里的“热毒”不仅包括从外感受的湿热邪毒，也包括炎症因子聚集作用于机体后内生的火热邪毒，即“毒随邪来，热由毒生”。同时，在《伤寒论》中也描述了发热、身热、翕翕发热、往来寒热等不同“热”的情况，如“太阳病，发热而渴，不恶寒者，为温病。若发汗已，身灼热者，名曰风温”，与感染性疾病最常见的发热特点相符。而治疗上《黄帝内经》有云：“热者寒之”，因此感染类疾病多以清热解毒为治疗法则，邪实是本，邪毒不除，则热难消。现代药理学表明，清热解毒类药物具有明显抗病原微生物、解热、抗炎、解毒、调节机体功能活动的作用，广泛应用于感染性疾病[6]，且其发挥调节炎症的作用机制是多环节、多靶点的，可使炎症因子网络功能达到平衡，以减轻炎症造成的损伤，在临床治疗上效果显著。

再如《温病条辨》[7]中“五个加减正气散”的共通病机是

湿郁三焦，气机升降失司，其治疗当以祛湿运脾、调畅气机为主，故五个加减正气散中均有藿香、厚朴、茯苓、陈皮四药，四味皆是临床祛湿常用药物，藿香芳香化湿，陈皮、厚朴苦温燥湿，茯苓淡渗利湿，此为湿温病湿郁三焦的共同治疗原则。而在共通病机之下又有些微差异，如吴鞠通所言“用药非丝丝入扣，不能中病”，五个正气散的病机区别在于湿温病有湿重、热重之分，以及化热化寒、在肠在经之不同。一加减正气散湿郁重在中焦，故以麦芽、神曲调脾胃之升降，杏仁、大腹皮宣气利湿；二加减正气散以身痛为主症，为湿郁经络，故以通草、防己、大豆黄卷、薏苡仁等走泄分消、祛经络湿郁；三加减正气散症见舌黄脘闷，有湿郁化热之虞，故以滑石甘淡而寒，清利湿热，佐以杏仁、藿香宣利气机；四加减正气散药味苦辛温，适宜湿遏阳气、偏于寒化者，故以草果、神曲、山楂温运脾阳；五加减正气散为脾胃俱伤，故加苍术、腹皮运脾，谷芽和胃[8-9]。这些更加体现了病机的共通性和特异性的辩证统一。

2. 器官纤维化类疾病

器官纤维化是多种系统性疾病发展至终末期的共同病理变化，也是共通病机的典型实例，常见的肝、肺、肾纤维化虽属不同系统疾病，且有各自的临床表现，但是器官病理表现却有一定的共性，即都表现为纤维化，都具有正气不足、气滞血瘀、经络痹阻，以及早期多热、后期多虚等特点。符合中医“络病”“癥瘕”范畴，此为三者的共通病机。在治疗上都可以采用活血化瘀法、益气活血法、软坚散结法、祛痰除湿法、补益正气法等[10]。对于肾纤维化，各种原因导致的肾功能损伤发展为慢性肾脏病后具有相似的病理变化过程和进展规律。王耀献教授认为，肾脏病的病机为外感或内伤所致的人体正气亏虚，或毒阻血脉，或气虚血瘀，或久病入络，最终导致气滞、水湿、血瘀及浊毒等实邪互结不通而形成“微型癥瘕”聚积于肾络，提出肾络癥瘕理论为慢性肾脏病的核心病机，且聚散消长失衡是肾络癥瘕形成的关键；在治疗上常应用消癥散结法治疗慢性肾脏病，并创制和解聚散方（又名肾炎防衰液），由生黄芪、当归、海藻、生牡蛎、龟甲、鳖甲、熟地黄、大黄等组成，以扶正活络，消癥散结，在临床上疗效显著。对于肝纤维化而言，属于病邪侵犯，肝失条达，病久邪气由气分入血分，湿、热、瘀、毒之邪蕴结于肝络，使肝络不通，影响肝络脉之气血津液的运行，逐渐发展成为肝纤维化。在治疗上，基于“久病入络”理论，常获得奇效，根据络脉气虚而气滞、血瘀而阻滞不通的特点制定治疗方案，宜用补气、行气、活血化瘀、通络之法，使血脉通行而诸症皆消[11]。对于肺纤维化，多数专家和学者认为应属于“肺痿”“络病”范畴，其发病初始多为正气亏虚，而肺为华盖，外邪侵袭人体时首先犯肺，可致感冒、咳嗽、哮病等多种肺系疾病，病久可使肺脏受损，瘀、痰、毒等病理产物堆积肺络，肺脏功能失调，发为特发性肺纤维化。在治疗上，多可补虚、祛痰、解毒、化瘀综合治疗，解除继发致病因素，缓解内伤正气之候，从而调节人体气血、阴阳[12]。

3. 一方多证之应用

共通病机在临床中的应用最早可见于《金匮要略》，如《妇人产后病脉证治》中“产后腹中㽲痛，当归生姜羊肉汤主之”，《腹满寒疝宿食病脉证》中“寒疝腹中痛，及胁痛里急者，当归生姜羊肉汤主之”。产后腹中㽲痛和寒疝为不同疾病，均以当归生姜羊肉汤养血补虚，散寒止痛以治。如《金匮要略论注》云："寒疝至腹痛胁亦痛，是腹胁皆寒气所主，无复界限，更加里急，是内之荣血不足，致阴气不能相荣，而敛急不舒，故以当归、羊肉兼补兼温，而以生姜宣散其寒。然不用参而用羊肉，所谓'精不足者，补之以味'也。"又如葶苈大枣泻肺汤，在《金匮要略》书中，一治"支饮不得息"，又治"肺痈，喘不得卧"。《开宝本草》指出葶苈子可"疗肺壅上气咳嗽，定喘促，除胸中痰饮"。支饮为饮邪停于胸膈，肺痈为风热毒邪犯肺，病因截然不同，但二者均已发展为痰饮泛溢胸膈，故以葶苈大枣泻肺汤泻肺逐饮。

而从整部《伤寒杂病论》而言，则是以六经辨证统领伤寒与杂病，体现了仲景对疾病规律的深入探索和对疾病本质的深刻认识。桂枝汤为"群方之冠"，应用广泛，"太阳中风，阳浮而阴弱。阳浮者，热自发；阴弱者，汗自出。啬啬恶寒，淅淅恶风，翕翕发热，鼻鸣干呕者"，此为太阳中风之营卫不和证；"病人脏无他病，时发热自汗出而不愈者，此卫气不和也。先其时发汗则愈"，此为营卫不和之汗证；《金匮要略·妇人产后病脉证治》中"产后风，续之数十日不解……可与阳旦汤"，这里的阳旦汤即桂枝汤，为运用于杂病之法。此外还有"吐利止而身痛不休者，当消息和解其外，宜桂枝汤小和之""妇人得平脉，阴脉小弱，其人渴，不能食，无寒热，名妊娠，桂枝汤主之"，等等。章虚谷指出"此方立法，从脾胃以达营卫，周行一身，融表里，调阴阳，和气血……而使塞者通，逆者顺，偏者平，格者和，是故无论内伤外感，皆可取法以治之"。桂枝证临床应用不但可以用于表虚自汗证，还能用于入里的各种疾病，涉及临床各科，但其共通病机主要是卫外不固，营卫不和，阴阳不调[2]。再如《伤寒论》第82条："太阳病发汗，汗出不解，其人仍发热，心下悸，头眩，身瞤动，振振欲擗地。"《伤寒论》第316条："少阴病……腹痛，小便不利，四肢沉重疼痛，自下利。"不管是由于太阳病发汗太过，损伤少阴之阳，还是由于少阴病寒邪入里，邪气渐深，肾阳不足，虽病因不同，但其均发展为阳虚水泛，故可同用真武汤温肾助阳，化气利水[13]。

总之，找寻并善用共通病机是"异病同治"的关键，可以帮助临床医生更清楚地认识疾病内在机制，在治疗用药的选择上更易操作，也同时使临床治疗更加精准化。对于一些既往缺乏治疗经验的疾病，共通病机有时也可以提供可能的治疗思路。

四、病案举隅

病案一：五苓散异病同治

其一　摘自《名医类案》[14]

江应宿治余氏仆，年十七岁，五月初患泻，至六月，骨瘦如柴，粒米不入者五日矣，将就木。诊其脉，沉细濡弱而缓，告其主曰：湿伤脾病也，用五苓加参、术各三钱，不终剂而索粥，三剂而愈。

其二　摘自《续名医类案》[15]

王某，伤寒发热，饮食下咽少顷即吐，喜饮凉水，入咽亦吐，号叫不定，脉洪大而滑。江应宿用五苓散治愈。

按：其一患者久泄伤脾，损伤脾阳，失于运化，导致水湿内停。脾脏失于运化饮食、水饮，故饮食不进；脾主四肢，故骨瘦如柴；同时水湿困脾，进一步加重脾阳虚。其二患者主要因寒水郁热于太阳之腑而成。寒水郁热于内，故伤寒发热；水湿内停，故饮食下咽少顷即吐；喜饮凉水、脉洪大而滑为热重于湿之象，同时寒水久停损伤阳气，会进一步加重水湿内停。上述两案患者虽临床表现不同，但都有阳虚水停这一共通病机，故均用五苓散以温化渗利，再根据临床症状随症加减，均取得很好疗效。

病案二：消癥散结法治疗肾脏病

其一　王耀献教授治疗肾间质小管病验案

患者，女，56岁，2020年9月5日初诊。

病史：血肌酐升高5年。2017年10月体检发现血肌酐97μmol/L，血压140～150/90mmHg，患者既往“头痛”病史，长期间断服用“止痛片”（具体药物不详），当地医院考虑“慢性肾功能衰竭，高血压病”，予保肾、降压等治疗并定期复查。后血肌酐进行性升高至174μmol/L，予肾活检提示间质小管病变，考虑“慢性间质性肾炎，慢性肾功能衰竭”，予对症治疗后未见明显好转，来我院门诊中医治疗。症见：眼睑浮肿，腰酸，乏力，偶有头晕，口苦，咽干，纳眠差，夜尿3～4次，大便调，日一行，舌暗，苔白腻，脉沉弦。此为脾肾亏虚，痰瘀互结之证，治以补肾健脾、祛痰化瘀、消癥散结为法。

处方：生黄芪30g，党参15g，炒枣仁30g，刺五加20g，贯叶金丝桃30g，茯苓30g，百合30g，苏梗10g，海藻10g，炒白术12g，鳖甲10g（先煎），当归10g，天麻30g，葛根30g，桑枝30g，杜仲30g。30剂，每日1剂，水煎分2次温服。

2020年11月7日复诊：查血肌酐138μmol/L，乏力、腰酸、头晕好转，但仍眼睑浮肿，晨起明显，眠差，夜尿频，大便日行1~2次，成形便，舌暗，苔白腻，脉沉弦。调整中药处方：上方炒枣仁改50g，加覆盆子10g，白果10g，桑螵蛸10g，冬瓜皮30g，防风5g。40剂，每日1剂，水煎分2次温服。

后规律复诊，随症加减，患者上述症状均减轻，血肌酐一直控制在100~130μmol/L。

其二　王耀献教授治疗慢性肾小球肾炎验案

患者，男，55岁，2015年6月18日初诊。

病史：血肌酐升高4年。患者2011年查血肌酐216μmol/L，尿红细胞3~5/HP，尿蛋白（+++），24小时尿蛋白定量2.7g，诊断“慢性肾小球肾炎，慢性肾脏病4期”。予降尿蛋白、降压、保肾治疗。监测血肌酐逐渐升高，1周前复查血肌酐415μmol/L，尿蛋白（++）；肾脏B超示右肾长径91mm，左肾长径95mm。来我院门诊中医治疗。症见：乏力，纳可，眠差，尿中泡沫，夜尿频（每晚10次以上），大便日行1~2次，偶不成形，舌暗有瘀斑，苔薄白腻，脉沉弦。此为脾肾亏虚，浊瘀互结，治以补脾益肾，化瘀祛浊，消癥散结。处方：黄芪50g，党参20g，生地黄30g，海藻10g，牡蛎30g（先煎），鳖甲10g（先煎），葛根30g，红花10g，川芎10g，土鳖虫10g，地龙30g，水蛭10g，杜仲30g，鱼腥草30g，茯苓30g，土茯苓30g。每日1剂，水煎分2次温服。

后规律复诊，随症加减，夜尿频明显好转，血肌酐逐渐下降至263μmol/L，余各项指标基本稳定。

按：其一为慢性间质性肾炎，其二为慢性肾小球肾炎，两者原发病不同，但病情逐渐进展，终至慢性肾功能衰竭。由于人体正气亏虚，或毒阻血脉，或气虚血滞，久病入络，造成气滞、血瘀、毒留而成癥瘕，积聚于肾络，形成肾络癥瘕，损伤肾脏本身，进而影响肾脏功能，最终进展至肾功能衰竭。病例中的两位患者虽所患疾病不同，症状亦不尽相同，但结合慢性肾功能衰竭的病理特点，可以发现两种疾病之间均存在着肾络癥瘕的共同病机。病案中的两位患者初起均为久病体虚，导致脾肾亏虚，从而久病入络，瘀浊互结，故治疗时均采用补脾气益肾精、化瘀散结消癥之法。用黄芪、党参等药补益脾肾之精气；鳖甲、地龙、水蛭等活血、破血、软坚散结之药物增强活血消癥之力；诸药合用，配伍得当，药证相合，标本兼治，最终得获良效。

参考文献

[1] 王耀献，孙卫卫，刘伟敬，等．辨机论治诊疗模式及其临床应用意义［J］．中医杂志，2021，62（23）：2025－2031.

[2] 顾武军．《伤寒论》方证辨证探析［J］．南京中医药大学学报，1995（2）：20－22.

[3] 程锴，杨景锋，陈丽名，等．《伤寒论》五苓散证的再辨析［J］．中医药导报，2021，27（11）：158－161.

[4] 赵宗江，刘昆，张新雪，等．异病同治和同病异治理论在多器官纤维化防治中的应用［J］．中医杂志，2005.10（46）：727－729.

[5] 马雷雷．CKD5 期患者透析时机选择及消癥散结法干预透析时机的探索研究［D］．北京：北京中医药大学，2017：15－17.

[6] 刘玉宁，王耀献，刘尚健．慢性肾衰竭治疗思路的探

讨[J]. 中国中西医结合肾病杂志，2011，12（10）：917-918.

[7] 孙卫卫，刘尚建，刘忠杰，等. 王耀献教授三位一体论治慢性肾脏病[J]. 中华中医药杂志，2014，29（9）：2820-2822.

[8] 许胜杰，潘志. 微型癥瘕与器官纤维化[J]. 中国中医基础医学杂志，2018，24（9）：1209-1211.

[9] 庞博，董军杰，庞国勋. 清热解毒类中药的药理作用及临床应用探讨[J]. 临床合理用药杂志，2013，6（31）：180-181.

[10] 清·吴瑭. 温病条辨[M]. 北京：人民卫生出版社，2005：94.

[11] 马家驹，王玉光. 从藿香正气散及五个加减正气散看湿邪辨治[J]. 环球中医药，2017，10（12）：1475-1477.

[12] 宋乃光.《温病条辨》加减正气散五方论[J]. 北京中医药，2008，27（8）：606-608.

[13] 冯美杰，潘志. 器官纤维化防治的方剂学异病同治研究[J]. 吉林中医药，2020，40（8）：1110-1113.

[14] 郭迎超，梁爽，周波. 基于"久病入络"学说探讨肝纤维化的证治[J]. 实用中医内科杂志，2022，36（10）：102-105.

[15] 于睿智，庞立健，王天娇，等. 从虚、毒、痰、瘀辨治特发性肺纤维化[J]. 中华中医药杂志，2022，37（10）：5815-5818.

[16] 杨泽，汪翔，夏永良. 张仲景"辨证为主，辨病为先"之病证结合思想探微[J]. 浙江中医杂志，2022，57

(11)：827-828.

[17] 江瓘．名医类案［M］．潘桂娟，侯亚芬，校注．北京：中国中医药出版社，1996：114.

[18] 魏之琇．续名医类案［M］．黄汉儒，蒙木荣，廖崇文，点校．北京：人民卫生出版社，1997.

第五式　体质病机

体质病机主要是由体质所决定，体质是机体固有的特质，其影响存在于整个疾病过程，是人群中不同个体所具有的生理特殊性，表现为机能、代谢及对外界刺激反映等方面的个体差异。体质可影响疾病的发生、性质、转归等各方面。因此，掌握体质病机，对于个体化治疗、判断患者预后及预防不良事件的发生均有裨益。

一、体质的源流与内涵

1. 体质的源流

“体质”一词，直到明清才广泛出现在医籍中，而其思想肇始于《黄帝内经》。《黄帝内经》中虽无“体质”的名词，但已有较完整的体质学理论体系。其将人按照阴阳五行禀赋分为五态及五形，依据人的某一代表性特征又有肥人瘦人、壮士婴儿、勇士怯士之分。这一体系中首先提出人的个体之间存在着体质差异，这种体质差异与禀赋的特性和外界各种因素的影响相关。《黄帝内经》从形、气、神的多维角度论述了体质的特点，从体形、腠理、筋骨、气血、脏腑的强弱等不同进行分类[1]，并详细论述了判断不同体质的诊察方法，年龄、饮食与地域因素对体质的影响，体质与疾病发生的关系等，为后世中医体质学说的不断发展和完善提供了理论基础。

《伤寒杂病论》亦强调体质思想，并十分重视体质与外感热病和内伤杂病的关系，出现了“强人”“羸人”“汗家”“亡血家”“酒客”“尊荣人”等含有体质意义的名词。如《金匮要略·血痹虚劳病脉证并治》指出“尊荣人骨弱肌肤盛”，容易在汗出、受风等情况下罹患血痹之病，说明体质与疾病的相关性。

至宋金元时期，医学流派丛生，以寒凉派的刘完素、攻邪派的张从正、补土派的李东垣、滋阴派的朱丹溪为代表的金元四大家，丰富了中医学术思想，也充实了中医体质学理论的内容，促进了中医体质学理论的进一步发展。明清时期是中医体质理论得到充分发展和应用最为广泛的时期，以叶天士为代表的医家在书中大量提及体质一词。如木火体质者“色苍肉瘦，形象尖长……阴液最难充旺”“身心过动，皆主火化”（《叶天士医案精华》），描述了木火体质的形体特点，以及容易伤阴、化火的病机特点，此外尚有“湿热体质”“阳微体质”等不同体质类型，并用于指导临床辨证治疗。

自20世纪70年代末匡调元提出“体质病理学”，近几十年来，对体质的研究逐渐形成了学说，成为中医理论体系的重要组成部分。1995年由王琦教授主编的《中医体质学》，集中体现了体质学研究的新思路、新方法和新进展，从而使中医体质理论完成了由“学说”到“学科门类”的转变[2]。

2. 体质的内涵

体，指身体、形体、个体；质，指素质、质量、性质。体质的概念是指在人体生命过程中，在先天禀赋和后天获得的基础上所形成的形态结构、生理功能和心理状态方面综合的、相对稳定的固有特质，是人类在生长、发育过程中所形成的与自然、社会环境相适应的人体个性特征，其表现为结构、功能、代谢及对外界刺激反应等方面的个体差异性，对某些病因和疾病的易感性，以及疾病传变转归中的某种倾向性[3]。它具有个体差异性、群类趋同性、相对稳定性和动态可变性等特点。这种体质特点或隐或显地体现于健康和疾病过程之中。由此可见，体质是人体一种相对稳定的固有特性[4]。

二、体质的特点

体质是在先天禀赋和后天环境影响下形成的个体特质[5]。王琦教授通过多年的研究和实践，提出“体质可分论”“体病相关论”和“体质可调论”的体质研究的基本框架，指出受遗传、饮食和心理等多因素影响形成个体的差异是体质可分的基础，体质影响证候的类型与演变是体病相关的基础，从体质入手可从整体调节人体恢复阴平阳秘是体质可调的基础[6]。

1. 体质可分

体质分类是中医体质学研究的基础与核心内容，是从复杂的体质现象中提炼出来的有关规律，最终形成分类体系[7]。如最早的体质分类见于《灵枢·阴阳二十五人》，将五行与人体外形、体态、颜色等可以观察到的具体指征相结合，将人分为木火土金水的不同体质。王琦院士指出个体差异性与群体趋同性是相互统一的，没有个体的差异性就无“体”可辨；没有群体的趋同性就无“类”可分，因此二者形成了“体质可分论”的理论基础[6]。有研究通过抽样调查，形成了可以代表中国一般人群的8448例样本，最终结果显示，中国一般人群中平和质占1/3，偏颇质中以气虚质、湿热质、阳虚质较为多见，地域、性别、年龄等因素都有可能造成体质类型分布差异。现代分子遗传学表明，体质具有一定的免疫遗传学基础，其来源于父母亲的遗传信息储存于 DNA 的核苷酸序列中，每个个体所编码的全部基因称为该个体的基因组。基因及基因组具有一定的稳定性，但人类基因组又可因染色体易位、点突变、DNA 甲基化等形式发生变异，形成基因的多态性，导致人与人在体质类型和疾病表现形式上存在个体差异性，即不同的遗传学基础产生了不同的体质类型[7]。

2. 体病相关

体质是疾病发生的背景和基础，体质状态是预测疾病发展、转归和预后的重要依据[3,5]。由于受先天因素或后天因素的影响，个体体质的差异性对某些致病因素有着易感性，或对某些疾病有着易罹性、倾向性，是形成某些（类）疾病发生的背景或基础[6]。因此，个体体质的千差万别，病情的发展也复杂多样。依据“体病相关”理论，医生可明确患者体质特征、体质与疾病和健康状态的相关性，制定长期体质调理、疾病预测的慢病防控操作流程，在中医“治未病”的健康工程建设中，以中医体质理论为基础的九种体质辨识技术对防控慢性病，提高居民健康水平和节约医疗费用等方面也发挥着重要作用[8]。有学者通过计量学分析 577 篇文献表明，体病相关类研究已涉及内分泌代谢疾病、心脑血管疾病等 16 个疾病类别，并涵盖了疾病常见体质、体质与疾病的关系、体质与疾病临床特征等多个方面[9]。同时，西医学对体质与疾病相关性的研究已深入至基因水平，遗传、环境因素对肾脏病的发生有重要的影响作用，有学者发现与糖尿病肾脏病显著相关的易感基因，和多个易感染色体位点，表明糖尿病肾脏病是一种多基因遗传病，遗传因素可通过影响肾脏对环境因素的反应来增加机体易感性[10]。

3. 体质可调

体质可调论是中医体质学说研究的关键问题，《素问·四气调神大论》“圣人不治已病治未病，不治已乱治未乱”的思想，为中医调节体质防治疾病的发生和进展奠定基础。因个人禀赋和个体生命生长壮老变化，体质呈现出了相对稳定性和动态可变性，从而决定了体质的可调性。因此，在未发病的情况下，通过药物、饮食和情志等进行体质调护、体质干预可以及时纠正和改善由于气血阴阳偏盛偏衰导致的体质偏颇，减少偏颇体质对疾病的易感性，以预防疾病或延缓疾病的进展[7]。随着体质研究的不断深入，关于体质调护的研究也不断增加，有学者通过无对照组类实验研究方案，对509例研究对象进行了为期6个月的情志、饮食、起居、运动等方面的中医体质综合干预，最终显示中医体质综合干预在中医体质得分、生命质量得分和实验室检测指标方面均产生了具有统计学意义的研究结果[11-12]。现代遗传学和分子生物学发现，由于转录过程剪接和转录翻译后修饰的多样性，使得基因与它所表达的功能性产物之间出现了辐射的、交叉的关联，增加了基因到性状的不确定性[13]，这一科学理论与中医体质可调论不谋而合，中医通过调节体质病机，在一定程度上也改变了人基因的表达，使基因在编码过程中向着有利于人类健康的方向发展[14]。

综上，体质在遗传基础上，并在缓慢的、潜在的环境因素影响下，在生长发育和衰老过程中逐渐形成了个体特殊性[15]，后天环境的影响和个体的差异性决定了体质的可调、可分；体质又与疾病相关，在许多情况下决定着机体对某些疾病的易罹性和病变过程的倾向性。因此，在临床疾病辨治中可根据体质的不同而“据质求因，据质定性，据质明位，据质审势”。从体质角度入手，做到未病先防，既病防变，愈后防复。同时，通过借鉴生物学、遗传学等，采用多学科交叉的研究方法，亦可探索不同体质类型的个体差异规律及与疾病的相关性，阐述体质可调性。

三、体质病机的临床意义

1. 体质病机影响疾病发病

体质病机具有普遍性和个体差异性，每个人都有属于自己的独特体质，感邪后发病与否和病情变化情况各不相同。体质病机在患者发病过程中起着主导作用，既决定了患者感邪后是否发病，又决定了患者对不同病邪的易感性和发病倾向，是某些疾病发病的关键因素。

《素问·刺法论》云：“正气存内，邪不可干”，体质禀赋强弱直接影响人体正气盛衰，而正气盛衰决定着人体对病邪的防御能力，由此可见，体质病机对患者感邪后是否发病具有决定作用。《金匮要略·脏腑经络先后病脉证》云：“千般疢难，不越三条”，后世据此提出“三因学说”，将发病病因总结为外因、内因和不内外因。素体强壮，皮厚肉坚，腠理固密者往往不易感受外邪，正如《灵枢·百病始生》云，“风雨寒热不得虚，邪不能独伤人”；而素体虚弱，薄皮弱肉，腠理不固者常易感受外邪而致病，多缠绵延宕，反复发作。对于忧思恼怒、饮食不节、劳倦过度等内因而言，体质强壮者感邪后，多气机通畅，不易生病，预后较好；而体质虚弱者，多脏腑虚弱，气机失调，著而为病，正如《医宗金鉴》云，“九气丛生之病，壮者得之，气行而愈，弱者得之，气著为病”。

《灵枢·寿夭刚柔》云：“人之生也，有刚有柔，有弱有强，有短有长，有阴有阳”，气血津液之盛衰，阴阳寒热之偏颇，导致个体体质不同，虽同感邪气，但发病各异，体质病机决定了患者对病邪的易感性和发病倾向。阳盛之人，阳热有余，生病易从火化；虚寒之人，阳气不足，生病易从寒化；肥胖之人，多为痰湿体质，容易出现代谢综合征、心脑血管疾病；瘦弱之人，多见阴虚体质，容易出现失眠、焦虑、消耗性疾病等。又如《医理辑要·锦囊觉后篇》中指出，“易风为病者，表气素虚；易寒为病者，阳气素弱；易热为病者，阴气素衰；易伤食者，脾胃必亏；易劳伤者，中气必损”。

体质也是某些遗传疾病主要发病因素，体质病机即为这类疾病的关键病机。父母精血相合而成胚胎，胚胎妊养于胞中，父母体质偏颇与否直接影响胎儿的体质，使之由胎传于子代并导致疾病发生，如鱼鳞病、多囊肾、软骨发育不全、马方综合征、血友病等。此外，某些具有遗传倾向的疾病，如糖尿病、冠心病、高脂血症等，若父母恣食肥甘、吸烟酗酒、起居不节，亦可对子代发病产生影响。

一些传染病亦可由胎传于子代，如陈复正在《幼幼集成·杨梅疮证治》中指出：“盖小儿患此（指梅毒）者，实由于父母贻毒传染而致也，然非寻常胎毒之可比。盖青楼艳质，柳巷妖姬，每多患此，而少年意兴，误堕术中。由泄精之后，毒气从精道乘虚直透命门，以灌冲脉，所以外而皮毛，内着筋骨，凡冲脉所到之处，无不受毒。”

需要注意体质病机对疾病的影响力有所不同。体质病机虽然是遗传病、部分外感和内伤疾病的关键病机，但对于疫病、外科疾病、药毒所致疾病影响力相对较小，临床应充分辨明体质病机作用及其重要性，但不能忽略其他病机对疾病所产生的影响。

2. 体质病机与其他病机相互影响

体质病机可影响初始病机、衍生病机、对证病机等其他病机。初始病机是疾病发生阶段的病机，体质病机可通过决定人体对病邪的易感性和发病倾向来影响初始病机。以消渴病为例，消渴初始病机为内热耗伤气阴，《素问·阴阳别论》云，“二阳结谓之消”，若患者素体阳盛，则发病易从热化，感受外邪，余邪不尽，或饮食不节，嗜食肥甘，或情志不遂，忧思恼怒，均可化生内热，耗伤气阴，进而形成消渴，正如《儒门事亲·刘河间先生三消论》云：“虽五脏之部分不同，而病之所遇各异，其归燥热一也。”衍生病机定位于疾病发展阶段，体质病机不同，疾病发展过程中衍生的病理产物亦不相同，体质病机对衍生病机具有重要影响。痰湿体质者往往形体肥胖、脘腹胀满、口中黏腻，患病日久常气机阻滞，气化失司，多易产生痰、湿、水、饮等病理产物。阴虚体质者往往形体瘦长、皮肤干枯、口干喜冷，患病日久多阴虚火旺，耗气伤阴，易产生痰、瘀、风、热等邪。对证病机为疾病当下之病机，是对患者当下病因、病位、病性、病势、临床表现的高度概括，由于患者体质病机不同，感邪发病后证候亦不尽相同，可见体质病机是影响患者证候的关键因素之一。

环境病机、时空病机、药毒病机也可影响体质病机。环境病机为环境因素对疾病发生、发展的作用规律，人与天地相参，地理环境因素可影响人体体质病机。以瘿病为例，部分瘿病患者本体质平和，并无偏颇，但由于久居内陆高山地区，水土失宜，碘盐缺乏，久之体质变异，形成特异体质病机，患者易聚湿化痰，痰湿结于颈前而成瘿病。时空病机指气象、气候对人体疾病发生、发展的影响，自然界运气变化会对人体体质产生影响，临床应重视时空病机对人体体质的影响，如《素问·五常政大论》指出，“岁有胎孕不育，治之不全，何气使然？岐伯曰：六气五类，有相胜制也，同者盛之，异者衰之，此天地之道，生化之常也”，认为运气变化可以影响人体体质，进而影响生育能力。相关研究也显示人体体质与出生时期的干支运气具有一定的关联性，如天干为癸，太阳寒水客气时段，阳明燥金司天、少阴君火在泉年份出生者不易形成平和质[16]。药毒病机指药物作用，尤其是副作用和偏性对人体疾病发生、发展的影响。《类经》云：“药以治病，因毒为能，所谓毒者，以气味之有偏也。”药物气味的偏性可以改善人体阴阳失调状态，达到治病的效果，但药物过用也可影响人体体质，造成体质偏颇而致病，正如《景岳全书·传忠录》指出：“如以素禀阳刚而恃强无畏，纵嗜寒凉，及其久也，而阳气受伤，则阳变为阴矣；或以阴柔而素耽辛热，久之则阴日以涸，而阴变为阳矣。”

3. 体质病机影响疾病的转归

患者患病之后是否会出现疾病传变及疾病发生传变后方向如何，除与感邪轻重、治疗是否得当有关外，还与患者的体质状况有密切关系。机体正气盛衰与体质密切相关，因此，体质强壮者，感邪之时，抵御之力强，患病病程短，预后良好；体质虚弱者，感邪之时，无力抵抗，病邪趁虚而入，病程迁延，预后不佳。如《灵枢·邪气脏腑病形》论曰："身之中于风也，不必动脏，故邪入于阴经，则其脏气实，邪气入而不能客，故还之于腑。"中医临床诊断和治疗疾病时也非常重视体质因素，在临证辨证之时需纳入体质因素，体现治病求"本"之根本。如近代名医朱莘农曾言："医道之难也，难于辨证；辨证之难也，难于验体。体质验明矣，阴阳可别，虚实可分，症情之或深或浅，在脏在腑，亦可明悉，然后可以施治，是医家不易之准绳。"

四、体质病机的临床应用

体质病机在临床中的应用，主要体现在两个方面：一是未病先防，是指在人体未发生疾病之前，做好增强自身正气、避免邪气侵袭等预防措施，以防止疾病的发生。由于在未病之时，机体多无临床症状，辨证论治无从下手，故可结合自身体质进行相应的调理防护；二是辨体治病，现代研究证实许多疾病的发生与体质关系密切，如高脂血症、肥胖、冠心病等与痰湿体质关系有关[9]，或某些疾病早期仅有化验指标异常，而无临床症状，也存在"无证可辨"的现象，故辨体质病机可以指明治疗方向。

1. 未病先防——体质病机是"治未病"的基础

治未病的思想，贯穿于整个中医的理论之中。《素问·四气调神大论》论曰："是故圣人不治已病治未病，不治已乱治未乱，此之谓也。夫病已成而后药之，乱已成而后治之，譬犹渴而穿井，斗而铸锥，不亦晚乎？”体现了中医强调防病重于治病的理念。

一般说来，平和体质人群身体较为健康，不易发生疾病，而偏颇体质是许多疾病发生的土壤，是疾病的根本，故而养生防病应以个体体质为基础，因人制宜，选择更适宜的个体养生防病方式。如气虚体质是以气的生化不足为特点的，临床常见体倦乏力、精神不振、自汗阵发等，平素抵抗力差，容易外感。调理时应以调气补气为核心，平素注意饮食均衡、有节，可以食用具有益气、补气作用的食物，如山药、粳米、羊肉、栗子、胡桃等；或治以按摩、艾灸等中医外治法，“凡脏气虚惫，一切真气不足、久疾不愈者悉皆灸之”（《经穴图考》），常用穴位有中脘、关元、气海、足三里等；同时气虚体质的人群不适宜剧烈运动，避免耗气伤津。

国医大师王琦教授提出了中医“治未病”的体质“三级预防”理论，提出在预防阶段，可采取不同偏颇体质的饮食养生、精神调摄、起居养生等，预防易罹性疾病的发生；在疾病发展的过程中，可使用药物的偏性来纠正体质的偏性，以促进疾病恢复；在疾病痊愈之际，通过改善偏颇体质，减少疾病复发率[17]。

2. 辨体治病

如前文所述，偏颇体质是许多疾病发生的土壤，对于疾病而言，体质因素贯穿于疾病的整个过程，制约与影响疾病的发展与转归[18]，如《医宗金鉴》论曰：“人感受邪气虽一，因其形藏不同，或从寒化，或从热化，或从虚化，或从实化，故多端不齐也”，指出因体质的阴阳虚实盛衰的区别，感邪后出现从热化、寒化、湿化和燥化等不同的体质病机。因此调理偏颇体质，可以改善人体内环境，促进疾病的康复与痊愈。

（1）体质病机与糖尿病并发症

传统医学自古就十分重视糖尿病及其并发症发病的体质因素，如《灵枢·五变》“五脏皆柔弱者，善病消瘅”，《素问·奇病论》“肥者令人内热，甘者令人中满，故其气上溢，转为消渴”，指出消渴病的发生与五脏柔弱、内热等体质密切相关。关于糖尿病及其并发症体质病机特点，有学者将《黄帝内经》《伤寒杂病论》有关体质的认识与其临床诊疗经验相结合，发现阳明胃热、少阴阴虚体质者更容易出现糖尿病，此外厥阴肝旺体质、少阳气郁体质、太阴脾虚体质也较为多见[19]。但又由于体质“从化”的差异性，在临床中出现不同的症状表现，进一步发展可能出现大血管和微血管等糖尿病并发症，如《灵枢·本脏》：“肾脆则善病消瘅易伤。”在糖尿病及其并发症体质病机从化和治疗方面，如若以阳明胃热为其体质病机，则易从化发展为糖尿病合并胃肠疾病，治疗可选用增液承气汤、大黄黄连泻心汤等清胃泄热；以少阴阴虚为其体质病机，则易从化发展为糖尿病肾病，治疗可选用六味地黄丸等滋阴补肾；以少阳气郁为其体质病机，则易从化发展为糖尿病视网膜病变、糖尿病胃轻瘫，治疗可选用四逆散、小柴胡汤等和解少阳[20]。由于糖尿病及其并发症患病人数呈现逐年上升的趋势，因此，除了选择针对性的药物治疗之外，更应注意“治未病”在人群健康管理中的应用，如对于未病患者，应在饮食、起居、运动、情志等方面做到适应自然，调和阴阳，增强体质，怡情养性，以提高人体正气，预防疾病的发生；同时，对于已病患者，应根据患者体质病机从化的不同，全面了解和掌握疾病的传变规律，准确推断疾病的传变趋向，对可能受影响的脏腑、部位加以防护，阻止疾病的传变和发展[21]。

（2）体质病机与痛风

痛风的发生与体质关系密切，如朱丹溪在《丹溪心法·痛风》记载“肥人肢节痛，多是风湿与痰饮……瘦人肢节痛，是血虚”，明代虞抟《医学正传·痛风》载“痛风，盛人脉涩小，短气自汗出，历节痛不可屈伸，此皆饮酒汗出当风所致也”，明确指出痛风发病有体质因素。痛风性患者常见体质包括脾虚体质、痰湿体质、湿热体质等，如《素问·通评虚实论》“肥贵人则高粱之疾”，《万病回春》“凡骨节疼痛，如寒热发肿块者，是湿痰流注经络”，均论述痛风的发生与脾虚痰湿体质病机密切相关。因素体脾虚、痰湿为患，又过嗜肥甘厚味、海鲜、醇酒等可内生湿热，治疗方面应重视清热利湿，可选用温胆汤、萆薢胜湿汤、白虎加桂枝汤等；有临床研究表明[22]，加味萆薢胜湿汤能明显改善急性痛风性关节炎湿热痹阻证患者的临床症状，调节尿酸含量和机体炎性因子水平，且不良反应发生率较低。除采用药物治疗外，对于脾虚、痰湿、湿热体质病机的患者，应注重从起居、饮食、运动等方面进行调控，减少肥甘厚腻、辛辣食物的摄入，作息规律，居室干燥痛风，以预防和延缓痛风的发作，做到未病先防、既病防变、瘥后防复；有学者通过调查 1554 例超重或肥胖人群发现[23]，肥胖与痛风之间的关联与多种因素介导相关，而湿热质又促使肥胖的发生，并导致肥胖人群炎症表达增强，进而诱发痛风。

因此痛风患者应采用防治结合的治疗思路，重视患者体质因素，针对体质病机，因人制宜，对症下药，方有利于提高长期疗效，降低反弹率。

五、病案举隅

病案一：湿温案（《临证指南医案·湿》）[24]

张（妪）体壮有湿，近长夏阴雨潮湿，着于经络，身痛，自利发热。仲景云：湿家大忌发散，汗之则变痉厥，脉来小弱而缓，湿邪凝遏阳气，病名湿温；湿中热气，横冲心胞络，以致神昏，四肢不暖，亦手厥阴见症，非与伤寒同法也（湿温邪入心胞）。

犀角，连翘心，元参，石菖蒲，金银花，野赤豆皮；煎送至宝丹。

按：叶天士在临证之时喜参考患者体质用药。本案患者平素体壮有湿，又值长夏阳热尚盛，雨水且多，易形成湿热的体质病机，如薛雪在《湿热病篇》指出，“太阴内伤，湿饮停聚，客邪再至，内外相引，故病湿热”；因湿性黏腻，蒸蕴不化，日久可痹阻经络，如《素问·痹论》中有言，“病久入深，荣卫之行涩，经络时疏”；又因热邪上犯心包，痹阻气机，故见神昏，四肢不暖。辨证当属湿蒙心包，热扰心神；体质病机以湿热为主。在治法上，当遵仲景所言湿家忌发散和湿温三禁“禁汗、禁下、禁润”，选用犀角、连翘心、玄参清热凉血定惊；石菖蒲开窍豁痰，醒神益智；赤豆皮清热祛湿；送服至宝丹清热开窍。纵观全案，患者因湿温体质又上犯心包，叶氏在治疗中，守湿温体质病机，开窍醒神与清热祛湿同施，主次分明，终获良效。

病案二：王耀献教授治疗痛风验案

邓某，男，47岁，2022年9月24日初诊。

病史：患者于7年前体检时发现高尿酸血症，未系统诊治。3年前出现足踝部痛风发作，口服西药治疗后仍反复发作痛风。2周前因饮食不节痛风再次发作，以左足踝及左膝肿痛为主要表现，现为求进一步诊治来我院门诊就诊。症见：左膝及左足踝部红肿疼痛，纳少胃胀，眠浅易醒，二便正常，舌暗淡，苔黄腻，脉细滑。此为湿热内蕴，痹阻关节。治以清利湿热，通利关节。药用：当归10g，赤芍15g，苍术12g，炒白术15g，茵陈15g，黄芩15g，知母12g，羌活10g，防风6g，升麻10g，葛根10g，泽泻12g，猪苓30g，党参15g，穿山龙30g，忍冬藤30g。同年10月29日复诊，患者诉服上方1周后，肿痛即缓解，此后间断服用上方，痛风未再发作。

按：湿热体质是痛风最常见的体质病机。本案患者因湿热内生，痹阻络脉，停滞关节，故见膝关节及足踝红肿疼痛；“诸湿肿满，皆属于脾”，湿邪困阻脾胃则纳少胃胀；“热甚于内，则神志躁动，反复癫倒，懊侬烦心，不得眠”（《素问玄机原病式》），湿热相合，热为阳邪，其性炎热趋上，扰动心神，故见神不安宁，眠浅易醒。故此患者选用当归拈痛汤加减以利湿清热，疏风止痛，方中羌活、茵陈祛风胜湿，清热止痛，《本草拾遗》中指出茵陈可“通关节，去滞热”；猪苓、泽泻利水渗湿，白术、苍术燥湿健脾；葛根、防风、升麻解表疏风祛湿；穿山龙、忍冬藤疏风通络止痛；党参、当归益气扶正；知母清热养阴，防枯燥伤阴，全方共奏利湿清热、疏风止痛之效果。本案患者以湿热为核心体质病机，配以通利关节之药，使湿热渐去，诸证得除。

参考文献

[1] 周妍妍，康倩倩，于淼．《黄帝内经》体质分类解析［J］．中国中医基础医学杂志，2020，26（7）：866－868.

[2] 李杰，吴承玉．中医体质学发展源流探析［J］．青海医学院学报，2007，28（4）：285－288.

[3] 王琦．中医体质学［M］．北京：人民卫生出版社，2009.

[4] 郑洪新．中医基础理论［M］．北京：中国中医药出版社，2019.

[5] 王琦．论中医体质研究的3个关键问题（下）［J］．中医杂志，2006（5）：329－332.

[6] 王琦．中医体质三论［J］．北京中医药大学学报，2008（10）：653－655.

[7] 王琦．论中医体质研究的3个关键问题（上）［J］．中医杂志，2006（4）：250－252.

[8] 王琦．以九体辨识为核心技术打造中医“治未病”健康工程升级版［J］．天津中医药，2019，36（6）：521－527.

[9] 史会梅，朱燕波，王琦．中医体质量表应用现状的文献计量学分析［J］．中医杂志，2013，54（17）：1507－1510.

[10] 李俊燕，谭英姿，冯国鄞，等．糖尿病肾病遗传学研究进展［J］．遗传，2012，34（12）：1537－1544.

[11] 成杰辉，吴芷兴，朱燕波，等．中医体质健康教育干预的效果评价［J］．北京中医药大学学报，2016，39（6）：511－515.

[12] 朱燕波，虞晓含，史会梅．中医体质三个关键科学问题的实证研究概述 [J]．中医杂志，2018，59 (13)：1081－1085.

[13] 李振刚．分子遗传学 [M]．北京：科学出版社，2000.

[14] 秦静波，王济，孟翔鹤，等．表观遗传学与体质可调论关系的探析 [J]．辽宁中医杂志，2018，45 (4)：727－729.

[15] 王琦．中医体质学说研究现状与展望 [J]．中国中医基础医学杂志，2002 (2)：6－15.

[16] 韩玲，高治理，王鸿，等．在校生平和体质者出生时期的运气分布规律研究 [J]．北京中医药大学学报，2019，42 (7)：541－545.

[17] 李倩茹，王琦，李玲孺．中医体质辨识在"治未病"中的应用 [J]．中医学报，2019，34 (255)：1586－1589.

[18] 王琦．王琦学术思想说要 [M]．北京：中国中医药出版社，2012：114.

[19] 王欣麒，赵进喜．"三阴三阳体质学说"与糖尿病防治思路 [J]．中华中医药学刊，2007 (1)：119－121.

[20] 赵进喜，李靖，王世东，等．体质"从化"理论与糖尿病及其并发症辨证论治思路 [J]．世界中医药，2006 (1)：11－13.

[21] 刘树林，凌燕．"治未病"在糖尿病前期人群健康管理中的应用 [J]．吉林中医药，2013，33 (6)：550－552.

[22] 张仲博，史栋梁，杜旭召，等．加味萆薢胜湿汤治疗急性痛风性关节炎湿热痹阻证的临床观察 [J]．中国实验方剂学杂志，2020，26 (22)：65－70.

[23] 尹艳，王世燕，孙志新，等．1554 例超重/肥胖人群

的中医体质类型分析及临床防治思路探索［J］. 中医药信息，2020，37（2）：64－69.

［24］叶天士. 临证指南医案［M］. 北京：人民卫生出版社，2006：229.

第六式　时空病机

时空病机即时间、空间病机的总和，是指自然界时间、空间的变化，直接或间接地影响着人体生理活动与疾病变化，把自然界气候变化与生命现象和疾病发生发展规律整合在一起，研究天候、地候、病候、养生之间的关系，进而探求外界变化与人体疾病和养生关系。合理应用时空病机对于临床治疗、养生康复有着重要的临床意义。

一、时空病机的源流与内涵

1. 中医对时空观与人体疾病的认识

中医对于时空观与人体疾病的认识，时间观主要包括自然节律和人体节律两个方面。自《黄帝内经》时期已有人与自然节律相适应的认识，即“天人相应”“天人合一”，其所言“天食人以五气，地食人以五味”“人以天地之气生，四时之法成”，自然界时间、空间的变化影响人体气血阴阳运动变化，而人体也在通过适应自然变化维持正常的生命活动，即所谓“天人合一”；《素问·五运行大论》言“五气更立，各有所先，非其位则邪，当其位则正”，指出了五运主病的原因，五运六气理论从年干推算五运，从年支推算六气，并从运与气之间，观察其生治与承制的关系，以判断该年气候的变化与疾病的发生。人体自身亦有特点的周期节律，如《上古天真论》中“女子七岁，肾气盛，齿更发长；二七而天癸至……七七，任脉虚……故形坏而无子也”，“丈夫八岁，肾气实，发长齿更；二八，肾气盛，天癸至……八八，天癸竭……则齿发去”，女子和男子分别以七和八为一生长周期，人们可以根据不同阶段身体变化，调节营养、养生、保健，让身体按照自然规律，更好地生长变化。此外，不同的地区气候条件不同，也会对个人体质、生理功能变化产生不同影响。如《异法方宜论》中的“东方之域，天地之所始生也。鱼盐之地，海滨傍水，其民食鱼而嗜咸，皆安其处，美其食。鱼者使人热中，盐者胜血，故其民皆黑色疏理”。我国西北高原地区，气候寒冷，干燥少雨，当地居民经常处于风寒的环境之中，多腠理致密、身材高大、形体壮实；东南沿海地区，地势低洼，温热多雨，当地居民肌理疏松，肤色深而体格瘦小。

2. 西医学对时空观与人体疾病的认识

近年来，西医学对于时空观与人体疾病的认识逐渐加深，如 2017 年诺贝尔生理学奖授予的研究方向为“昼夜节律控制分子机制”，这个机制解释了植物、动物和人类生物节律与地球自转保持同步规律，在研究中分离出一种能控制日常生物节律的基因，这种基因编码的蛋白质夜间在细胞中增加，白天则减少[1]。目前其认识主要包括两个部分，时间医学和空间医学，时间医学方面主要包括两个层面，在基因层面，近年研究发现了生物钟基因及生物钟的调节重要物质——褪黑素[2]，出现生物钟紊乱的人群会出现“倒班综合征”，即倒班工作制的工人生物钟节律严重紊乱，表现为睡眠障碍，焦虑沮丧，激素紊乱，以及心血管疾病[3]。在细胞因子层面，近年研究发现高血压、糖尿病等疾病呈现日夜变化规律，如肾素－血管紧张素－醛固酮系统（RAAS）通过调节水盐代谢、交感系统活性、血管舒缩平衡维持正常的血压水平，在正常人群中，RAAS 在夜间激活、在觉醒后受抑制，肾素活性和血管紧张素Ⅱ浓度在清晨达到峰值[4]；2 型糖尿病患者胰岛分泌的正常节律消失，胰岛素脉冲式的分泌模式紊乱，血糖昼夜节律失衡[5]。再如体内重要的促炎因子白介素 6（IL－6）在分泌过程中呈现中午最低，凌晨最高的时间规律，IL－6 通过在夜间增加血液中的分泌并通过大脑信号来诱导嗜睡，从而参与昼夜节律嗜睡调节[6]。

空间医学主要包括航空航天医学，是研究宇宙空间特殊环境因素作用下的生命现象及其规律的学科，太空提供了一个极端的压力源环境，例如微重力和宇宙辐射[7]，人类、其他哺乳动物和细胞在地球上都没有经历过，在这样的环境下，人体可能出现生理及病理活动的改变，如将飞往国际空间站的人类甲状腺癌细胞与地球上的甲状腺癌细胞比较初步结果显示，甲状腺癌细胞分泌的外泌体数量不同，其表面蛋白表达的亚群分布也不同[8]；通过测量不同重力条件下心衰、炎症、免疫等生物标志物的变化，发现微重力状态下可减少心脏应激和缺血，而失重状态可影响人体细胞周期和免疫系统[9]。

二、时空病机的临床意义

1. 影响人体疾病性质走向

“天人合一”是时空病机与人体生理活动密切相关的思想基础。“天”包含自然界、气候、物候，“人”包含健康状态、疾病状态、生命周期。天人合一则为二者之间交互、互动、感应、反应、适应的过程。在“天人相应”的思想指导下，古人认为人生于天地气变之中，自然界的气候影响着人体的生命活动。其中的“天”指的是自然界，世间万物，这里强调外界与人类之间的关系。这在《易经》《道德经》中均有相关阐述，即“有天地，然后有万物；有万物，然后有男女；有男女，然后有夫妇；有夫妇，然后有父子”（《周易·序卦》），“人法地，地法天，天法道，道法自然”（《道德经·二十五章》），说明世间万物都由外界产生，受外界影响，随外界变化。

而后《黄帝内经》基于“天人合一”的思想，将其进一步用于描述人体生理活动中，如《素问·生气通天论》云：“夫自古通天者，生之本，本于阴阳，天地之间，六合之内，其气九州、九窍、五脏、十二节，皆通乎天气”，又进一步指出“天人相应”，正所谓“天有五行，御五位，以生寒暑燥湿风，人有五脏化五气，以生喜怒思忧恐”，说明人体的生理变化与时间、空间因素有着千丝万缕的联系。这种联系主要体现在时间、空间因素对人体气血上的影响，即“非出入，则无以生、长、壮、老、已；非升降，则无以生、长、化、收、藏”（《素问·六微旨大论》）。

时空病机对人体的具体影响因素主要包括四时变化、月亮盈缺、一日之变化、时刻对人体的影响。

人体气机的运转可随四时而变化，《素问·四气调神大论》曰“春三月，此谓发陈……夏三月，此谓蕃秀……秋三月，此谓容平……冬三月，此谓闭藏”，说明人体气机随着春夏秋冬四季变迁，亦有生、长、化、收、藏的运化流转。《素问·八正神明论》又说明人体营卫之气亦可随月亮的盈亏而变化，“月始生则血气始精，卫气始行；月郭满则血气实，肌肉坚；月郭空，则肌肉减，经络虚，卫气去，形独居”。人体阳气亦随着日出日落周而复始变化，即《素问·生气通天论》所说：“平旦人气生，日中而阳气隆，日西而阳气已虚，气门乃闭。”

近年来，国外学者发现基因表达的时间节律规律[10]、细胞生物周期[11]等，与时空病机有相通之处。同时学者通过研究人体寿命与出生年份、月份的关系发现，寿命差异关联于生育的季节性分布，秋冬出生者普遍较春夏出生者平均寿命长[12]，这跟“五运六气”学说中，天干地支运气中提出的理论具有相似之处[13]。

以上表明，人体气血经脉的运行与四时气候、日月运行、环境气象变化都有着密不可分的相关性，并遵守着一定的周期性生理变化，以维持人体正常的生理功能。

2. 影响疾病转归

时空因素与人体病理过程发生发展的关系主要包括三个方面，人类的日常活动与四时之气相悖、六气太过或者不及，都会导致气血不和，产生疾病或加重原发病。

《素问·四气调神大论》着重指出四时阴阳是万物之根本，人生活在天地之间，同样需要顺应四时气候变化，若起居饮食违背四时之气则生诸病。“逆春气则少阳不生，肝气内变”，若人类活动违背了春天之气，则少阳之气不能生发，导致肝气内郁而发生病变。同理，若违背夏、秋、冬三季之气，亦可导致不同疾病，“逆夏气则太阳不长，心气内洞；逆秋气则太阴不收，肺气焦满；逆冬气则少阴不藏，肾气独沉。”《灵枢·顺气一日分为四时》又说：“夫百病者，多以旦慧昼安，夕加夜甚……四时之气使然”，提出疾病亦受一日四时变化的影响，如临床中常常可见，感冒发热患者，晨起体温正常，而至傍晚体温逐渐上升，正符合此节律特点。

风、寒、暑、湿、燥、火六气的太过或者不及亦可损伤人体正气而致病，即“六淫”。《素问·生气通天论》曰，“因于寒，欲如运枢……因于暑，汗，烦则喘喝……因于湿，首如裹，湿热不攘……弛长为痿”，详细描述了寒、暑、湿化而为淫致病的临床特点。《金匮要略·脏腑经络先后病脉证》载：“问曰：有未至而至，有至而不至，有至而不去，有至而太过，何谓也？师曰：冬至之后，甲子夜半少阳起……以得甲子而天温如盛夏五六月时，此为至而太过也。”说明自然天气变化太过、不及对人体均有不良影响。

3. 治未病基础

时间、空间因素与养生保健与疾病转愈的相关联系包括两个方面：

其一，在养生保健方面，正如《素问·生气通天论》曰：“苍天之气，清净则志意治，顺之则阳气固”，说明气候适宜，风景宜人则有助于调节情绪，固养阳气。

其二，在促进疾病转愈方面，不同的季节，主气不同，对于疾病的预后也不一样。《素问·脏气法时论》所述“病在肝，愈于夏……病在心，愈在长夏”，提出不同脏腑疾病的预后，与四时主气对脏气影响有关，顺应天时则疾病易愈，反之“不应四时之气，脏独主其病者，是必以脏气之所不胜时者甚，以其所胜时者起也”（《灵枢·顺气一日分为四时》），则疾病更难转愈。

总之，良好的气候及气象因素可以延长人类寿命，改善人类生活质量，并且减少患病概率；同时对于慢性病患者带病生存的情况下，选择适宜的气候环境，可以提高生活质量，延长寿命。正如海南属热带季风海洋性气候，素来有“天然大温室”的美称，那里长夏无冬，雨量充沛，夏无酷热，冬无严寒，年温差较小。养心润肺，对呼吸系统及心血管系统有益，故海南又被誉为“长寿之乡”[14]。此外有研究显示患有高血压的患者居住在黑龙江省时降压未达标的危险性是其居住在儋州市时的51.281倍，这与海南气候温和，温差低，对毛细血管系统的刺激小有一定关系[15]。

三、时空病机的临床应用

1. 基于时空病机指导临床治疗

从《黄帝内经》时代开始，基于时空病机指导临床治疗就已经开始，如《素问·痹论》曰，“以冬遇此者为骨痹，以春遇此者为筋痹，以夏遇此者为脉痹，以至阴遇此者为肌痹，以秋遇此者为皮痹”，指出痹病的具体类型和病机受四时变化的影响。当代学者如顾植山教授将“五运六气”理论运用于疫病预测及疾病诊疗中，张洪钧教授基于运气特点，推断糖尿病患者共同病机，从而创制体质平调散治疗糖尿病取得较好疗效[16]。在针灸治疗领域，子午流注法作为针灸配穴的一种方法，也是以时空病机为基础的。《素问·八正神明论》曰：“凡刺之法，必候日月星辰，四时八正之气，气定乃刺之。”金代何若愚的《子午流注针经》作为现存有关子午流注最早的一部文献，系统地论述了子午流注法在针灸治疗中的作用。该法以天干地支五行生克为基础，并根据不同日时十二经脉中气血盛衰，作为治疗取穴的依据，即“五脏之病与四时之气相应，故刺穴亦当从时”，后世多以此为依据。

总之，时空病机在临床应用时以“司天、司人、司病证”“五象（天象、气象、物象、证象、脉象）合参”为主要指导思路。根据时空病机的特点，遵循“必先岁气，无伐天和”（《素问·五常政大论》）的原则。以下以四种临床常见病种举例。

（1）在慢性肾脏病中的应用

时空病机在慢性肾脏病的临床应用中可以分为三个部分，首先是可以作为肾脏病易感性的预测指标，如逢丑未之岁，太阴湿土司天则伤肾，而辰戌之岁，太阴湿土在泉伤肾[17]；其次是可以作为遣方用药的指导原则，如戊戌之年肾脏病用药规律做出的初步探讨，其认为戊戌年为岁火太过之年，在肾病防治方面应注重预防紫癜性肾炎的发生，药多用苍术等以祛风胜湿[18]；最后，慢性肾脏病患者养生之道也应遵循四时规律，如《素问·四气调神大论》所言“逆冬气则少阴不藏，肾气独沉”，此类患者冬日应适当减少运动，藏精养神。此外，有研究表明成人慢性肾脏病患病率以西南地区最多（16.5%），以西北地区患病率最低（8.5%）[19]，故各地区应根据其不同地域特点，提出针对性的地域慢性肾脏病养生建议。

（2）在冠心病中的应用

现代研究表明，冠心病的发生发展与气候及地域关系密切。

时空病机在冠心病中的临床应用可以分为以下三个部分，首先，可以根据冠心病在六气中不同发病率的分布进行预测，并及时预防。其次，有研究表明，冠心病与低湿度、低风速、高降水量、高舒适度等关系密切[20]。且冠心病中医证型的分布特征与气象因子有一定的相关性，如寒凝血瘀证与初之气及二之气的降水量呈正相关，与四之气的温度呈正相关，而与初之气、终之气的温度呈负相关以指导临床用药[21]。最后，作为养生建议，“逆夏气则太阳不长，心气内洞”（《素问·四气调神大论》），指出违背了夏天之气，太阳之气不能生长会导致心气内虚。

（3）在妇科病中的运用

时空病机在妇科病中的临床应用，可基于妇女月经之周期变化与月郭密切关系，而妇科疾病的产生与营卫之气血运行不畅相关，月郭的盈亏变化影响体内的气血，正所谓“月生无泻，月满无补，月郭空无治，是谓得时而调之”（《素问·八正神明论》）。反之，在不恰当的时机治疗疾病，事倍功半，反而加重原发病。“月生而泻，是谓藏虚；月满而补，血气扬溢，络有留血，命曰重实；月郭空而治，是谓乱经。”夏桂成根据运气学说创造性提出调整月经周期节律学说，根据子午流注学说并根据日、月阴阳气血变化提出“日钟”“月钟”学说以指导用药和治疗[22]。故只有顺应四时五气、月郭盈亏以起居、饮食、疗疾，方能“阴平阳秘，精神乃治”。

所以，对于心、脑、肾、胞宫等重要脏腑的慢性病而言，时空病机应当作为主要病机之一加以考虑。现代科学也发现，气象和疾病密切相关，因此，在心、脑、肾等相关的慢性病中，针对其本身疾病发病特点和时空特点，制定患者个性化的诊疗方案，可以有效提高临床有效率，完善患者养生方案，改善患者预后。

2. 基于时空病机指导养生康复

自《黄帝内经》伊始，古人就对不同时空对人体的不同影响开始了解，并记载下来以指导养生康复，如“春夏养阳，秋冬养阴”（《素问·四气调神大论》）、“法于阴阳，和于术数”（《素问·上古天真论》），提出在养生和治病过程中，应效法阴阳自然的规律，随四时季节而变化，从而使自身与自然达到和谐统一。

（1）预防疾病

时空病机可以用以预测疾病发生的时空，其基本理论来源于《素问·气交变大论》，所谓“岁木太过，风气流行，脾土受邪……岁火太过，炎暑流行，金肺受邪……岁土太过，雨湿流行，肾水受邪……岁金太过，燥气流行，肝木受邪……岁水太过，寒气流行，邪害心火”。如新型冠状病毒肆虐发于己亥年终之气，在庚子年初之气仍在进一步发展。己亥年为土运不及之年，厥阴风木司天，少阳相火在泉，气候整体风热偏盛。因少阳相火火热最盛，故少阳相火在泉四年的终之气是六十甲子年中最温暖者。因厥阴风木司天逢中运土运不及，木克土，乃天刑之年，故己巳、己亥年也因此成为六十甲子年中木强土弱最明显的年份。而己亥年终之气是六十甲子年中风热最盛的年份，这样异常的气候为新冠病毒的生存与蔓延提供了有利的自然条件[23]。基于预测，人们可为此提前做好相应预防准备如防疫香囊、防疫中药饮品等以提高自身免疫力，免于受疫毒之苦。

当然，需要注意的是，时空病机强调的是个体所处的某种相对稳定的特定气候气象及其所在地域要素。由于现代交通发达、工作节奏加快，在考虑疾病发生发展的时空要素时，不能将单一空间作为唯一要素对疾病进行考量，应充分考量到短期奔赴世界各地患者就诊或由于职业因素而产生的时间和空间不断变换之复杂性，故此时六气的推演则具有了时间和空间的特殊性，需另作考虑。

（2）养生保健

顺应季节气候进行养生保健，最早可见于《黄帝内经》。《素问·四气调神大论》提出四时养生法，春三月“夜卧早起，广步于庭”，夏三月“夜卧早起，无厌于日，使志无怒”，秋三月“早卧早起，与鸡俱兴，使志安宁”，冬三月“早卧晚起，必待日光”。此后各朝各代亦有相关记载，如《梦溪笔谈》中提到“以春、秋分时，吐翕咽津，存想腹胃，则有丹砂自腹中下，璀然耀日。术家以为丹药，此中和之在人者”[24]，《保生心鉴》记载了“二十四节气导引法”[25]，以上记载体现了不同节气运用气功、导引等方法达到养生保健的目的。现代学者研究发现，通过以年月变更为基础预测气候更替变化为指导思想，用以指导合理的生活作息、选择适合的保健品及锻炼方式在现代社会具有重要意义。如《月令七十二候集解》提前分析二十四节气气候特点，如“六月中……暑，热也，就热之中分为大小，月初为小，月中为大，今则热气犹大也”，为人们出行作息提供参考[26]。

而现代生活方式，很多人不免出现一些“逆时空”的行为，对于养生保健实为大忌。比如熬夜懒床，有悖于气血阴阳的昼夜节律，导致内分泌失调、神经功能紊乱；反季节生活的现象也十分常见，冬日居室过热、夏日居室过冷，如长期处于空调房的人群，虽处于夏季，但由于空调导致的风寒湿邪，反而易于患痹证，此时气候气象等因素则不应作为判断患者患病病因的主要时空因素[27]，在临床中应注意审查其根本病因。

综上所述，时空病机对人体疾病的影响贯穿疾病始终，并构成疾病病因的要素，也是临床辨证和因时、因地制宜治疗的前提和基础，对于指导临床治疗，特别是养生康复中具有重要意义。虽然目前应用时空病机对个体临床应用经验有限，更多在临床中强调“防患于未然”，临证顺应四时阴阳变化，外避六淫之邪的侵袭，但随着近年不断有学者以《黄帝内经》七篇大论为主要指导思想的“运气学说”也正在逐步探索时空病机对于养生康复的指导[28-29]。同时也需要注意现代科技发展，对时空等自然节律的影响，在询问患者时，还应根据患者平时的生活习惯、居住环境等因素，综合性地对患者提出合理的生活建议，改善患者疾病。

四、病案举隅

病案一：暑天阳明病案（《经方实验录》）[30]

辛未六月在红十字会治一山东人，亲见之。一剂后，不再来诊，盖已瘥矣。壬申六月，复见此人来诊。诊其脉，洪大而滑疾，已疏大承气汤方治矣。其人曰，去岁之病承先生用大黄而愈，湘人告以亦用大黄，其人欣然持方去，不复来，盖又瘥矣。又江阴街烟纸店主严姓男子，每年七月上旬，大便闭而腹痛，予每用调胃承气汤，无不应手奏效。（曹颖甫）按：此又天时之关系于疾病者也，吾人但知其理足矣。

病案二：冬令泽泻汤证（《经方实验录·泽泻汤证》）[31]

管（右，住南阳桥花场，九月一日）咳吐沫，业经多年，时眩冒，冒则呕吐，大便燥，小溲少，咳则胸满，此为支饮，宜泽泻汤。泽泻（一两三钱），生白术（六钱）。（曹颖甫）按：本案病者，管妇，年三十余，其夫在上海大场莳花为业。妇素有痰饮病，自少已然。每届冬令必发，剧时头眩，不能平卧。师与本汤，妇服之一剂，既觉小溲畅行，而咳嗽大平。续服五剂，其冬竟得安度。明年春，天转寒，病又发。师仍与本方，泽泻加至二两，白术加至一两，又加苍术以助之，病愈。至其年冬，又发。宿疾之难除根，有如是者！

按：以上疾病的发生发展均与天候、地候病机有着密切联系。自古以来，医家均将时空病机的特定气候气象及其所在地域要素作为主要病机之一辨机而论治，或效而痊愈，或效而复发。故总结以上，对于慢性病而言，宿根难除，防大于治，若遇复发，及时治疗。

参考文献

［1］ Yuan L，Li YR，Xu XD. Chronobiology——2017 Nobel Prize in Physiology or Medicine ［J］. Yi Chuan. 2018 Jan 20；40 (1)：1－11.

［2］ Reiter RJ. Melatonin：the chemical expression of darkness ［J］. Mol Cell Endocrinol. 1991 Aug；79 (1－3)：C153－8.

［3］ 黄新艳，李庆平．哺乳动物生物钟和心血管疾病［J］. 国外医学（生理、病理科学与临床分册），2005 (1)：61－64.

［4］ Michael H. Smolensky and Ramón C. Hermida and Francesco Portaluppi. Circadian mechanisms of 24-hour blood pressure regulation and patterning ［J］. Sleep Medicine Reviews，2016，33：4－16.

[5] Stenvers, D. J., Frank, A. J. L. S., Schranwen, P., et al. Circadian clocks and insulin resistance [J]. Nature reviews. Endocrinology, 2019, 15 (2): 75 - 89.

[6] Nilsonne G, Lekander M, Åkerstedt T, et al. Diurnal Variation of Circulating Interleukin-6 in Humans: A Meta-Analysis [J]. PLoS One. 2016 Nov 10; 11 (11): e0165799.

[7] Grimm D. Microgravity and Space Medicine [J]. Int J Mol Sci. 2021 Jun 22; 22 (13): 6697.

[8] Wise, P. M., Neviani, P., Riwaldt, S., et al. Changes in exosome release in thyroid cancer cells after prolonged exposure to real microgravity in space [J]. Int. J. Mol. Sci. 2021, 22, 2132.

[9] Jirak, P., Wernly, B., Lichtenauer, M., et al. Dynamic changes of heart failure biomarkers in response to parabolic flight [J]. Int. J. Mol. Sci, 2020, 21, 3467.

[10] Fang B, Everett LJ, Jager J, et al. Circadian enhancers coordinate multiple phases of rhythmic gene transcription in vivo [J]. Cell, 2014, 159 (5): 1140 - 1152.

[11] 高雅丽，赵子申，崔乃强．子午流注学说与细胞生物周期 [J]．中国中西医结合外科杂志，2020，26 (2)：377 - 379.

[12] Doblhammer G, Vaupel JW. Lifespan depends on month of birth [J]. Proceedings of the National Academy of Sciences of the United States of America, 2001, 98 (5): 2934 - 2939.

[13] 科尔沁夫，邹勇，韩玲，等．烟台地区 1393 例高龄死亡病例出生时间的五运六气分析 [J]．中华中医药杂志，2019，34 (2)：824 - 826.

［14］储环．华南地区人口长寿水平的时空演变及其影响因素研究［D］．武汉：华中师范大学，2015.

［15］蒲宏伟，陈漠水，刘文举，等．海南季节性移居的高血压患者降血压效果相关因素［J］．热带医学杂志，2016，16（5）：629－632.

［16］张琪琛，张洪钧，訾庆林，等．基于五运六气理论治疗2型糖尿病269例临床观察［J］．中华中医药志，2016，31（8）：3365－3368.

［17］郑莉莉，李泽庚．五运六气与体质关系［J］．长春中医药大学学报，2016，32（6）：1104－1106.

［18］郁馨维，王东才，李慧园，等．浅谈运气理论及戊戌年肾脏病的防治规律［J］．中国中西医结合肾病杂志，2018，19（6）：536－537.

［19］康阳阳．中国成人慢性肾脏病患病率Meta分析［D］．郑州：郑州大学，2017.

［20］汤巧玲，马师雷，贺娟，等．北京地区冠心病发病与六气及气象的相关性研究［J］．中华中医药杂志，2012，27（6）：1564－1566.

［21］田佳新．五运六气与冠心病中医证型分布规律的相关性分析［D］．济南：山东中医药大学，2018.

［22］夏桂成．妇科方药临证心得十五讲［M］．北京：人民卫生出版社，2006.

［23］李晓凤，杜武勋．基于五运六气理论对新型冠状病毒感染肺炎的几点思考［J］．中华中医药学刊，2020，38（3）：13－16.

[24] 李志庸. 中国气功史 [M]. 郑州: 河南科学技术出版社, 1988: 279.

[25] 王霜, 代金刚, 杨威. 《保生心鉴》二十四节气中医导引法养生理论探讨 [J]. 中国中医药图书情报杂志, 2022, 46 (2): 53 – 57.

[26] 周海旺, 王继红, 毕娟. 五运六气概说及其在养生保健方面的应用前景 [J]. 辽宁中医药大学学报, 2012, 14 (3): 132 – 133.

[27] 杨梓, 刘晓谷, 郑小伟. "空调病"的中医病因病机初探 [J]. 辽宁中医杂志, 2015, 42 (1): 68 – 70.

[28] 任应秋. 任应秋运气学说六讲 [M]. 北京: 中国中医药出版社, 2010.

[29] 梁健, 周凤蕊, 邓鑫, 等. 时空医学在中医学中的应用 [J], 中医研究, 2010, 23 (11): 3 – 4.

[30] 曹颖甫. 经方实验录 [M]. 北京: 中国医药科技出版社, 2014: 176 – 177.

[31] 曹颖甫. 经方实验录 [M]. 北京: 中国医药科技出版社, 2014: 93.

第七式　环境病机

环境病机主要阐明环境因素与相关疾病发生发展的关系和规律。自然环境、生物环境、生活环境与社会环境是环境病机形成的四大要素，与人群健康关系密切，对于个体体质形成、疾病发生发展有着不可忽视的重要作用。合理利用有利环境要素和控制不利环境要素是预防疾病、保障人群健康的重要方法之一。

一、环境病机的内涵

环境病机主要探讨的是外部环境因素对个体、人群及疾病作用的内在机制与外在具象体现之间的关系。中医学中对环境病机的认识可溯源至《黄帝内经》。《素问·异法方宜论》是专篇论述地域环境对疾病治疗影响的专篇，指出“医之治病也，一病而治各不同……地势使然也”。随着现代科学的发展，关于环境与疾病的相关认识进一步发展，产生了环境医学的概念。所谓环境医学是指研究自然环境和居住生活环境与人群健康的关系，特别是研究环境污染对人群健康的不利影响及如何利用有利环境因素和控制不利环境因素预防疾病、保障人群健康的科学[1]。在本书所述辨机论治体系中，环境病机的内涵主要包括自然环境、生物环境、生活环境和社会环境四个方面。

1. 自然环境

自然环境是指由水土、地势、地域等自然事物所构成的环境。古希腊时代的希波克拉底便在其《空气、水和土壤》一书中言明环境会对人体健康产生影响。唐代孙思邈《千金翼方》中指出，“山林深远，固是佳境……背山临水，气候高爽，土地良沃，泉水清美……地势好，亦居者安”，说明山林、土地、气候、泉水等均是构成良好自然环境的重要组成部分。

2. 生物环境

生物环境是指由活着的生物构成的，区别于地势、水土等非生物环境的环境因素。在疾病领域中，突出表现为各种微生物、寄生虫相关的传染性疾病或自然疫源性疾病的发病与传播。《黄帝内经素问》记载“五疫之至，皆相染易，无问大小，病状相似”，描述了疾病的传染性，这是现有古籍对于生物环境致病的最早记载。在西医学中，常见于某些地方性传染病，如疟疾、血吸虫病、布鲁氏菌病等，由于致病微生物的生理特性，受地理条件、气温条件，以及中间宿主分布特点影响，局限于一定的地理范围内发生。

3. 社会环境

社会环境包括经济、文化、教育水平及医疗保健等因素，对于个体而言，还包括工作环境、学习环境、家庭环境等。社会环境对于疾病的影响也非常显著。如《素问・疏五过论》记载，“凡未诊病者，必问尝贵后贱，虽不中邪，病从内生，名曰脱营。尝富后贫，名曰失精，五气留连，病有所并”，则强调了生活境遇变化、情绪等对患者身体造成的不良影响。社会因素可通过影响个体心理精神状态，影响疾病的发生发展。心理学中提到的以追求完美、过度压抑为特点的C型性格人群，容易罹患癌症，故有学者称为“癌症性格”，以急躁易怒、争强好胜为特点的A型性格人群，容易罹患冠心病[2-3]，这些是社会心理因素对疾病影响的典型表现。

4. 生活环境

生活环境是指与人类生活密切相关的外部环境。广义的生活环境，涵盖了自然环境等一切与人类有关的环境因素，狭义的生活环境特指人类个体工作、居住、生活直接相关的室内环境。现代人生活、工作大多以室内为主，良好的室内环境（包括空气温度、湿度、粉尘、微生物、污染物等），是保持身体健康的重要条件，反之则可能成为人类健康的可怕“杀手”。有研究表明，装修污染与儿童白血病等多种癌症发生存在相关性，而国际癌症研究机构已将装修常见污染物苯、甲醛、氡列为1类确定致癌物[4-5]。

二、环境病机的特点

环境病机涉及人类生活、工作方方面面，涵盖的内容十分广泛，其特点可以概括为自然性和社会性两大方面。

1. 原生自然性

环境病机的自然性主要涵盖了自然环境、生物环境，如其基本未受人类活动的影响，又称为原生环境。自然环境对人类健康的影响，古代医家早有认识，《黄帝内经》里就有明确的记载：“一州之气，生化寿夭不同，其故何也？岐伯曰：高下之理，地势使然也。崇高则阴气治之，污下则阳气治之。阳胜者先天，阴胜者后天，此地理之常，生化之道也……高者其气寿，下者其气夭，地之小大异也，小者小异，大者大异。”自然环境中的地质地形、空气、水质，乃至土壤中化学元素含量的不同，对人体健康都有着不同影响。

我国医家对岭南多瘴气、山区多瘿瘤等地方病早有认识。《圣济总录·瘿瘤门》记载“山居多瘿颈，处险而瘿也”，“瘿”即指地方性甲状腺肿，说明本病多发生于高山地区。西医学发现，高山地区大多属于缺碘地区，碘是合成甲状腺激素的必需元素，碘缺乏会刺激甲状腺增生，从而引起甲状腺肿大[6]。因此，补碘对于防治本病具有重要意义。《儒门事亲·瘿》已发现，“海带、海藻、昆布三味，皆海中之物，但得二味，投之于水瓮中，常食亦可消矣”。新中国成立后国家推行的“全民加碘盐”政策也是防止碘缺乏引起甲状腺肿大的重要措施。元素硒亦是人体必需的微量元素，现代研究表明其具有抗氧化、抗癌变、抗病毒等生理功能[7]。由于硒元素在不同地理、海拔、坡向等条件下分布不均匀，存在明显的低硒地区和富硒地区，低硒地区的克山病、大骨节病及肿瘤的发生率高于富硒地区，而富硒地区则可能出现硒中毒——“脱发脱甲病”，说明区域硒元素的丰缺分布与人体健康密切相关[8-9]。

生物环境主要与各种致病微生物、寄生虫及作为传播媒介的动物相关，但究其根本，乃是不同自然气候、地理条件决定了致病生物的活动范围、生存空间，或者说作为传染病的传染源或传播媒介的生物，只能生活于某一类的自然环境地域，这些地域又称为自然疫源地。如《外台秘要》记载：“今东有句章（宁波）、章安（临海），南有豫章（九江一带），无村不有，无县不有（蛊病）”，详细记载了蛊病（血吸虫病）的地理分布特点。又如疟疾主要分布于全球北纬60°和南纬45°之间的广泛地域，特别是非洲、亚洲东南部等地[10]。作为疟疾主要传播媒介按蚊，喜爱将虫卵产于缓慢流动的河流、水沟、稻田等处[11]，而这些地方多具有高温、潮湿的特性，更易于滋生蚊虫，故当地疟疾发生率较高。

2. 主观能动性

主观能动性一词，来自哲学中的概念，它是指人通过主观意识和实践活动能动性地对客观世界发挥作用。在环境病机体系中，人类主观能动性对健康的影响，又包括人群构成社会环境影响个体健康、人反作用于环境影响自身健康两个方面。

（1）人群构成社会环境影响个体健康

人类主观能动性对健康的直接作用，是指在社会环境影响下，人类个体形成的个性特征、生活习惯、人生态度等对个人健康产生的有益或不利影响，也可以说是人体身心健康的自我建构过程。

个人所居住的家庭、社区及周围的工作场所形成了一个个人经历各种社会风险的背景，家庭冲突、职场压力、社区暴力、社会地位等均能显著影响个体的心理特征和行为，进而影响健康[12-13]。不同社会环境之间人群的健康差距较大，研究显示，社会环境较差的人群寿命更短，健康状况更差，遭受肢体残疾的可能性更大[14-16]。这与健康服务质量、物理环境、健康资源（如健康食物）的可获取性在不同社会环境中的差异有关；也与压力、自我控制感、应对策略、决策能力、负面情绪、生活习惯、健康风险行为等个人因素密切相关[17-18]。张红[19]等通过对社区中老年居民调查发现，社区社会经济地位与中老年居民自评健康存在正相关性，社区人均纯收入越高、社区文化程度越高，其社区中老年居民自评健康水平越高；社会环境较差的人群倾向于不信任他人，从而发展了高敌意人格特征，这类人群可能更易发生早逝、中风、心肌梗死和冠心病[20-21]；在儿童群体中，严厉的养育方式也会增加抑郁和焦虑发生，而研究表明抑郁症对未来心血管疾病和死亡率有重大的影响[22-23]。

因此，社会环境的变化可直接影响人的情志变化，而情志的变化还会影响人体生理功能，如《素问·举痛论》提出怒则气上，喜则气缓，悲则气消，恐则气下，惊则气乱，思则气结，从而对个体健康造成物质精神双重刺激，且发病隐匿，早期难以发现，病程较长且影响深远，是临床医生诊治疾病不可忽视的重要组成部分。

（2）人反作用于环境影响自身健康

人类通过主观意识活动去改造自然界，形成被改造的自然环境和生活环境，也叫次生环境。次生环境或改善生存居住环境而有益于身体健康，或破坏生态平衡、造成环境污染而威胁人类生命安危。

人类科学技术进步的过程，其实也是人类改造生存生活环境的过程。从原始社会，人类为了遮风挡雨、避免蛇虫猛兽侵扰，开始修建房屋，极大改善了生活环境，减少了原始人类外感、外伤类疾病的发生。随着社会进步，从原始村落，到乡镇、城市，人类生活环境进一步改善，极大提升了人类整体对疾病的抵抗能力。河北曾有部分农村地区，采用厕所与猪圈相连通的养猪方式（连茅圈），导致当地居民的猪肉绦虫感染率较高；另外云南等地有食用生的或未煮熟猪肉的习惯，其猪肉绦虫感染率较高。近些年随着对养猪环境的改善，以及饮食习惯的调整，猪肉绦虫感染率也逐渐下降。再如前文所述的疟疾，在其高发地区积极改善居住环境，如保持环境干净、清理积水、应用杀虫剂或悬挂蚊帐，可明显降低疟疾发生率。

反之，科学技术的发展，也存在对环境的破坏性、污染性，形成“环境毒性”，而对人类健康带来巨大的威胁。20 世纪 40～60 年代，在欧美一些工业发达国家，先后发生了“酸雨”事件，致使当地大量居民、牲畜死亡，在美国还出现了“死湖”——湖中的生物几乎全部死亡，这是环境污染对人类健康威胁的可怕实证。水体污染也是环境污染之一，1953 年日本水俣湾附近渔村出现了许多肢体麻木、疼痛、偏瘫、惊厥等神经、精神症状的患者，研究发现这是与当地水域被有机汞污染有关。除了这一类严重危害生命健康的公共卫生事件，不良环境对人类的危害更多是缓慢而隐匿的。如雾霾天气导致大气颗粒物通过呼吸等途径进入人体，对人体呼吸系统、心血管系统、神经系统等产生影响，可引发膜性肾病[24]、心肺疾病[25]、中风[26]等多种疾病。随着城市化进程的加快，交通工具、机器轰鸣等产生的各种噪声，使人感觉烦躁不安、焦虑抑郁、食欲减退，甚至耳鸣、耳聋、眩晕、心悸、失眠等[27-28]。环境毒性致病，因其致病源的毒性不同、强度不同，存在不同的致病特点及临床表现，临证时应仔细鉴别，寻找“源头”，才能“一击而中”，给予针对性治疗。

三、环境病机的临床意义

环境病机构成人类保持健康与疾病发生的重要外部条件，

是临床诊治疾病、遣方用药，养生保健不容忽视的病机要素。

1. 因地制宜

根据地域环境的特点，来制定适宜的治疗原则和治疗方法，称为“因地制宜”[29]。《素问·异法方宜论》中论述，“东方之域，天地之所始生也，鱼盐之地……故其民皆黑色疏理，其病皆为痈疡，其治宜砭石……西方者，金玉之域，沙石之处……故邪不能伤其形体，其病生于内，其治宜毒药……北方者，天地所闭藏之域也。其地高陵居，风寒冰冽，其民乐野处而乳食，脏寒生满病，其治宜灸焫……南方者，天地所长养，阳之所盛处也……雾露之所聚也，其民嗜酸而食胕，故其民皆致理而赤色，其病挛痹，其治宜微针……”，详细指出五方因自然环境、地势差异、饮食习惯及生活方式等不同而形成不同的体质及易患病，强调治病应考虑到不同地理环境对人体及疾病发生发展变化的影响。

我国地大物博，幅员辽阔，呈现西高东低、北寒南热的地貌气候特征，不同地区环境差异大，在人群体质、易患疾病方面存在较大差异。在临床上主要分为南北差异与东西差异两个方面，我们从部分著名医家学术思想的建立中即可窥见一斑。如金元四大家之一的刘完素是寒凉派的代表医家，他生长于北方，临证所见的北方患者多体质壮实，内热较甚，故提出“六气多从火化”，用药多取寒凉之品；朱丹溪是养阴派的代表，他生活于南方，见南方人多体质柔弱，故认为“阳常有余，阴常不足”，用药多为养阴清热之品，此为南北医家用药差异的典型代表[30]。在外感疾病治疗上，地域差异也同样存在，《医学源流论》指出，“人禀天地之气以生，故其气体随地不同。西北之人，气深而厚，凡受风寒，难于透出，宜用疏通重剂；东南之人，气浮而薄，凡遇风寒，易于疏泄，宜用疏通轻剂”。特别是张锡纯在《医学衷中参西录》详细论述了治疗外感病时，对于不同地域麻黄的用量把控：“至于麻黄当用之分量，又宜随地点而为之轻重。愚在籍（今河北省）时，用麻黄发表至多不过四钱。后南游至汉皋（今湖北省），用麻黄不过二钱。迨戊午北至奉天（今辽宁省），用麻黄发表恒有用至六钱始能出汗者。”这说明随着地域北移，应用麻黄发汗，药量呈逐渐加大的趋势。

随着现代社会内外环境的转变，因地制宜也应结合现代因素。例如当今东南沿海一些城市经济发展水平较高，居民生活条件好，膳食营养丰富，易形成痰湿、湿热体质，而且这一地区居民多从事脑力劳动，工作压力大，容易产生紧张、焦虑等不良情绪，因此治疗的时候应身心同调，纠正其不健康的生活方式，给予健康的膳食指导[31]，用药时考虑其存在的肝郁气滞、思虑伤脾等病机，应用疏肝理气健脾之品。

2. 情志疗法

社会环境，是形成不同情绪压力、心理境界的主要影响因素。如《黄帝内经》云，“怒伤肝”“思伤脾”“喜伤心”“忧伤肺”“恐伤肾”“百病生于气也，怒则气上，喜则气缓，悲则气消”，皆强调情志为病的特点。对于情志类疾病，在常规治疗手段之外，情志疗法亦是重要治疗手段，正如《存存斋医话稿续集》所言：“无情之草木不能治有情之病，以难治之人，难治之病，须凭三寸之舌以治之。”

早在战国时期，医者便认识到情志疗法的重要性并加以应用，如《吕氏春秋》一书中记载，名医文挚用“怒胜思”的方法治愈了齐王的忧郁症；《华佗传》中也提到，华佗通过辱骂惹怒患者使其体内瘀血一吐而出，疾病向愈。张从正结合《黄帝内经》理论和自己的经验，扩展了多种情志疗法，其在《儒门事亲·九气感疾更相为治衍二十六》中明确归纳为“故悲可以治怒，以怆恻苦楚之言感之；喜可以治悲，以谑浪亵狎之言娱之……思可以治恐，以虑彼志此之言夺之”，对于受惊者，则提出“平谓平常也”，即当气机因惊吓出现紊乱时，通过反复惊吓刺激，让患者对惊吓习以为常，不以惊吓为怪，形成一个新的气机稳态，进而治疗疾病[32]。

除了运用五行生克来调节情志之法，亦有移情易性法、言语开导法等多种治疗方法。《理瀹骈文》有云：“七情之病也，看花解闷，听曲消愁，有胜于服药者矣。”古代祝由术在一定程度上其实也是通过心理治疗发挥作用。如《素问·移精变气论》所言“余闻古之治病，惟其移精变气，可祝由而已”，即通过祝祷游说的方法转移患者注意力，改移心志，从而达到调理身体气机运行，辅助治疗疾病的作用[33]。

总之，不管采用何种方式，其治疗精髓就是利用不同气机间的相互作用使气机归于平衡，则情志得舒，气血运行通畅，五脏功能协调，人则健康无病。我们在临床中可根据不同患者的性情、受教育程度、罹患疾病、个人体质等状况，进行健康教育，解除患者疑虑，安抚患者情绪，使其能够重新正视和认识病情，并对其所遇到的困难进行心理上的疏导。除此之外，还可以引导患者通过瑜伽、太极拳等运动调节情绪的同时增强机体免疫力，促使疾病向好的方向转归[34]。

3. “环境病”

“环境病”，泛指因环境污染造成的各类疾病。随着工业化进程的加快，形形色色的环境病不断增加。除了前文提到的“水俣病”，还有镉污染引起的“痛痛病”，砷暴露造成的“黑脚病”等，涵盖了大气污染、水土污染等多方面。

放射性环境病，属于核污染的范畴。世界著名的核泄漏事件——切尔诺贝利核电站事故，导致大量放射性物质泄漏，造成数万人在事故发生后陆续死亡，10 余万人备受放射病折磨，因居民被迫疏散，此地成为著名的“无人区”。虽然大规模核泄漏事件并不常见，但我们仍应提升对放射源危害的认识。1992 年在山西省忻州地区曾发生过放射源丢失事故，造成捡到放射源的农民家中多人死亡，周边多人受到核辐射影响。

工作环境和家居环境亦有被污染的可能。由于工作环境污染导致的疾病也属于职业病范畴，如矽肺病，就是在工作中长期吸入粉尘，导致肺组织弥漫性纤维化的一类疾病；慢性铅中毒是铅酸电池厂常见的职业病，可累及神经系统、血液系统、肾脏等[35-36]。家居环境多受到装修污染，如甲醛、苯、氨和挥发性有机物等，具有致癌、致畸、免疫抑制等作用，世卫组织将这一类称为“不良建筑物综合征”。

虽然人体有正常的循环系统和排毒系统，以适应不同的环境，但以上的毒素超出了人类的代谢能力，经过长期积累，损伤脏腑、肌肉、骨骼、神经等，一旦暴发，很难有行之有效的治疗措施。因此对于环境病预防重于治疗。从国家层面、社会层面治理污染，不仅有利于个体健康，防止“环境病”发生，对于保持地球健康的生态环境亦是必要之举。

4. 养生保健

中医历来重视养生保健，正所谓“未病先防”，环境养生正是中医养生理念中的重要环节。环境养生中首要解决的问题就是居住地的选择。古人认为“宅，择也，择吉处而营之也”，《黄帝宅经》中讲“地善，苗旺盛；宅吉，人兴隆”，说明良好的居住环境有利于人的身心健康。唐代孙思邈建议应选择人烟较少之地，“心远地偏，背山临水，气候高爽，土地良沃，泉水清美”，这也符合道家“洞天福地”的思想。现代研究也同样证明，明媚的阳光、新鲜的空气、清洁的水源、草木丰茂的景观是最适宜人类生活居住的环境[37]。然而随着山林的开发及城镇化进程，符合这类宜居环境的地方逐渐减少。但在我国也有很多著名的“长寿乡”“长寿村”，如广西的巴马、湖北的恩施。这些地方都具有良好的自然环境，空气中负离子丰富而污染较少，水土中微量元素含量充足，因此这些地方的长寿老人格外多。

对于居住在城市的人群，应避免临近高压电、强磁场及强噪声的环境，并选择良好的室内环境，包括：①采光良好、空气流通的居所，如养老学专著《老老恒言》所言，“室取南向，乘阳也”；②适宜的温度、湿度，一般来说“冬暖夏凉”最为适宜，应避免过度使用空调、暖气等设施，中医养生认为应顺应四时之气，冬天过热、夏天过冷会导致人体对温度调节能力的下降，引发一系列不适症状产生，出现“空调病”“暖气病”；③整洁卫生，“积水沉之可生病，沟渠通浚，屋宇清洁无秽气，不生瘟疫病”（《养生类纂》），良好的卫生环境可以避免传染病或感染性疾病的发生，而定期整理杂物，保持室内整齐，则有利于良好心境的形成；④选择低污染的装修装饰材料，避免装修污染对人体健康的影响。

总之，中医养生观是“天人相应”和整体观念的指导下的养生理念，环境养生与时空养生共同组成其中的一部分，是通过顺天时、审地利、慎起居等措施，使人体气血津液运化有常，内外环境达到平衡，最终达到人与自然和谐统一、健康长寿的目的。

四、病案举隅

病案一：南北医家同病异治崩漏案二则[38]

其一：李某，女，47 岁，因“阴道不规则流血二十余日”于2014 年3 月7 日至辽宁某医院妇科门诊就诊。患者近半年月经欠规律，先后不定期，行经十余日血方止，量时多时少，淋沥不尽，色先暗红后淡红，有血块，偶腹痛，有腰酸，有乳胀，1 月份曾行诊刮术，病理示子宫内膜单纯性增生。G2P1A0，工具避孕。末次月经2014 年2 月13 日，至今未净，现量少，色暗红，血块少。现乏力明显，腰酸，纳一般，眠多梦，二便调。舌紫暗，苔薄白，脉细。妇科检查：外阴常，阴道畅，可见少量暗红色经血，宫颈光滑，因阴道有血未行双合诊。实验室检查：尿妊娠试验阴性，血红蛋白 110g/L。彩超：子宫内膜 0. 9cm，子宫、双附件未见明显异常。西医诊断：功能失调性子宫出血。中医诊断：崩漏，证属气虚血瘀证。拟方：黄芪 40g，党参 20g，山茱萸 25g，煅龙骨 35g，煅牡蛎 35g，白术 30g，升麻 15g，藕节 15g，海螵蛸 25g，茜草 15g，炙甘草 10g，白芍

15g，三七粉 10g（冲服），7 剂。配合血府逐瘀胶囊。服用方法：先服用血府逐瘀胶囊 3 日，后同时加服汤药。

二诊（2014 年 3 月 14 日）：患者自诉服药前日血较多，服药 7 日后血止，乏力缓解，余无明显不适。舌淡红，苔薄白，脉细。拟方：上方减三七粉、升麻、藕节，加熟地黄 20g，枸杞子 15g，山药 20g，10 剂。

随诊，患者自诉连续两个周期，月经 7～9 天干净，乏力缓解，无明显不适。

按：此为北方医家陈莹教授诊治崩漏医案。因北方气候寒冷及患者虚寒体质，易寒凝血瘀。陈教授认为，崩漏之血属于“离经之血”，为病理产物瘀血范畴。瘀血内阻于胞宫，既无滋养之功，又阻碍血液运行及新血的形成，故常先用血府逐瘀方“通因通用”以化瘀，祛除旧血，后用固冲汤加减以益气止血，使得“旧血去新血自生”。且北方人体质较好，体魄强健，故方中药物剂量较大，多为 10～40g。

其二：郑某，女，54 岁，因“阴道不规则流血 1 月余”于 2016 年 8 月 10 日至广州某医院妇科门诊就诊。患者近一年月经紊乱，周期先后不定，经行 10～20 余天血止，量时多时少，色时红时淡，无血块，有腰酸，无腹痛，常服用激素类药物止血，曾诊断性刮宫示子宫内膜单纯性增生。末次月经 2016 年 7 月 7 日，现血仍未止，量少，色红偏暗，夹血块，时有腰酸，无腹痛，心悸，气短，乏力，偶胸痛，口干，纳可，眠差，二便调。舌暗淡，苔白，脉细。既往子宫肌瘤及冠心病。彩超：子宫内膜 0.7cm，子宫后壁肌瘤 2.3cm×3.1cm，双附件未见明显异常。西医诊断：功能失调性子宫出血，子宫平滑肌瘤。中医诊断：

崩漏，证属气阴两虚兼血瘀。拟方：仙鹤草15g，牡蛎30g（先煎），续断15g，岗稔30g，白术15g，赤石脂15g，黄芪20g，熟党参15g，海螵蛸15g，蒲黄炭10g，女贞子15g，瓜蒌皮15g，薤白10g，14剂。配合葆宫止血颗粒及橘荔散结片。嘱患者血止后服用橘荔散结片以消癥瘕。后随访，患者自诉服用药物5日后血止，末次月经2016年9月15日，8日干净，无明显不适。

按：岭南属东亚季风气候，全年气温较高，而患者就诊时期正值夏日酷暑，气候所致易损耗气阴，加之阴血漏而不止，淋沥时长，故经血量少；气阴两伤，虚火上炎，外合邪热之邪，煎津成瘀。南方医家罗颂平教授根据岭南湿热气候及患者阴虚体质，认为崩漏无论是瘀血导致血不归经还是湿热迫血妄行，总以冲任不固，气不摄血为主要病机。崩漏日久，患体必虚，故当以健脾补肾为主，兼以活血养血，常先用大剂量岗稔使“气盛则血摄”。且南方人体质娇小，因此用药较北方轻灵，方中药物剂量为10～30g，同时南方人多阴虚质和痰湿质，阴虚相火易动，不宜用芎、归辛窜之品，以免动血，因此治疗本病以滋阴和固气为主，临床取得颇好疗效。

病案二：情志致病医案（《古今医案按·七情》）[39]

一女新嫁后，其夫经商二年不归，因不食，困卧如痴，无他病，多向里床坐。丹溪诊之，肝脉弦出寸口，曰：此思男不得，气结于脾，药难独治，得喜可解。不然，令其怒。脾主思，过思则脾气结而不食，怒属肝木，木能克土，怒则气升发而冲，开脾气矣。其父掌其面，呵责之。号泣大怒，至三时许，令慰解之，与药一服，即索粥食矣。朱曰：“思气虽解，必得喜，庶不再结。”乃诈以夫有书，旦夕且归。后三月，夫果归而愈。

按：此案乃以怒胜之，以喜解之疗病方法。

参考文献

[1] 王耀献，孙卫卫，刘伟敬，等．辨机论治诊疗模式及其临床应用意义 [J]. 中医杂志，2021，62 (23)：2025 -2031.

[2] 薄海美，王志军，周建芝. A 型性格冠心病患者的主要心脏不良事件随访 [J]. 中国老年学杂志，2016，36 (2)：458 -459.

[3] 任宏轩，沈丽达．社会心理因素对癌症的影响 [J]. 中国肿瘤，2005，14 (10)：639 -641.

[4] Carlos-Wallace FM，Zhang L，Smith MT，et al. Parental，in utero，and early-life exposure to benzene and the risk of childhood leukemia：a meta-analysis [J]. Am J Epidemiol，2016，183 (1)：1 -14.

[5] 杨雯雯，孙业桓，沈国栋，等．中国儿童白血病发病与室内装修关系的 Meta 分析 [J]. 中国循证医学杂志，2017，17 (12)：1450 -1455.

[6] 万立新，刘玉红．地方性甲状腺肿致病危险因素评述 [J]. 中国地方病防治杂志，2008 (4)：268 -269.

[7] 张迪，何娜，杨晓莉，等．硒蛋白对人体健康重要作用的研究进展 [J]. 科学通报，2022，67：473 -480.

[8] 杨光圻，周瑞华，孙淑庄，等．人的地方性硒中毒和环境及人体硒水平 [J]. 营养学报，1982 (2)：81 -89.

[9] 环境与地方病研究组．我国低硒带与克山病、大骨节

病病因关系的研究［J］. 环境科学，1986（4）：89－93.

［10］国家传染病医学中心撰写组，李兰娟，张文宏，等. 疟疾诊疗指南［J］. 中国寄生虫学与寄生虫病杂志，2022，40（4）：419－427.

［11］郭小连，董学书，魏春，等. 柬埔寨按蚊种类及分布研究进展［J］. 中国病原生物学杂志，2022，17（10）：1218－1222，1228.

［12］Pickett KE，Wilkinson RG. Income inequality and health：a causal review［J］. Soc Sci Med. 2015 Mar；128：316－26.

［13］Moor I，Rathmann K，Stronks K，et al. Psychosocial and behavioural factors in the explanation of socioeconomic inequalities in adolescent health：a multilevel analysis in 28 European and North American countries［J］. J Epidemiol Community Health. 2014 Oct；68（10）：912－21.

［14］Turiano NA，Chapman BP，Agrigoroaei S，et al. Perceived control reduces mortality risk at low，not high，education levels［J］. Health Psychol. 2014 Aug；33（8）：883－90.

［15］Petrovic D，de Mestral C，Bochud M，et al. The contribution of health behaviors to socioeconomic inequalities in health：A systematic review［J］. Prev Med. 2018 Aug；113：15－31.

［16］Mackenbach JP，Stirbu I，Roskam AJ，et al. Socioeconomic inequalities in health in 22 European countries［J］. N Engl J Med. 2008 Jun 5；358（23）：2468－81.

［17］Adler NE，Rehkopf DH. U. S. disparities in health：descriptions，causes，and mechanisms［J］. Annu Rev Public Health.

2008; 29: 235 -52.

[18] Myers HF. Ethnicity-and socio-economic status-related stresses in context: an integrative review and conceptual model [J]. J Behav Med. 2009 Feb; 32 (1): 9 -19.

[19] 张红，任晓晖. 社区社会环境与中老年居民自评健康的相关性研究 [J]. 四川大学学报（医学版），2021，52（6）：992 -1000.

[20] Cundiff J M, Uchino B N, Smith T W, et al. Socioeconomic status and health: education and income are independent and joint predictors of ambulatory blood pressure [J]. J Behav Med. 2015 Feb; 38 (1): 9 -16.

[21] Rafanelli C, Gostoli S, Tully PJ, et al. Hostility and the clinical course of outpatients with congestive heart failure [J]. Psychol Health. 2016; 31 (2): 228 -38.

[22] Verbeek T, Bockting CLH, Beijers C, et al. Low socioeconomic status increases effects of negative life events on antenatal anxiety and depression [J]. Women Birth. 2019 Feb; 32 (1): e138 -e143.

[23] Kemp AH, Quintana DS, Quinn CR, et al. Major depressive disorder with melancholia displays robust alterations in resting state heart rate and its variability: implications for future morbidity and mortality [J]. Front Psychol. 2014 Nov 27; 5: 1387.

[24] Xu X, Wang G, Chen N, et al. Long-Term Exposure to Air Pollution and Increased Risk of Membranous Nephropathy in China [J]. J Am Soc Nephrol. 2016 Dec; 27 (12): 3739 -3746.

［25］ Yue W，Tong L，Liu X，et al. Short term Pm 2. 5 exposure caused a robust lung inflammation，vascular remodeling，and exacerbated transition from left ventricular failure to right ventricular hypertrophy ［J］. Redox Biol. 2019 Apr；22：101161.

［26］ Ban J，Wang Q，Ma R，et al. Associations between short-term exposure to PM2. 5 and stroke incidence and mortality in China：A case-crossover study and estimation of the burden［J］. Environ Pollut. 2021 Jan 1；268（Pt A）：115743.

［27］ Dzhamov A，Tilov B，Markevych I，et al. Residential road traffic noise and general mental health in youth：the role of noise annoyance，neighborhood restorative quality，physical activity，and social cohesion as potential mediators ［J］. Environ Int，2017，109：1 –9.

［28］ Babisch W. Transportation noise and cardiovascular risk：update review and synthesis of epidemiology studies indicate that the evidence has increased ［J］. Noise Health，2006，8（30）：1 –30.

［29］ 孙广仁. 中医基础理论［M］. 北京：中国中医药出版社，2007：10 –17，296 –298.

［30］ 宰军华，张丽霞. 论中医治则的三因制宜［J］. 河南中医药学刊，1998（5）：4 –5.

［31］ 吕翠田. “三因制宜”在亚健康防治中的体现［C］. 中华中医药学会第三届中医方证基础研究与临床应用学术研讨会论文集. 2010：97 –101.

［32］ 玄霄宇，陈存川，苏振华. 张从正情志疗法初探［J］. 湖北中医杂志，2021，43（4）：56 –59.

[33] 岳胜南，张雪，郭家娟．浅谈对中医心理干预手段的认识［J］．中西医结合心血管病电子杂志，2018，6（16）：32－33.

[34] 朱景茹，甘慧娟．情志疗法防治胃癌前病变的思考［J］．福建中医药，2020，51（4）：60－62.

[35] 周齐红，付风云，俞慧娟，等．蓄酸电池厂铅作业工人血铅异常回顾性队列研究［J］．中国职业医学，2016，43（3）：324－327.

[36] YU S，GU G，ZHOU W，et al. Psychosocial work environment and well-being：cross-sectional study in a thermal power plant in China［J］. J Occup Health，2008，50（2）：155－162.

[37] 杨祥全．中国传统养生学［M］．太原：山西科学技术出版社，2015：58－59.

[38] 杜鑫，陈莹，罗颂平．南北医家同病异治崩漏浅析［J］．时珍国医国药，2018，29（3）：651－652.

[39] 俞震．古今医案按［M］．太原：山西科学技术出版社，2013：198.

第八式　兼夹病机

兼夹病机是相对于主要病机而言，主要指的是“兼证”“并病”的病机。兼夹病机是由原发病引发，是在主要病机基础上出现的伴随病机，与主要病机之间具有先后、因果、主次、本质与现象等关系，相当于西医学的并发症。兼夹病机在疾病中经常见到，如湿热夹瘀、脾虚夹湿、伤寒并病、伤寒坏病等，因此临证在解决主要矛盾的同时也要重视次要矛盾——兼夹病机，才能取得更好的疗效。

一、兼夹病机的内涵

兼夹病机，主要指的是疾病并发症的病机或者伴随主证出现的兼证，是核心病机之“果”，是疾病之“标”。

中医的“并病”“兼证”与“夹杂证”等概念均为伤寒诸家在六经提纲下又设的辨证分类方法。张仲景在《伤寒论》中，提出了“并病”的说法，《伤寒来苏集》云：“并则以次相乘”，《伤寒括要》云：“并病者，一阳经先病未尽，又过一经，而传者也”，指出并病为伤寒一经证候未解，而另一经证候已见，有先后、主次之分，是一种动态变化过程。如《伤寒论·辨太阳病脉证并治》云：“二阳并病，太阳初得病时，发其汗，汗先出不彻，因转属阳明”，属于太阳阳明并病。又如《伤寒论·辨太阳病脉证并治》云：“伤寒，医下之，续得下利，清谷不止”，属于太阳太阴二经并病。“兼证”一词，正式出现在金代刘完素《伤寒直格》中，意在修正伤寒传足经不传手经的观点。而后世医家发挥则有所不同。《伤寒来苏集》曰：“太阳病有身痛、身重、腰痛、骨节疼痛……等症，仲景以其或然或否，不可拘定……诊者于头项强痛，必须理会此等兼症。”《伤寒指掌》曰：“大抵今之伤寒无不兼经而病……其各经兼并之症，列于六经正病之下……”之后又有多种表述方法。如《伤寒审证表》有本病、兼病、坏病、不治病之分。《时病论》中提到“兼证”“夹证”，兼证为内伤之病为外邪所触，夹证为两感于邪，如风寒两感，暑邪夹湿，再如风暑、风湿、风燥等。刘渡舟老先生认为兼证与主证相对而言，是附于主证的兼见之证。以湿热病为例，湿热病病情复杂，变化多端，每多变证，病位广泛。薛雪在《湿热条辨》篇首指出：“湿热证，始恶寒，后但热不寒，汗出，胸痞，舌白，口渴不引饮”，提出湿热病之提纲，指出湿热郁滞，困阻中焦为湿热病的主证。病久不愈，或失治误治，湿热伤中，升降悖逆，主客浑受，阴阳两困，必可致阴阳失调，气滞血凝，变证丛生。湿热壅遏，滞塞气机，营卫郁滞，气血不通，可致瘀血内生；湿热久羁，久郁生热，化生壮火，“热邪直犯少阴之阴”，可致伤阴；湿郁化火，煎灼阴津，心火独亢，肝肾阴虚，热极生风，“侵入经络脉隧中”，可致发痉发厥；中气虚则病属太阴，湿为阴邪，易伤脾阳，日久“湿中少阴之阳”，可致脾肾阳虚；湿性黏滞，蒙上留下，阻滞气机，可累及少阳、厥阴，上述诸证皆为“湿热病兼见之变局”，为湿热病的兼证。变局多由正局继发而来，是附于正局的兼见之证。由此可见，正局即为湿热病之主证，变局即为湿热病之兼证。此外，其提出的“夹杂证”包含了先有宿疾，后感伤寒，则使老病与新病，标病与本病，表病与里病交叉出现。而此又与并病概念不谋而合。故将以上概念合并，我们认为，兼夹病机包括并病及兼证的内涵。一方面为病之主证未除，又出现新的症状，而整个病情仍以原来主证为主，后出现的病证则属于兼夹病机范畴，强调的是疾病的主次关系。另一方面，兼夹病机与核心病机之间还具有主次矛盾的关系及标本关系。

兼夹病机与衍生病机、杂合病机有所区分，衍生病机为疾病发展的某一阶段的主导病机，而兼夹病机与核心病机存在主次关系；杂合病机相当于西医合并症的概念，不一定具有明确的因果关系，而兼夹病机为主证伴随而来，与主证有因果关联或时间顺序。

二、兼夹病机的主次关系

兼夹病机是由主要病机引起的、疾病的次要矛盾，与核心病机从根本上而言是主要矛盾与次要矛盾的关系。《矛盾论》指出：“事物的矛盾法则，即对立统一的法则，是唯物辩证法的最根本的法则。”兼夹病机与核心病机二者对立统一，是疾病发生、发展的根本规律，是唯物辩证法在中医中的生动体现，临床时应紧紧围绕二者的关系，用矛盾分析的方法去观察和分析病机，坚持两点论与重点论相统一以指导辨证论治。

1. 兼夹病机与核心病机的区别

矛盾存在于一切事物的发展过程中，主要矛盾与次要矛盾二者相互对立。《矛盾论》指出，“在复杂的事物的发展过程中，有许多的矛盾存在，其中必有一种是主要的矛盾，由于它的存在和发展规定或影响着其他矛盾的存在和发展”，认为在事物的发展过程中，主要矛盾对事物的发展过程起决定性作用。核心病机即疾病发生、发展的主要矛盾，决定着疾病的病位、病性、病势及预后转归，贯穿疾病的始终。《素问·至真要大论》云：“必伏其所主，而先其所因”，强调了核心病机的重要性，指出临证时须抓住疾病的核心病机。次要矛盾是处于从属地位，对事物的发展不起决定作用的矛盾，兼夹病机即是疾病发生、发展的次要矛盾，对疾病的病机和症状有着一定的影响，是辨证论治时不可忽视的重要部分，脏腑兼证、伤寒兼证、温病兼证均属兼夹病机的范畴。《素问·标本病传论》云：“病发而有余，本而标之，先治其本，后治其标。病发而不足，标而本之，先治其标，后治其本。”“邪气盛则实”，若发病之际，邪气亢盛，正气未虚，表现为有余、亢盛的实证时，应当以邪气为疾病的核心病机即主要矛盾，正气为兼夹病机即次要矛盾，治疗先祛其邪，邪去则正安。“精气夺则虚”，若因正虚引起，表现为不足、衰退的虚证时，当以正虚为核心病机即主要矛盾，邪气为兼夹病机即次要矛盾，治疗注重护正，正固则邪自却。

2. 兼夹病机与核心病机的联系

主要矛盾和次要矛盾之间相互作用、相互影响，核心病机和兼夹病机也是相互作用、相互影响的，核心病机规定和影响着兼夹病机的存在和发展，兼夹病机的解决也制约、影响着核心病机的解决。如哮喘一病，病分为发作期和缓解期，属本虚标实之证，发作期和缓解期的病机不同。缓解期以肺、脾、肾三脏虚衰为核心病机，痰浊内阻为兼夹病机。肺为贮痰之器，肺气亏虚，气不化津，津聚成痰，阴虚火旺，热蒸液聚，炼津成痰，痰热胶固；脾为生痰之源，脾虚失运，水湿不化，痰浊内生；肾主水，肾气不足，气化失司，水道失调，痰浊内生，肺、脾、肾虚衰日久可加重痰浊内阻，加重兼夹病机。急性期宿痰内伏于肺，每因外邪侵袭、饮食不当、情志失调、劳倦内伤等诱因引触，以致痰阻气道，痰气相搏，气道挛急，肺失宣肃，肺气上逆，发为哮病，寒痰可伤及脾肾之阳，热痰可伤及脾肾之阴，此时兼夹病机转化为矛盾的主要方面，治疗应以解痉平喘为要，哮喘自止则肺、脾、肾虚衰可缓。

3. 兼夹病机与核心病机之间相互转化

《矛盾论》指出，“矛盾的主要方面和非主要方面在发展过程中的变化，正是表现出新事物代替旧事物的力量”，认为矛盾的主要和次要方面可以在一定条件下发生转化。无论是主要矛盾和次要矛盾的差异，还是矛盾的主要方面和次要方面的差别，都体现了矛盾双方力量的不平衡。矛盾双方斗争力量的增减变化，决定着矛盾双方在不同过程或不同阶段上发生转化。兼夹病机在一定情况下可以取代核心病机，成为疾病中首要解决的主要问题所在。《素问·标本病传论》云，“有其在本而求之于标”，指出原来作为主要矛盾的本证可以转化为次要矛盾，而原来作为次要矛盾的标证可以转化为主要矛盾，故云“求之于标”，此时应以转化后的主要矛盾为主。如癌症晚期患者剧烈疼痛，需要镇痛为先，再行考虑扶正抑癌的治疗；又如胃溃疡出血，先以止血为要，后期再对胃溃疡徐徐图之。因此，临床中应根据标本缓急，确定治疗的先后顺序，即“急则治标，缓则治本”。需要注意的是，当作为主要矛盾的核心病机与作为次要矛盾的兼夹病机发生转化时，更应分清转化后的核心病机与兼夹病机，抓住核心病机，正如《医门法律》云："凡病有标本，更有似标之本，似本之标。若不明辨阴阳逆从，指标为本，指本为标，指似标者为标，似本者为本，迷乱经常，倒施针药，医之罪也。治病必求其本。"

三、兼夹病机的临床应用

临床中患者患病多表现为多脏腑、多层次，而非一脏一腑[1]。而由于疾病的特异性，个体的差异性，感邪不同等，疾病发展过程及其兼夹病机有所不同。其中主证最有可能反映疾病的祛邪途径[2]。刘渡舟老先生认为，主证是决定全局而占主导地位的证候。所以主证是纲，纲举而目张。可若忽略了兼证与并病，则病不得愈，病机也多会发生变化，甚至可能变得更为复杂。如对于肝气郁滞的病机认识，叶天士在《临证指南医案·木乘土》云："肝厥犯胃入膈"，指出肝气郁滞的病机同时还容易兼有肝气乘胃的病机。在临床症状中既可以表现为肝郁的症状，如情志抑郁，善太息，胸胁少腹胀满疼痛、走窜不定，脉弦等，也会出现肝气乘胃的表现，如胃脘胀满疼痛、按之则舒，嗳气频作，食纳减少，大便不畅，脉弦而缓[3]。肝气郁结为主证，肝气乘胃则为兼夹病机。兼夹病机出现之时应审其病机，若与主证之病机相互联系，可依据主证之主方而进行加减用药或另立新方。在临床中可见如下情况。

1. 缓则治主要病机

"急则治标，缓则治本"是中医的基本治疗原则。对于病情平稳的，或一般的慢性病，或发作性疾病的缓解期等应依据疾病的核心病机辨证施治。《素问·标本病传论》云，“有其在标而求之于本”，认为病势平稳时应先治其本，本病除而标病自解。以瘿病为例。情志内伤、饮食失调、水土失宜及体质因素为瘿病的主要病因。《外科正宗·瘿瘤论》载，瘿瘤“乃五脏瘀血、浊气、痰滞而成”，认为气滞、痰结、血瘀为瘿病的主要病机，日久“壮火食气”可致阴虚、气阴两虚，甚至阴阳两虚等兼夹病机出现。瘿病进展缓慢，治疗应以理气化痰，化瘀散结为基本治法，疏其源而流自通。

2. 急则治兼夹病机

《素问·标本病传论》云，“甚者独行”，指出对于病情危急重者应优先治疗兼夹病机。如《伤寒论·辨太阳病脉证并治》云：“伤寒，医下之，续得下利，清谷不止，身疼痛者，急当救里；后身疼痛，清便自调者，急当救表。救里，宜四逆汤；救表，宜桂枝汤。”本条所论伤寒误下变证论治。风寒束表为核心病机，中阳虚衰为兼夹病机，恶下伤正，中阳虚衰，此时兼夹病机成为矛盾的主要方面，治疗时应以兼夹病机为先，先以四逆汤温阳救逆，后以桂枝汤解表散寒。

3. 主要病机与兼夹病机同时兼顾

《素问·标本病传论》云，“间者并行”，指出对于病情错杂而病势轻缓之疾治疗时应该主要病机与兼夹病机同时兼顾。从临床实际情况来看，病性属纯阴纯阳、纯虚纯实、纯寒纯热者少，病位属纯表、纯里者少，病程属纯新、纯慢者少，而寒热夹杂、虚实错杂、表里同病、新旧相兼者居多，所以在病势不危急时应主要病机与兼夹病机同时兼顾。例如《伤寒论·辨太阳病脉证并治》云：“伤寒，若吐若下后，七八日不解，热结在里，表里俱热，时时恶风，大渴，舌上干燥而烦，欲饮水数升者，白虎加人参汤主之。”本条病以阳明热盛为主要病机，火烁肺金，气阴两伤为兼夹病机，病势不甚危急，故治疗以白虎汤清热泻火以解阳明热盛，佐以人参益气生津针对兼夹病机。又如《伤寒论·辨少阴病脉证并治》云：“少阴病，始得之，反发热，脉沉者，麻黄细辛附子汤主之。”此条所论少阴病兼表证的论治，少阴病肾阳虚衰为主要病机，外感风寒为兼夹病机，病势不甚，治以表里同治，方用麻黄细辛附子汤温阳散寒，表里双解。陆渊雷《伤寒论今释》引山田正珍云“并则兼解两经”，亦是此意。并病由一经传至另一经，二经证未罢，则需兼顾两经，如《伤寒论·辨太阳病脉证并治》云，“太阳病，外证未除，而数下之……表里不解者，桂枝人参汤主之”，针对太阳太阴并病，即用理中汤温中散寒，又佐以桂枝汤散寒解表。再如慢性肾炎患者复感风寒，原有蛋白尿、水肿、腰酸乏力等症状，兼有恶寒发热、咳嗽痰喘，其核心病机为脾肾亏虚，精微渗漏，水气外溢肌表，外感之后，兼有风寒之邪，导致肺卫不固，营卫不和，恶寒发热，风邪引动内饮，则咳痰喘更甚。治疗当以补肾健脾为主，兼以化气利水，疏邪解表。

四、病案举隅

病案一：气血虚滞兼湿案（《临证指南医案·调经》）[4]

王（三一），居经三月，痞闷膨胀，无妊脉发现。询知劳碌致病，必属脾胃阳伤，中气愈馁，冲脉乏血贮注，洵有诸矣。

大腹皮绒，半夏曲，老苏梗，橘红，炒山楂，茺蔚子。

又，经停，腹满便秘。

郁李仁，冬葵子，柏子仁，当归须，鲜杜牛膝。

按：居经，又名“季经”，指月经三月一至，若无不适症状，无碍妊娠者，可无需治疗。然此患者居经三月，伴有痞闷膨胀之症，此为病态，究其病因，为脾胃受损，气血亏虚，气血运行不畅。故以山楂、茺蔚子活血，苏梗、橘红利气，理气血之虚滞，而无伤正之弊端。又脾胃虚者，多兼水湿，湿重者，亦能妨碍气血运行，以大腹皮、半夏曲，行气兼消痰行水，水湿去，则气血通畅，生化无穷。

病案二：王耀献教授治疗肾病综合征验案

杨某，男，67 岁，2022 年 8 月 22 日就诊。

病史：双下肢水肿、少尿 2 个月，加重伴喘憋 1 周。2 个月前出现双下肢水肿、少尿，于某医院就诊，查尿常规：尿蛋白（+++），尿潜血（-）；肾功能：肌酐 161.4μmol/L，白蛋白 20.2g/L，尿素氮 17.86mmol/L；24 小时尿蛋白定量 12.36g；胆固醇 7.53mmol/L，甘油三酯 2.82mmol/L；肾活检：肾小球轻微病变，肾小球微小病变及早期膜性肾病不除外。予泼尼松及利尿剂治疗后，双下肢水肿较前减轻。1 周前双下肢水肿再次加重，伴喘憋气促，不能平卧。最近检查：尿蛋白（++++），24 小时尿蛋白定量 9.62g；肌酐 163μmol/L，白蛋白 17.9g/L，尿素氮 43.6mmol/L，现为求进一步治疗就诊。症见：双下肢重度可凹性水肿，周身乏力，喘憋气促，难以平卧，动则尤甚，心慌，腹胀纳差，眠可，尿量减少（约 600mL/日），大便干，每日一行。舌暗红少津，脉沉弦。此为脾肾亏虚，水湿内停，凌心射肺。治以泻肺平喘，利水消肿，佐以温补脾肾。药用：生黄芪 60g，猪苓 50g，阿胶 10g，泽泻 15g，桂枝 15g，白芍 10g，茯苓 30g，炒白术 12g，制附子 10g，生姜 15g，冬瓜皮 30g，陈皮 15g，大腹皮 30g，桑白皮 15g，桃仁 15g，水蛭 5g。

半月后复诊自觉尿量增加，心慌、喘促等症状消失，水肿减轻。调整处方：黄芪 60g，当归 10g，猪苓 30g，茯苓 30g，白芍 10g，炒白术 12g，生姜 15g，陈皮 15g，芡实 30g，金樱子 30g，赶黄草 30g，丹参 30g，水蛭 5g，鹿角霜 30g。此后随症加减，2 个月后复查，24 小时尿蛋白定量 2. 58g，肌酐 133μmol/L，白蛋白 28. 9g/L，尿素氮 23. 4mmol/L。

按：该病例为肾病综合征，属于中医“水肿”范畴。脾肾亏虚，水湿内停为本病的主要病机，水湿内蕴，凌心射肺为其兼夹病机。其发病虽主责于脾肾，但起病急骤，上凌心肺，喘憋气促明显，不能平卧，治疗应急则治标，以兼夹病机为主，故治以泻肺平喘，利水消肿为主。方用猪苓、茯苓、泽泻、冬瓜皮、大腹皮、桑白皮、桂枝、制附子、生姜、阿胶、白芍、炒白术、陈皮，取合用猪苓汤、五皮饮、真武汤之意以泻肺平喘，利水消肿，速化其上下内外之水饮而不伤阴，同时顾其脾肾之虚，助阳化气，重用黄芪以补气利水消肿，加用桃仁、水蛭活血利水，共奏泻肺平喘、利水消肿之效。后期肿消症缓，用药仍以健脾补肾，为缓则治本之法。

参考文献

［1］瞿岳云．论疑难病症的辨治思路与方法［J］．湖南中医药大学学报，2012（11）：7－10.

［2］简瑜真．刘渡舟教授方证辨证方法研究［D］．北京：北京中医药大学，2005.

[3] 王耀献，孙卫卫，刘伟敬，等. 辨机论治诊疗模式及其临床应用意义 [J]. 中医杂志，2021，62 (23)：2028.

[4] 叶天士. 临证指南医案 [M]. 北京：中国中医药出版社，2008：485.

第九式　药毒病机

药毒病机是指药源性病机，主要是指由于药品（包含中药和化学药物）所引起的机体病理性改变。重视药源性病机，一方面可以避免药物的不良反应；另一方面有助于区分疾病本身的症状还是药物引起的人体变化。随着中西药的广泛应用，机体的药源性变化越来越受到医务工作者的重视，特别是近年来有关中药肝肾毒性的报道日趋增多，研究和探讨药毒所致的机体变化显得格外重要。

一、药毒病机的概念

药物的“毒性”有广义和狭义之分。广义的毒性指药物的寒、热、温、凉等属性对人体产生的偏性影响。从广义毒性概念来看，如果使用的药量及用法合理，则药毒和药效都是共同具有的药物性质，并能够达到驱除病痛的目的。而狭义之毒性是指药物作用于人体后的不良反应或毒副作用[1]。本章节所论之药毒即是指狭义之毒性。

1. 古代关于药毒的认识

首先，古代中药与毒的内涵并无明显区分，认为凡是能治病的药物统称为毒药。如《素问·脏气法时论》载：“毒药攻邪，五谷为养，五果为助。”唐代王冰注解“毒药攻邪”时言：“辟邪安正，惟毒乃能。以其能然，故通谓之毒药也。”其后众多医家沿用此观点。其次，古代将药之“毒”指代药物所具有的偏性。如《类经》言：“药以治病，因毒为能，所谓毒者，以气味之有偏也。”明代之《景岳全书》也记载：“热者有热毒，寒者有寒毒，若用之不当，凡能病人者，无非毒也……”再者，古代所论之“毒”亦包含药物对人体会产生不良反应之意。如隋代巢元方之《诸病源候论》曰：“凡药物云有毒及大毒者，皆能变乱，于人为害，亦能杀人。”可见，传统上对药毒的概念认识包括药物的属性、偏性及对机体产生不利影响的毒性[2]。

2. 现代关于药毒的内涵

药物毒性主要反映药物的安全性，是指药物对人体产生的损害，可引起脏腑组织的病理损伤及功能障碍，使机体发生一定程度的变化[3]。除了药物本身所具有的毒性作用外，药毒还与药物使用的剂量、时间、个体差异等因素有关。目前，一些药物如激素类、免疫抑制剂类、抗生素类等在临床风险比较高，但尚无可替代的药物，在使用过程中多引起人体出现与治疗无关的系列临床症状。由于药物进入人体后，产生的代谢产物由肝脏和肾脏进行处理，故药物导致的毒性反应常见于肾脏和肝脏功能的损伤，尤其是西医学中肾脏的解剖和生理结构也决定了药毒更容易伤肾。肾脏血管丰富、迂曲环绕的解剖学特点，与肾小球滤过和肾小管重吸收等生理学特点，导致血液流经肾脏的时间更长，药物在肾脏中的浓度更高，容易对肾脏细胞产生毒副作用，从而抑制细胞中的酶活性，引起物质能量等代谢紊乱，最终造成肾小球滤过率下降、肾小管及肾乳头坏死、肾单位丧失等肾损害[4]。某些中药和化学药物用量过大或长时间使用可出现脏器损伤和毒性反应，均有其特有的病因病机演变规律和证候特征。如较长时间接受抗生素、利尿剂治疗的慢性支气管炎、肺水肿的患者，往往表现出舌质红或者绛，舌苔有裂痕或者舌苔黄腻而干，口燥无津，脉细数而滑等一系列阴虚证候[5]。又如激素类药物的使用也可以引起人体状态的变化，主要表现有阴虚、湿热、热毒等。因此，无论在使用中药还是西药的治疗过程中，均应重视药毒对人体造成的影响，诊疗疾病时也应综合考虑药毒病机。

二、药毒病机的特点

1. 药毒峻猛，致病危急

有毒的中药往往作用峻烈，病势上往往以“急”“凶”“危”为主要特点。剧毒的中药，其治疗效应与其毒副反应均较为强烈，其治疗剂量与中毒剂量也较为接近，一旦出现了急性中毒反应，往往发作急剧，传变迅速，病情危重[6]。如中药马钱子，早在明代《本草原始》中就记载了马钱子有大毒，其“能毒狗至死，亦能杀飞禽，今人多用毒乌鸦”。张锡纯在《医学衷中参西录》中对马钱子的治疗作用和毒副作用均有描述，“马钱子即番木鳖，其毒甚烈，而其毛与皮尤毒。然制之有法，则有毒者可致无毒。而其开通经络，透达关节之力，实远胜于他药也”。此后，马钱子引起毒性反应得到了公认[7]。现代研究证实，马钱子的主要毒性成分为士的宁和马钱子碱，当成人一次性服用 5～10mg 士的宁时即可发生中毒反应，达到 30mg 时可致死[8]。马钱子严重中毒时表现为神志不清、牙关紧闭、恶心呕吐、呼吸困难、颈项强直、角弓反张、大小便失禁等症状，中毒死亡者尸体可见暗紫色尸斑、心尖区和肺部散在出血点、肝脏与肠黏膜坏死等表现[8]。可见药毒对人体的组织器官与生理功能均有较强破坏作用，而药毒所致的机体组织器官形态与功能的损伤，如未及时治疗，往往可会导致畸形或基因突变、癌变等不可逆的损伤[6]。如在一项款冬花作用机制研究中，被含款冬花饲料连喂上百天的大鼠，有 2/3 产生了肝脏血管内皮肉瘤，其余大鼠亦存在肝细胞腺瘤、肝细胞癌、膀胱乳头瘤等病变，经分析表明是由款冬花中的吡咯双烷衍生物所致[9]。此外，关于石菖蒲和水菖蒲的药物研究表明，其内含有的 α－细辛醚对鼠伤寒沙门菌 AT98 有致突变作用，可使大鼠骨髓染色体畸变，并产生断裂效应。1971 年，美国食品药品监督管理局宣告菖蒲油中的 β－细辛醚具有致突变的效应[10]。总之，在临床中使用中药时，一定要考虑其毒副作用，对于药毒峻猛的药物，在使用时要更加慎重。

2. 发病特异，兼夹变数

药毒致病，一药可形成一毒，一毒又可以导致一种疾病，每一种药毒均有其各自特异的中毒临床症状和传变规律[6]。药毒致病可侵及全身多系统，如研究发现雷公藤甲素对肝脏、生殖和肾脏毒性的报道最多，尤其以肝损伤的研究最多[11]；大量服用杏仁可引起呼吸困难。针对不同药物毒性的特异性，需采用不同的解毒方式，如新斯的明中毒所致的“胆碱能危象”，可予阿托品对抗。此外，一部分中药通过配伍也可以达到减毒的作用，如生姜可以解半夏的毒。药毒致病往往也伴随多系统致病或存在症状的传变。如中药雷公藤中毒，初期可刺激消化系统，后期又会损及中枢神经系统，引起一系列胃肠道症状及中枢系统损伤等表现[11]。

3. 药毒留聚，蕴积难化

慢性中毒或者急性中毒期过后，毒素可能长期留聚在机体内，阻碍人体正常的气机运行，且药毒长期留聚，易生热生痰，造成痰浊、瘀血等病理产物蓄积，进而又作为致病因素，增加药毒致病后遗症发生的概率[6]。如应用激素类药物治疗皮肤病，长期使用反而会引起激素依赖性皮炎。药毒病机一般为，病初发时由药毒内伤，生热化火，伤津灼络，以邪实为主；病至后期，正气受损，遂转为正虚为主。

三、药毒病机的临床应用

对药毒致病的认识古人早有记载，如《尚书·说命》载“药弗瞑眩，厥疾弗瘳”，说明当时的药物多较为峻烈，服用后会引起头晕眼花的不适症状。东晋时期葛洪的《肘后备急方》中也有“治卒服药过剂烦闷方第六十七”“治卒中诸药毒救解方第六十八”。《太平圣惠方》中也有“凡药毒及中一切毒，皆能变乱，于人为害，亦能杀人，但毒有大小，可随所犯而救解之”。

药毒病机往往与其他病机存在差异，因此，在疾病证候特点与其发展规律和特征性表现有明显的差异时我们需要考虑药毒致病的可能性。考虑药毒病机时，首先要明确药物暴露史，并评估可疑药物与伴随风险所占的比重，以及药毒致病的生物学依据[12]，再根据药毒内侵的不同机制和临床表现进行辨识。

以肾脏病为例，无论中药还是西药，都更加容易损伤肾脏。这取决于肾脏自身的解剖结构与生理功能。肾脏丰富的血管、肾髓质具有逆流倍增机制及其排泄机体代谢产物的功能决定了药物易在肾组织蓄积，免疫复合物也容易在此沉积，从而对肾脏产生毒副作用，引起一些过敏反应、激活某些细胞因子的释放、损伤血管内皮、引起血管内溶血等，从而造成肾单位的损失，肾功能的下降[13]。常见的可对肾脏产生毒副作用的西药主要包括抗生素、造影剂等，中药有马兜铃、关木通、雷公藤等。其中马兜铃过量引起的马兜铃酸肾病，其对肾脏造成的损害往往是不可逆的，若没有做到未病先防，既病防变，会逐渐恶化发展至终末期肾病（ESRD）。对于本病预防可避免与本药物或含有本药物关键成分的药品接触，治疗时需了解本病的共通药毒病机。马兜铃肾病起于药毒所伤，继则脾胃受损，胃中浊气难降，脾气运化失司，水谷代谢障碍，故临床可见呕吐泄利；脾肾先后天之本俱损，气血生化乏源，故可见贫血；肾元受损，气化失司，水液代谢障碍，故可见水肿、少尿等；但在慢性病程中，由于肾失固摄，在早期也可见夜尿增多，肾功能严重受损，肾精流失，可见大量蛋白尿。总而言之，本病病性属本虚标实，并随着疾病进展，正气愈加不能胜邪，肾功渐损致衰竭。与慢性肾功能不全常规病机不同的是，患者阳虚及瘀血内阻的表现出现更早、更为突出。马兜铃酸肾病患者通常病情进展较快，预后差，目前尚缺乏有效的治疗方法，因此要尽可能避免使用该药物，或发生肾损害以后及时对症治疗[14]。

四、病案举隅

病案：王耀献教授治疗药物性肝损伤验案

徐某，男，58 岁，2016 年 7 月 30 日初诊。

病史：发现肝功能异常 2 周。患者于 2016 年 5 月体检发现血脂升高，胆固醇6.6mmol/L，低密度脂蛋白5.7mmol/L，予以瑞舒伐他汀10mg每日1次口服治疗。2016年7月13日复查发现肝功能异常，丙氨酸氨基转移酶（ALT）168.3U/L，天门冬氨酸氨基转移酶（AST）142.7U/L，γ-谷氨酰转移酶（GGT）198.6U/L，总胆红素（TBIL）26.6μmol/L，直接胆红素（DBIL）10.2μmol/L，间接胆红素（IBIL）16.4μmol/L。乙肝、丙肝标志物检查阴性。既往无肝病病史，无“肝炎”等传染病病史。无药物食物过敏史。现症见：脘腹胀满，胁肋不适，腰酸乏力，口干口苦，夜寐不宁，大便黏滞，日一行，舌质红，苔薄腻，脉弦。西医诊断：药物性肝损害、高脂血症；中医诊断：胁痛，肝胆湿热，肝肾不足。治疗方案：暂停降脂药物。中药处方：茵陈20g，栀子10g，车前草15g，柴胡10g，郁金10g，茯苓15g，丹参15g，陈皮10g，青皮10g，枸杞子15g，女贞子15g，五味子10g，炒谷芽15g，炒麦芽15g，14剂，水煎服。半月后复诊诸症减轻，继服上方。1个月后复查肝功：ALT 45.3U/L，AST 46.2U/L，GGT 88.5U/L，TBIL 24.8μmol/L，DBIL 10.6μmol/L，IBIL 14.2μmol/L，余无异常。

按：药物性肝损伤是指由于中药或西药的毒副作用造成的肝细胞损害，因其临床表现不同，可归于“胁痛”或“黄疸”范畴。该患者以转氨酶升高为主，胁肋胀满不适为主要表现，胆红素轻微升高，而无黄疸征象，故归属于“胁痛”范畴。其中医病机主要责之于药毒内侵，药毒壅滞肝胆，肝胆失于疏泄，脾胃转输功能失调，湿滞生热，并兼肝肾阴血不足之象。故而治疗当先停用引发肝损伤的药物，从源头截断本病病因，再以清热利湿、滋补肝肾之中药，保护受损肝脏细胞。方用茵陈、栀子、车前草以清利肝胆湿热，从小便而去；柴胡、郁金、丹参行气解郁，凉血活血，解肝脏之瘀毒；茯苓健脾助运，青皮、陈皮行气消胀，炒二芽健脾和中；枸杞子、女贞子、五味子滋养肝肾，肝血充足则肝疏泄得当，诸药合用则湿热可去，肝肾可养，疾病可愈。

参考文献

[1] 原思通. 对“中药中毒病例攀升”问题的思考 [J]. 中国中药杂志，2000（10）：3－6，12.

[2] 梁琦，谢鸣. 中药毒性及其内涵辨析 [J]. 中西医结合学报，2009，2：101－104.

[3] 曹俊岭，李学林，李春晓，等. 中成药临床应用专家共识（第一版）[J]. 中国药学杂志，2022，57（6）：502－506.

[4] 庄延双，蔡宝昌，张自力，等. 中药肾毒性的研究进展 [J]. 南京中医药大学学报，2022，38（5）：390－396.

[5] 吴齐国. 试探药源性阴虚痰饮 [J]. 四川中医，1987（10）：11.

[6] 陈清阳. 解“药毒”方药治则治法与配伍规律研究 [D]. 福州：福建中医药大学，2014.

[7] 张莉，李莉，杜冠华，等. 中药马钱子毒的历史认识与现代研究 [J]. 中药药理与临床，2018，34（4）：191－194.

[8] 杨玉琴，李琦，张宏桂. 马钱子药理和毒理学的研究进展 [C]. 中国毒理学会. 2016 年第六届全国药物毒理学年会论文集. 2016：448－453.

[9] 袁惠南，王秀文，阎永厚，等. 某些天然药物或其所

含化学成分的致突、致癌及致畸作用［J］. 中成药，1990（3）：36-38.

［10］朱敬，娄红祥. 中药不良反应类型及临床表现［J］. 中国药物警戒，2007（1）：35-38.

［11］严银银，张振强，曾华辉，等. 雷公藤甲素的不良反应及减毒研究进展［J］. 中华中医药学刊，2021，39（11）：139-143.

［12］任春霞，余自成. 药物性急性肾损伤的研究进展［J］中国新药与临床杂志，2019，38（5）：257-262.

［13］王质刚. 急性肾功能衰竭最新诊治进展［M］. 北京：人民卫生出版社，2001：74.

［14］姚勇. 中草药与肾损伤［J］. 临床儿科杂志，2005（12）：890-892.

第十式　杂合病机

杂合病机是指多个病机并存的现象，这种现象可能是由不同病因所引起，也可能是由病机转化所导致，也可能是两种以上的病理因素相互杂合而产生，而不同病机杂合会从多个方面错综复杂地影响机体病理变化，不仅诱发本病，亦会引起他病同时发病。简而言之，杂合病机往往多见于疾病合并症的病机，与本病的主要病机没有明确的因果和先后关系，但是两者会相互影响、相互促进。

一、杂合病机的特点

人体是一个复杂的系统，人所处的外环境也是很复杂的环境，所以疾病必然是一种复杂的病理过程，处于不断地运动变化之中，往往会出现多种病机并存的现象。不论是外感或是内伤，疾病的发生往往为多种致病因素侵袭人体，导致阴阳偏颇、寒热失调、气血津液运行失宜，因虚致实，多种病理因素共同作用于人体，侵袭不同病位，从而引起多种疾病。周仲瑛教授提出病机要素中的病因、病位、病性等都可以复合为患，病势多变是病机转化的基本特征，表现为多因复合、多病位复合、多病势复合[1]，疾病合并不同的疾病或病证时可出现不同的转归和预后，乃为两种甚至多种病机复合存在，相互影响所致。

1. 多病因杂合致病

中医学对于病因的认识由来已久。在独特的理论体系指导下，主要从致病因素的角度认识和分类，从而形成独特的中医病因理论[2]。最初《素问·调经论》中阴阳学说解释疾病原因及分类，并强调内因致病之重要性。发展到汉代张仲景在《金匮要略》中提出："千般疢难，不越三条。一者，经络受邪，入脏腑，为内所因也；二者，四肢九窍，血脉相传，壅塞不通，为外皮肤所中也；三者，房室、金刃、虫兽所伤。以此详之，病由都尽。"从发病机制解释疾病原因。至宋代陈无择《三因极一病证方论》中提出"三因"学说致病。之后，后世医家又概括为"内因""外因"两类。现如今，我们传统认为病因分为外感和内伤两大类，其中，外感以风、寒、暑、湿、燥、火等六淫为主，内伤则主要包括七情、饮食、劳倦、房室等。

病因有自己的阴阳寒热属性，不同的致病因素之间也会相互杂合、影响、胶结，不论外感还是内伤，在临床实际中，一病往往有多因。古代医家早就在临床实践中认识到这种多因杂合致病的现象。《素问·玉机真脏论》中记载"是故风者，百病之长也"，指出风邪致病为广，易与他邪相合而袭正虚之体，形成风寒、风热或风燥等杂合病机，正如叶天士在《临证指南医案》中所论，"盖六气之中，惟风能全兼五气，如兼寒则曰风寒，兼暑则曰暑风，兼湿曰风湿，兼燥曰风燥，兼火曰风火"。《素问·痹论》中指出，"风寒湿三气杂至，合而为痹也"，提示痹病的病因为风邪、寒邪、湿气三因杂合而成。《素问·六元正纪大论》云："四之气，溽暑湿热相薄，争于左之上，民病黄瘅而为胕肿""感于寒湿，则民病身重胕肿，胸腹满"，提出湿热、寒湿等杂合病因导致胕肿。严用和在《严氏济生方·消渴论治》记载，“消渴之疾，皆起于肾。盛壮之时，不自保养，快情纵欲，饮酒无度，喜食脯炙醯醢，或服丹石……由是消渴生焉”，认为消渴病的产生与过食肥甘，房劳过度，滥用丹药等多种内伤之因密切相关。《三因方》也指出“风寒、风湿、风温、寒湿、湿温，五者为并；风寒湿、风湿温，二者为合”，提出病邪往往多因复合存在。

西医学对疾病的发病机制进行分析，发现绝大部分疾病的起病进展比较复杂，往往责之于诸多因素，与多信号通路被激活有关。随着流行病学与医学统计学的发展，对疾病的中西医多因素预测分析日益增多，崔伟锋等发现病程、性别、家族史、肥胖、饮食、血压、头痛、水肿、气虚血瘀证、阴虚阳亢证等为原发性高血压病心血管事件发生的预测因素[3]；贾云飞发现年龄、性别、是否肝硬化、基线血小板计数和 HBV－DNA 定量是慢性乙肝发生肝癌的预测模型建立的相关因素[4]；南茜发现年龄、病程、胃肠实热证、脾肾阳虚证是糖尿病患者出现糖尿病肾脏病预测模型建立的相关因素[5]。不论是古代医家的理论，还是西医学的研究，都认识到疾病的发生发展都是多因复合，不能从一而论，治疗时要分清重点，主次兼顾。

2. 多病理因素杂合致病

一种疾病中，亦可有多种病理因素并存。对于多种病理因素杂合之病机，早在《灵枢·百病始生》就有论述，“外中于寒，若内伤于忧怒，则气上逆，气上逆则六输不通，温气不行，凝血蕴里而不散，津液涩渗，著而不去，而积皆成矣”，从而指出积聚主要由外感寒邪，内伤忧怒，导致气逆，而血瘀、水湿等多种病理产物杂合而致。《温疫论》也指出，“邪热久羁，无由以泄，血为热搏，留于经络，败为紫血”，从而形成血热互结之杂合病机。叶天士《临证指南医案》曰：“痿镇在下，肝肾病多，但素饮必有湿热，热瘀湿滞，气血不行”，提出热、瘀、湿滞多种病理因素导致痿证。现代医家也逐渐对多种病理因素杂合病机有了一定的研究，如“因湿致瘀”“湿热致瘀”“痰瘀相关”等[1]。在实际临床中，一些慢性病，或者复杂难治性疾病，由于疾病日久，或者病情复杂，常致痰、热、瘀、湿、毒等多种病理产物杂合，终致病情缠绵难愈。如高脂血症表现为血液中胆固醇、低密度脂蛋白、甘油三酯升高，可导致动脉粥样硬化、冠心病、脑卒中、胰腺炎等。中医学认为，高脂血症的病理机制主要为“本虚标实”，“虚”主要为肝、脾、肾功能失调，脾为生痰之源，肝调节津液运行，肾主水，对水液代谢起主导作用，三者功能失调，可导致津液代谢异常，使脂质生成过多，或者排出过少，形成痰浊、湿阻、瘀血等病理产物，造成血液中的脂质过多，产生高脂血症。再如糖尿病肾病，初期为气阴两虚，随着病程进展，脏腑亏损，内热化生，加之肾络细小狭窄，内热不断积聚，致血凝成瘀，炼液为痰，最终导致热、痰、湿、瘀等多种病理因素互相杂合[6-7]，致病情复杂难治。

3. 病位病性杂合

一切疾病及其各个阶段的辨证，都包括病位、病性两个方面。病位，即病变部位，人作为一个整体，可细分为表里、阴阳、脏腑、经络等不同部位，病因作用于人体，可导致某个部位或多个部位的病变；病性，即病变的性质，是由相应的病因病机所决定的，总的来说，包括寒、热、虚、实四大方面。

病位杂合可见于《伤寒论》中的“合病”之说，“合病”指伤寒病二经或三经同时受邪，起病即同时出现各经主症。“阳明少阳合病，必下利，其脉不负者，为顺也”，“三阳合病，脉浮大，上关上，但欲眠睡，目合则汗”，皆在此类。柯琴在《伤寒论翼》中进一步阐述了阴经与阳经合病的情况：“太阳病而脉反沉，便合少阴；少阴病而反发热，便合太阳；阳明脉迟，即合太阳；太阴脉缓，即合阳明。少阳细小，是合厥阴；厥阴脉浮，是合少阳。”病位合病究其本质亦在病机，在治疗时应抓住两经或多经合病的病机而治。如《伤寒论》中有三处描述因二经合病所致下利，而其病机各有所异[8]，其中太阳少阳合病是因外感后少阳枢机不利，郁火下迫大肠而致热利，治疗在于清少阳之热而疏其气机，故选用黄芩汤；太阳阳明合病所致下利为太阳表郁太过，内迫阳明，邪入胃肠，传导失司而致，治疗而以葛根汤解表祛邪治之，即后世所言“逆流挽舟”法；另外阳明少阳之合病所致下利，其病机之本在于宿便内积加之少阳枢机不利所致的热结旁流，应治以通腑泻肠，通因通用。病位杂合所致病机往往较为复杂，同样的症状可能责之于不同的病位，治疗时详查其脉证及其他兼症，根据不同病位及其相互杂合的病理特点把握其杂合病机而治。

如肾脏疾病中因外感导致肾炎反复发作引起水肿，既有双下肢水肿、小便不利、脉沉等心肾阳虚之少阴经的表现，又有恶寒发热、颜面水肿等外邪犯表、肺失通调之太阳经的表现，切实贴合了杂合病机的病位杂合之理，故临床可用麻黄附子汤合五苓散加减。

除了《伤寒论》中“合病”的范畴，中医理论中最常见的病位之杂合是表里同病。人体作为一个有机的整体，脏腑相通，疾病可由表入里或由里出表，也可表里同时致病，代表病位的浅深、病情的轻重及病机转化的趋势。《素问·咳论》曰：“皮毛者，肺之合也，皮毛先受邪气，邪气以从其合也。其寒饮食入胃，从肺脉上至于肺则肺寒，肺寒则外内合邪，因而客之，则为肺咳”，提出“外内合邪”而致病，启发后世医家采取表里同治之法。小青龙汤就是代表方，内有水饮，复感外邪，故仲景用桂枝、麻黄解表邪；细辛、五味子调肺气；同时又用半夏、生姜散水饮，表里同治，达到解表蠲饮之效，现代医家常用于治疗慢性阻塞性肺疾病合并肺部感染，临床可酌情合用麻杏石甘汤。再如解表攻里之大柴胡汤、解表清里之葛根芩连汤、解表温里之柴胡桂枝干姜汤，以及后世的防风通圣散、石膏汤、五积散都是表里同治代表方。

病性杂合常见于寒热错杂之病机。《素问·阴阳应象大论》中载：“水火者，阴阳之征兆也”，水为寒，火为热，从阴阳来看，阴阳偏盛偏衰形成寒热。《灵枢·刺节真邪》云：“阳胜者则为热，阴胜者则为寒。”《素问·调经论》云：“阳虚则外寒，阴虚则内热；阳盛则外热，阴盛则内寒。”阴阳有消长，寒热有进退，但由于病邪及人体之多变复杂，也可形成寒热错杂的病机[9-10]。正如《灵枢·师传》载，“胃欲寒饮，肠欲热饮，两者相逆，便之奈何”，指出胃肠寒热错杂之症。《伤寒论》对于寒热错杂的论治较为丰富，书中的麻黄升麻汤、三泻心汤及黄连汤、干姜黄芩人参汤、乌梅丸等都是寒温并用，但其针对之杂合病机并不完全一致，其治疗疾病与治疗重点也各有所异。

麻黄升麻汤的病机在于太阴、少阴之脾肾不足，而阳邪内陷厥阴郁而化热伤阴，故要在清温并用的基础上加入升麻升阳、麻桂散邪，以及茯苓、天冬、当归等补虚之物；乌梅丸的病机在于肝火妄动而中寒不化，甚至出现阴阳相拒，所以要加强其清温之力，同时以乌梅酸收，人参、当归安中，配伍辛开苦降之品，取扶土抑木之意，以防邪内陷；干姜芩连人参汤对标的病机是脾虚寒而胃中热，常表现为食入不化而吐，所以治疗时要加入健脾益气之人参，增强辛开苦降之功；黄连汤的病机是肠寒胃热，但因其寒凝之力较干姜芩连人参汤证更甚，甚至出现寒凝腹痛，所以此方在清、温、补的基础上加入桂枝以增强通阳散寒之功；半夏泻心汤、生姜泻心汤、甘草泻心汤均治疗中焦脾胃虚弱所致寒热错杂，用药之法与前面两方相似，主要是辛开苦降，寒热并调，并稍补中焦之虚，而甘草泻心汤增强了和中之力，生姜泻心汤增强了辛散之功，在临床上要斟酌以用。

二、杂合病机的临床意义

在临床中，杂合病机主要指的是合并症的病机，其产生可能先于或后于本病的病机，但是两者之间既有明显差异性，又存在一定的共通性，且互相影响。比如在西医学中，高血压、糖尿病、高脂血症作为脑血管疾病常见的合并症，这几种疾病均与胰岛素抵抗、肥胖、内皮功能障碍，以及肠道菌群紊乱[3]等因素密切相关。从中医角度来看，这几种疾病多与痰、湿、浊、瘀等病理因素密不可分，但是不同合并症在起病特点、脏腑定位、病势预后等方面存在差异，如高血压多与肝阳上亢、肝风上扰密不可分；糖尿病多缘起于“二阳结”之内热；而高脂血症又偏于痰浊不化之机。再如王娟等对慢性心力衰竭（CHF）合并症与中医证型进行回归模型分析，结果提示 CHF 合并高血压患者中肝阳上亢、痰湿、肾虚证更多见；CHF 合并糖尿病患者中水停、痰浊证更多见；而 CHF 合并高脂血症患者中血瘀、阴虚及痰浊证更多见[11]。

从本病的角度分析，合并症的杂合病机在一定程度上可以影响和改变本病的病机，所以在多病杂合时既要抓住其重点，又要兼顾杂合病机，这是非常必要的。

三、杂合病机的临床应用

病有所治，而有所不治，尤其是一些比较复杂的疾病，比如肿瘤、自身免疫性疾病等多系统性疾病，或是老年人多种慢性疾病合并的情况，每种疾病都治疗、每个症状都改善并不符合临床实际。现在西医认为，大部分合并症之间没有明确的联系或联系甚微，治疗时以对症分治为主，但中医从杂合病机入手一定程度上可以兼而治之，在治疗本病的基础上兼顾合并症，可发挥独特优势。

杂合病机的治疗目的是使中医药在针对互相联系又各有所异的疾病病机时聚焦治疗重点，避免因小失大，两利相权取其重，两害相权取其轻，轻则杂合以治，从整体出发，兼顾本病与合并症的病因、病性、病位、病理因素和病势转归等，重则置本病的主要病机于不顾，抓住主要矛盾，重点针对杂合病机，改善合并症，提高患者生活质量，以防杂合病机加重或影响本病的主要病机。

1. 杂合以治

喻昌在《寓意草》中提出“治杂合之病，必须用杂合之药”的观点，意指治疗病因病机复杂多变的疾病，不能仅采用单一的治法，需要多证、多病兼顾，所以现代合并症的治疗，要通过分析其复合之病因、病位、病性、病势等，尽量兼顾本病的主要病机和杂合病机，合而治之。在临床中慢性肾功能不全可合并呼吸系统疾病，如肺心病、胸腔积液等，在中医中归属于“喘证”“水肿”“癃闭”“痰饮”等范畴。从中医角度来分析，患者素体脾肾亏虚，水不护金，不能助肺纳气，土不生金，肺之气阴愈虚，肺失宣降，水失通调，三焦气化失职，水液代谢失常进一步加重，同时兼有痰瘀等病理产物，形成杂合病机，治以益气软坚，化气利水为主，方由生黄芪、党参、葛根、红花、生牡蛎、桂枝、茯苓、海藻、龟甲、苏子、葶苈子、桑白皮等组成。

临床中常见的代谢综合征亦是病机杂合的代表，其主要特点为高血糖、高血压、肥胖、血脂紊乱、高尿酸血症等合并出现，共同的病理生理基础为胰岛素抵抗[12]。中医归属于“肥胖”“腹满”“胸痹”“眩晕”等范畴。众多医家均认为代谢综合征为先天禀赋不足、多食少动及情志因素等多病因杂合致病，病位主要为肝、脾、肾。脾肾亏虚，致痰、浊、瘀、热等病理因素堆积；肝脾肾三脏失调，导致脏腑功能虚损，气血逆乱或衰败，阴阳失调，虚实夹杂，形成杂合病机[13-15]。故治疗时多脾肾同治，健脾益肾为主，兼以调肝、活血、化痰、祛痰、排浊杂合以治[15]。从中医的角度讲，越鞠丸主治的病理因素为气、血、痰、火、湿、食杂合，朱丹溪以苍术、香附、川芎、神曲、栀子等分解诸郁，六郁通治，是治疗杂合病机的代表方剂。

2. 置本病于不顾

喻昌在《医门法律》曾说："新病可急治，久病宜缓调。"临床上有一些疾病发生或者进展到一定程度后，其预后往往较差，病势难以逆转，改善本病已经不是此阶段的治疗重点，此时应把杂合病机放在首位，暂时置本病于不顾，通过治疗其合并症延缓病情进展，延长患者的生存周期，改善其生活质量。如恶性肿瘤后期患者，常合并睡眠障碍、焦虑状态、便秘等，重点要扶其正气，畅其情志，壮其饮食，保证其纳便正常；慢性肾脏病晚期尿毒症患者，常合并失眠、水肿、高血压、慢性心功能不全等，应重点调护患者饮食及二便，控制血压、血糖、血脂，保护其心功能，防止合并症进一步加重病情；全身合并多种慢性疾病的老年人，针对每种疾病都进行治疗并不符合实际，应在维持其基础治疗，整体辨治的基础上尽量改善老年人群常见的睡眠障碍、营养不良等合并症。

四、病案举隅

病案一：太阳阳明合病案（《经方实验录·泽泻汤证》）[16]

庆孙（七月二十七日）：起病由于暴感风寒，大便不行，头顶痛，此为太阳阳明同病。自服救命丹，大便行，而头痛稍愈。今表证未尽，里证亦未尽，脉浮缓，身常有汗，宜桂枝加大黄汤。

川桂枝（三钱）　生白芍（三钱）　生草（一钱）　生川军（三钱）　生姜（三片）　红枣（三枚）

按（原书）：治病当先解其表，后攻其里，此常法也，前固言之稔矣。余依临床所得，常有表解之后，其里自通，初不须假药力之助者。缘先表束之时，病者元气只顾应付表证，不暇及里，及表解之后，则元气自能反旋对里。夫元气之进退往返，谁能目之者，然而事实如此，勿可诬也。故余逢表束里张之证，若便闭未越三日者，恒置通里于不问，非不问也，将待其自得耳。

若本汤之合解表通里药为一方者，又是一法。然其间解表者占七分，通里者占三分，不无宾主之分。以其已用里药，故通里为宾，以其未用表药，故解表为主，双管齐下，病魔遁乌有之乡，彼元气主帅乃高枕而无忧。

病案二：王耀献教授治疗心肾综合征验案

王某，男，70岁，2017年9月6日初诊。

病史：冠状动脉粥样硬化性心脏病15年，血肌酐升高4年。患者4年前体检时发现血肌酐升高，尿蛋白阳性，具体数值不详，伴双下肢、颜面水肿，时有活动后喘憋气促、夜间憋醒。现为求进一步诊治就诊我院。症见：乏力，下肢水肿，胸闷气短，不能平卧，面色暗，眠差，大便可，小便可。舌红苔白，脉沉。检查：血肌酐270μmol/L，24小时尿蛋白定量0.7g。此为心肾气虚兼血瘀、湿浊。治以益气活血，利水散结。药用：生黄芪50g，党参15g，葛根30g，红花10g，生牡蛎30g，海藻30g，龟甲10g，猪苓15g，泽兰15g，桂枝10g，茯苓30g。半月后复诊，乏力、胸闷气短、水肿明显改善，可平卧。上方加水蛭3g，半月后三诊，水肿、胸闷气短消失，复查血肌酐220μmol/L。

按：该患者为老年男性，冠心病病史 15 年，心气渐衰；慢性肾衰竭病史 4 年，肾气渐亏。心肾亏虚，水火不济，不能蒸腾气化水液，导致水湿内停；“气为血之帅”，心肾亏虚，不能推动血液运行，瘀血内生。日久形成心肾气虚、水湿瘀血内停的杂合病机，故治疗以益气活血、利水散结为主。方中重用黄芪大补心肾之气，利水消肿，佐党参益气，葛根、红花活血化瘀，生牡蛎、海藻、龟甲消癥散结，再伍以桂枝温阳利水，助心行气，猪苓、泽兰活血利水而不伤阴。诸药合用，体现心肾同治、杂合以治之治法，共奏益气活血、利水散结之效。

病案三：五积散治疗鼓胀案[17]

黄某，男，42 岁，农民，1972 年 9 月 14 日初诊。

病史：腹痛 1 个月。5 天前冒雨劳动，淋湿全身，当晚形寒怕冷，全身酸痛，腹如抱瓮，青筋怒张。纳食不佳，大便不解。苔白滑，脉浮紧。治以外疏内畅。药用：枳壳 9g，茯苓 9g，半夏 9g，归尾 9g，桃仁 9g，白芷 9g，槟榔 9g，苍术 6g，川芎 6g，桔梗 6g，川朴 6g，桂枝 6g，干姜 6g，青皮 6g，大腹皮 12g，陈皮 4.5g，麻黄 3.6g。4 天后复诊，诸症缓解，然纳食尚差，脘腹仍饱胀，苔白，脉弦。前方去麻黄，加蔻仁 4.5g，神曲 9g，苏梗 6g，槟榔减为 6g，服 3 剂后而愈，继用香砂六君子汤善其后。

按：五积散乃《仙授理伤续断秘方》所载之千古名方，具有祛风散寒、祛湿和胃、化痰活血、行气消积等诸多功效，主治寒、食、气、血、痰五积之证[18]。本例患者，素有胃肠积冷，脾阳受损，运化失职，停湿酿痰，加之寒湿外袭，气血运行阻滞，而出现腹如抱瓮，青筋怒张等症。故治疗以五积散去甘草，加大腹皮、青皮、槟榔，理气达下，大便得以通畅，寒湿外解，疾病而愈。

参考文献

[1] 叶放，周学平，周仲瑛．复合病机转化论初探［J］．中医杂志，2010，51（10）：869－871，874．

[2] 薛进旭．《黄帝内经》“三因观”理论研究［D］．兰州：甘肃中医药大学，2022．

[3] 崔伟锋，刘萧萧，韩静旖，等．原发性高血压病心血管风险因素分析［J］．中国全科医学，2020，23（22）：2797－2803．

[4] 贾云飞．慢乙肝发生肝癌风险预测模型的建立及中西医结合治疗对乙肝肝硬化患者肝癌发病的影响［D］．北京：北京中医药大学，2017．

[5] 南茜．2型糖尿病进展为糖尿病肾脏病微量蛋白尿期风险预测模型的研究［D］．北京：北京中医药大学，2019．

[6] 王耀献，刘尚建，付天昊，等．肾络微型癥瘕三态论探析［J］．北京中医药大学学报（中医临床版），2010，17（3）：17－18．

[7] 高亚斌，郭敬，苗润培，等．王耀献清热消癥法治疗糖尿病肾病经验［J］．北京中医药，2020，39（2）：152－154．

[8] 侯彬．少阳病机理与证治研究［D］．南京：南京中医药大学，2011．

[9] 骆文斌，吴承玉．寒热错杂证的病因病机与治法探析［J］．中医药学刊，2005（12）：2229－2230．

[10] 张北华，唐旭东．仲景经方在寒热错杂证中的临证运

用思路［J］. 四川中医，2012，30（3）：41－43.

［11］王娟，陈婵，赵慧辉，等. 慢性心力衰竭中医证型与其合并症的相关性研究［J］. 中国中西医结合杂志，2014，34（2）：141－145.

［12］刘雄，石孟琼，罗涛，等. 中西医对代谢综合征的认识及其防治［J］. 湖北中医杂志，2011，33（7）：26－27.

［13］杨宇峰，陈红谨，石岩. 代谢综合征中医病因病机理论框架结构研究［J］. 中华中医药杂志，2016，31（1）：259－261.

［14］顾颖杰，王晖. 代谢综合征中医病因病机初探［J］. 浙江中医药大学学报，2015，39（1）：22－23，27.

［15］徐远. 中医治疗代谢综合征的思路与方法［J］. 中医杂志，2003（4）：301－302.

［16］曹颖甫. 经方实验录［M］. 北京：学苑出版社，2008：87－88.

［17］阮玉东. 潘梅月老中医应用五积散的经验［J］. 浙江中医学院学报，1980（3）：20－21.

［18］辛小红，姚蓝. 五积散临证举隅［J］. 辽宁中医杂志，2014，41（10）：2098－2099.

第十一式　对症病机

对症病机指的是针对患者某一症状的共性病机，如疼痛，共性病机是“不通则痛”，治疗就是“通则不痛”，相当于我们经常所说的对症治疗。“症”是疾病最直观的外在表现。无论何种医学，对疾病的认知首先是从症状开始，病机的认识亦是基于临床症状群。但是在临床实践中，应在把握疾病整体病机基础上，同时针对某些典型症状辨机论治。

一、对症病机的特点

1. 实用性

对症病机具有实用性强的优势。临床上常会遇到某些疾病病机复杂，病、证一时难以明确，但又不能不进行诊治，此时，辨明主症病机成为一条可行之道。在临床上针对主症病机治疗，可以使很多复杂问题简单化。无论是疾病病机错综复杂，还是症状表现杂乱无章，临证时我们只需要抓住主症这个最主要的矛盾，辨机施治，待主症平复后，再顺势一举拿下，则诸症自解，正所谓“摧其坚，夺其魁，以解其体”，此亦兵法“擒贼先擒王”之意。比如仲景桂枝证的脉象是浮缓，缓就是心率慢的意思，所以桂枝可以治疗心动过缓，而现代药理研究也明确指出桂枝具有强心、增加心率的作用，所以临床遇到心率慢的患者，可以对症加入桂枝。再如国医大师吕仁和的“脊瓜汤”，由狗脊、木瓜、续断、牛膝与桑寄生组成，以缓解腰酸腿痛症状为主；又如酸枣仁治疗失眠等，都是以缓解症状为主要目的。所以，对症治疗实质上都是将错综复杂的病机简单化，是临证中重要的诊疗方法。

对症病机在针灸治疗中更是占有主导地位。针灸治疗中常有“重症轻证”的说法[2]，《灵枢经》中介绍的很多针法都属于对症治疗的范畴。阿是穴的应用是典型的对症治疗手段。孙思邈《备急千金要方》载，“有阿是之法，言人有病痛，即令捏其上，若里当其处，不问孔穴，即得便快成痛处，即云阿是，灸刺皆验，故曰阿是穴也”，正所谓“以痛为腧”。以局部取穴配合阿是穴是针灸常用的对症治疗的方法，如头痛首先辨头痛的部位，阳明头痛则局部取阳明经的穴位头维、阳白、印堂配合阿是穴，少阳头痛局部取风池、太阳、率谷配合阿是穴，太阳头痛局部取天柱、后顶配合阿是穴等，这两种取穴方法的联用，使得针灸对疼痛的治疗往往具有立竿见影的效果。《针灸大成》载“人体八要穴歌”是对症治疗的典型代表之一，即“肚腹三里留，腰背委中求，头项寻列缺，面口合谷收，心胸取内关，小腹三阴谋，坐骨刺环跳，腿疼阳陵透”，指出不同部位、不同症状的主要治疗穴位。近年来经外奇穴也不断增多，这也与针灸“重症轻证”有很大的关系，如安眠、牵正、定喘、腰痛点等，从穴位名称就能判断出它能够解决的主要症状。除了针刺，对症治疗在灸法中也有重要作用，如隔姜灸具有温胃止呕、散寒止痛的作用，可用于因寒所致的呕吐、腹痛及风寒痹证等。对症治疗还体现在中医的其他治法方面，如推拿、拔罐、刮痧等。

2. 灵活性

对症病机具有灵活性的优势。在《中医内科学》[3]课本中介绍了50种中医常见病，涉及的处方数不胜数，几乎所有处方后面都写到“加减”二字，例如，感冒章节中的“风寒感冒”，方用葱豉汤加味或荆防败毒散加减。为什么明明都是风寒感冒，处方却并不完全相同。那是因为患者的症状不一样，就得随症加减，“加减”二字就是针对患者症状而言的。如纳谷不馨，可加焦三仙（炒神曲、炒山楂、炒麦芽）消食健胃，失眠多梦则加枣仁、远志养心安神。《伤寒论》中随症加减的条文亦比比皆是，如小柴胡汤证原文中“若胸中烦而不呕者，去半夏、人参，加栝楼实一枚；若渴，去半夏，加人参合前成四两半，栝楼根四两……”指出根据不同症状加减用药的临床治疗方法。

此外，对症病机还可以指导组方用药及配伍。君、臣、佐、使，是各个方剂的主要组成结构。明代何柏斋《医学管见》中指出，大抵药之治病，各有所主。主治者，君也；辅治者，臣也；与君相反而相助者，佐也；引经及引治病之药至于病所者，使也。其中君药就是针对主病或主症的药物，使药是引经药或调和的药物。其中引经药也是典型的对症治疗药物，如张元素在《医学启源·各经引用》中详细指出了六经的主要引经药物：“太阳经，羌活；在下者黄柏，小肠、膀胱也。少阳经，柴胡；在下者青皮，胆、三焦也。阳明经，升麻、白芷；在下者，石膏，胃、大肠也。太阴经，白芍药，脾、肺也。少阴经，知母，心、肾也。厥阴经，青皮；在下者，柴胡，肝、包络也。以上十二经之的药也。”

3. 应急性

对症病机还具有应急性的优势。正所谓“急则治其标，缓则治其本”，危急重证具有来势凶猛、发展迅速、变化多端、病势危重等特点，稍一延误，往往危及生命，因此快速缓解症状尤为重要，而对症治疗恰恰就是针对症状而进行治疗的。李时珍在《本草纲目》中记载，蕲州一妇女患小便癃闭，小便不通，一医用猪脬一个，吹胀后按上翎管，插入病者尿道，再用手搓转猪脬，不久，即尿液大流，李时珍称此为“技巧妙术”，即针对尿潴留这一主要症状所用之法。搐鼻通窍法是中医学中简便有效的急救方法之一，是向患者鼻腔吹入具有芳香通窍功效的药物粉末，通过刺激鼻黏膜引起喷嚏，从而使昏迷患者苏醒的方法。如《丹溪心法附余》中记载：“治卒中风邪，昏闷不醒，牙关紧闭，汤水不下。细辛（洗，去土、叶）猪牙皂角（去子）各一钱，上为末，每用少许，搐入鼻内，候喷涕，服药。”现在临床中的一些中成药也是针对临床主要危急症状治疗的。如“凉开三宝”之一的安宫牛黄丸，对于痰热、热毒闭阻导致的热病神昏谵语、中风昏迷疗效颇佳，再如云南白药的止血作用，速效救心丸缓解心绞痛的作用，亦是针对主症的主要病机组方治疗。

实际上，中医急则治标的治疗原则与西医学不谋而合，正如当患者突然心脏骤停时，我们首先要做的是心肺复苏，让患者尽快恢复自主呼吸和心跳，而不是去分析、判断他心脏骤停的原因从而延误最佳治疗时间。

二、对症病机的临床意义

1. 对症病机是认识疾病的始源与基础

“症”是疾病最直观的外在表现。无论何种医学，对疾病的认知首先是从症状开始，甚至由一些症状演变成病名，如《黄帝内经》中的头痛、咳嗽、胸痛、呕血、胁痛、黄疸、腹痛、便血、水肿等[1]，成为常用的中医病名。相应地，治疗学的发展首先也是围绕解决症状开始的，如对中药的认识，就是来源于某种药物对于特定症状的改善作用，如《神农本草经》云，“葛根，味甘，平。主消渴，身大热，呕吐，诸痹，起阴气，解诸毒”，说明葛根可以治疗消渴、发热、呕吐等症状，并未指明“升阳举陷、发散邪气”等功效。

可以说，中医学作为一门古老且具有发展活力的科学，对症治疗在最初始的中医临床中发挥了中流砥柱的作用。在古代医学水平不发达，对疾病认识肤浅的情况下，正是靠着这种“哪病治哪”的对症治疗，中医学才能积累更多的经验，才有了今天“百花齐放”的理论体系。

2. 辨症之“机”是缓解疾病的重要手段

中医古籍中的许多验方效方都是对症治疗的经验总结。如《神农本草经》中指出乌头止痛，葛根可以治疗消渴、发热、呕吐等症状。《黄帝内经》所出 13 方，亦是属于对症治疗。张仲景的《伤寒论》中更是提出许多专病专方，如治疗肠痈的大黄牡丹汤，治疗胸痹的瓜蒌薤白白酒汤，而对于兼次症的治疗，仲景也给我们很好的启示，如小青龙汤附注“若渴，去半夏，加栝楼根三两；若微利，去麻黄，加荛花……若噎者，去麻黄，加附子一枚……”但所有解决症状的治疗手段，其根本仍是围绕其病机施治。

以“头痛医头”为例，头痛剧烈难忍时，治疗首当止痛，但单纯止痛只能缓解一时症状，并不能解决头痛的根本原因，因此需要进一步辨明头痛的病因病机，治疗才能有的放矢。比如外感风邪之头痛，治以祛散外邪为主，多用风药；瘀血阻络之头痛，治以活血通络为主，多用活血化瘀之品；肝阳上亢之头痛，治以平肝潜阳为主，多用平肝滋阴之品。临床上在针对病机治疗的同时，应加用金铃子散等止痛之方对症治疗，既缓解患者一时之痛，又可从源流阻断病情反复。

或如功能性汗出的患者，若纯用牡蛎、麻黄根等止汗之品，短时间内病情尚可缓解，但若不辨机论治，则难以久效；反之若不能尽快缓解症状，患者不待，可能转投他医，造成病情反复难愈。又如伴有严重失眠的患者，失眠与疾病相互影响，形成恶性循环，若未解决患者最痛苦的症状，可能影响临床疗效，但运用大量安神之品对症治疗，则能立即调节患者的精神状态，使神安而效显，从而达到缓解病情的作用，令药到而病除。

病机是症的决定因素，症是捕捉病机的一种手段。辨症状，特别是辨症状之病机对诊治疾病同样非常重要，既不能“只见树木，不见森林”，亦不能“只见森林，不见树木”，二者缺一不可，只有二者结合，才能全面认识疾病，用药有据，施之有效。

三、对症病机的临床应用

1. “头痛医头”

对于头痛而言，当然要先想办法解决头痛，这点无论中医、西医都是一致的。西医可以用非甾体抗炎药等止痛药，中医也有缓解疼痛的验方，如川芎茶调散或者金铃子散、延胡索等，这些对标治疗的方法，往往能及时缓解病痛。在解决症状后可以通过系列检查来寻找头痛的病因，明确病因是中枢神经系统占位、感染，还是心血管疾病、风湿病、神经官能症等，从而有针对性地选择手术、抗感染、血管扩张药物、免疫抑制剂或神经营养药物等对因治疗。中医则可以结合对症病机进一步论治，比如风寒头痛多用川芎茶调散，血瘀头痛多用通窍活血汤，气虚头痛多用顺气和中汤，同时还可以结合头痛部位、性质，加入相应的“引经药”，如《丹溪心法·头痛》所言，“头痛须用川芎，如不愈各加引经药。太阳川芎，阳明白芷，少阳柴胡，太阴苍术，少阴细辛，厥阴吴茱萸”，以求能直达病所，事半功倍，在从根源治疗的同时，追求即时疗效，这也是患者所能即刻感受到的疗效。

2. 代谢综合征的对症（指标）治疗

时至今日，中医临床较古代发生了明显的变化。在古代，望闻问切是收集患者信息的主要手段，而随着时代的进步，各种理化指标的广泛普及和应用，很多疾病在潜伏期或无症状期就可以被检测出来。这样就产生出一个大问题，那就是无证可辨，因为患者没有任何症状，只是理化指标提示异常，这种情况下对“症”治疗就发挥了它的优势。此处的“症”不是针对患者的症状，而是其异常理化指标。理化指标作为一种微观的症，是对中医四诊的延伸和补充，丰富了对症病机的内涵。

随着现代生活水平的提高，糖尿病、高血压、高脂血症等疾病的发病率越来越高，血糖、血压、血脂的达标成为治疗的首要目标，中医临床中也需要重视对于疾病临床指标的改善。对于糖尿病的患者，我们在辨病论治的基础上可以加入调节血糖的药物，如黄芪、生地黄、葛根、鬼箭羽等；对于高血压的患者，可加平肝潜阳之品，如天麻、石决明、钩藤、菊花等对症降压；对高脂血症的患者，可加入降脂泄浊之品，如生山楂、决明子、红曲、五谷虫等。再如恶性肿瘤晚期，患者已经失去了手术的机会，接受放化疗之后，副作用也随之出现，严重影响患者的生活质量，此时中药的对症治疗则会发挥重要的作用。而且随着中药制剂的现代化，中药单体对疾病的治疗日益受到大家的重视，这也进一步促进了对症治疗在临床中的应用，如赤芍可以降低糖尿病肾病的血肌酐、尿素氮、24 小时尿蛋白等[4]。因此在临床上，我们还可以根据中药的药理作用而随症加减，从而更好地治疗疾病。

虽然对症治疗有诸多优点，但我们在临床上也不能只重视“对症”而轻视“病机”，应正确认识疾病症状与病机的关系。症状为病机的外在表现，病机为症状的内在本质，若只单纯重视“对症”治疗就会过于肤浅、片面，就会失去整体观[5]；若只单纯重视病机治疗就会过于僵化、教条，就会失去灵活性和针对性。总之，对症治疗是针对病机治疗的补充，临床上既应防止对症治疗片面性、绝对化，又要有所侧重，把握好对症与病机的关系，综合论治，分清主次，灵活运用，才能更好地为临床服务。

四、病案举隅

病案一：王耀献教授应用天麻钩藤饮加蜈蚣、僵蚕治疗头痛验案

张某，女，48 岁，2018 年 5 月 23 日初诊。

病史：患者 1 个月前因心情不畅出现左侧偏头痛，头痛频发，时而其痛如刺，入夜尤甚。症见：左侧偏头痛，头痛如刺，情绪波动时加剧，纳可，眠欠佳，二便调。舌暗，苔白腻，脉弦细。既往高血压病史 10 年，糖尿病病史 10 年。考虑肝阳上亢，瘀血阻络，治以平肝潜阳，活血通络。处方以天麻钩藤饮加减合僵蚕、蜈蚣。用药如下：天麻 10g，钩藤 9g，柴胡 10g，黄芩 10g，栀子 10g，白芍 15g，杜仲 10g，川牛膝 15g，桑寄生 15g，菊花 15g，川芎 10g，葛根 20g，陈皮 10g，僵蚕 10g，蜈蚣 1 条。半月后复诊患者头痛减轻，发作次数和频率皆有降低。

按：本患者中年女性，年近“七七”，肝肾亏虚，天癸将绝，加之平素忧思恼怒，气郁化火，水不涵木，肝阳上亢，故见头痛频发，情绪波动时加剧；患者高血压、糖尿病基础病日久，络行不畅，血瘀气滞，清窍失养，不通则痛，故见头痛如刺，痛有定处；舌暗，苔白腻，脉弦细，四诊合参，辨证为肝阳上亢，血瘀阻络。该患者对证病机为肝阳上亢，故方药以天麻钩藤饮为主，平肝潜阳治其本；对症病机为血瘀阻络，不通则痛，故针对其对症病机加用僵蚕、蜈蚣破血逐瘀、通络止痛以缓解其症状。复诊可见患者头痛病情减轻，止痛效果显著。

病案二：王耀献教授应用脊瓜汤治疗腰痛验案

刘某，男，48 岁，2016 年 8 月 17 日初诊。

病史：患者慢性肾功能不全病史 3 年。长期于王耀献教授门诊服用中药治疗，基础方为黄芪 30g，当归 10g，海藻 30g，丹参 20g，鳖甲 10g，生牡蛎 15g，生龙骨 15g，酒大黄 10g，陈皮 10g，姜半夏 10g，随症加减用药。1 周前因搬抬重物出现腰痛，腰部弥漫性疼痛，无下肢牵涉痛，伴活动受限。刻下：腰部疼痛，活动或受风加剧，周身乏力，活动受限，纳可，因疼痛入睡困难，二便调。故于处方中加入狗脊 10g，续断 10g，牛膝 10g，桑寄生 10g，木瓜 10g，以强腰膝，壮筋骨。1 个月后复诊患者腰痛症状改善。

按：脊瓜汤是国医大师吕仁和治疗腰痛的经验方，源于清代景东旸《嵩厓尊生书》中的立愈汤，原文论曰：“若夫腰引项脊，尻背如重状……须温散”，药物组成为狗脊、牛膝、续断，用于治疗一切腰痛。吕仁和教授在临床实践的基础上加入桑寄生与木瓜，更名为脊瓜汤。本案患者突发腰痛，病情不重，但症状突出，故治疗应在兼顾原发病和辨明对证病机基础上，尽快对症治疗，缓解对症病机。故治疗在原方基础上针对腰痛这一症状，加入狗脊、续断、牛膝、桑寄生、木瓜等特效药，既可对证治疗原发疾病，又可对症缓解腰痛症状，减轻患者痛苦。

病案三：王耀献教授治疗失眠验案

贾某，女，58 岁，2020 年 1 月 7 日初诊。

病史：顽固性失眠 20 余年。患者于 2000 年子宫肌瘤出血后，出现失眠、心悸。2008 年行子宫肌瘤切除术后仍有睡眠障碍，先后服用帕罗西汀、佐匹克隆治疗，睡眠稍有改善。近 2 个月睡眠障碍加重，入睡困难，多梦易醒，自行将西药剂量加倍，仍未改善，故来就诊。既往糖尿病病史 2 年。刻下症见：入睡困难，多梦易醒，动则汗出，畏寒肢冷，夜寐流涎，足跟痛，纳可，二便调。舌暗，苔薄，脉弦细。考虑阴阳失调，肝郁肾虚，瘀血阻络。治以疏肝解郁，补肾活血，潜阳安神。予贯叶金丝桃 30g，炒枣仁 60g，刺五加 30g，桑枝 50g，炙黄芪 30g，党参 20g，灵芝 15g，生地黄 20g，当归 10g，红花 10g，枳壳 10g，桔梗 10g，白芍 10g，柴胡 6g，川芎 10g，川牛膝 30g，珍珠母 3g，龙齿 30g，浮小麦 30g。复诊患者入睡困难症状减轻，睡眠时间延长。

按：本案患者为中老年女性，长期失眠难愈，反复加重，并伴有轻度焦虑情绪。患者初始病机为心血不足，神失所养，迁延日久，终致气血两虚，阴阳失衡，故失眠反复发作，入睡困难，多梦易醒，甚则夜不能寐；夜寐不宁则精神不安，日久情志不舒，气机郁滞，故见焦虑状态；患者年过“七七”，加之身患消渴，气损及阳，肾阳虚衰，失于温煦，故见动则汗出，畏寒肢冷，夜寐流涎，足跟痛。患者虽并发糖尿病，但失眠为其主诉，故此时应以对症病机为主，同时兼顾其他病机。方中贯叶金丝桃、炒枣仁、刺五加三味角药功能疏肝解郁，补益肝肾，养心安神，是王耀献教授针对失眠的共性病机而设的治疗失眠验方，为调节失眠的主要用药；炙黄芪、党参、灵芝补气生血；生地黄、桑枝滋阴通络；川牛膝、川芎、当归、红花活血祛瘀；柴胡、白芍、枳壳疏肝解郁；珍珠母、龙齿镇静安神；浮小麦敛汗固表；桔梗为诸药舟楫，以助药力。

参考文献

[1] 史晓燕，凡思敏，姚佳，等．张发荣教授浅析辩“症”论治诊治思维的运用［J］．世界最新医学信息文摘，2019，19（66）：389－390.

[2] 辛立，陈易新．症与证的研究在针灸学中的意义［J］．中医杂志，1998（7）：444－445.

[3] 田德禄．中医内科学［M］．北京：人民卫生出版社，2002.

[4] 刘慧玲，徐凤金，李平，等．复方大黄制剂对糖尿病

肾病患者尿白蛋白排泄率、血尿素氮、血肌酐及血压的影响[J]. 河北中医，2007（11）：988－989.

[5] 仝小林，刘文科．《金匮要略》临床诊疗思维探析[J]. 上海中医药杂志，2012，46（4）：7－9.

第十二式　局部病机

局部病机指的是以局部症状或人体体表为主要表现的疾病的病机，主要以辨识局部的病因病机为主。比如，骨伤科、外科手术、肛肠科手术、部分皮肤疾病等，临床诊疗中主要集中在局部，围绕病变部位，在治疗时需要优先考虑局部损伤的治疗。

一、局部病机的临床意义

局部病机是相对整体而言，仅限于可以针对局部治疗的情况使用。主要包括：①与全身性因素有密切关系，表现在局部，以局部病机为突出表现，如痔瘘、部分皮肤疾病等；②单纯局部因素引起，或全身性因素影响轻微，与全身性因素的关系并不密切，如外伤、骨折、外科手术等[1]。

1. 局部病机与整体的统一性

在中医临床辨治中，局部辨证是在整体观念指导下的辨证，为整体观服务。《素问·灵兰秘典论》[2]："恍惚之数，生于毫氂，毫氂之数，起于度量，千之万之，可以益大，推之大之，其形乃制。"恍惚，代指整体、全部，即宏观世界，模糊难辨；毫氂，代指部分、局部，即微观世界，可以度量。整体与局部二者相互依存，相互补充，正如马克思主义哲学原理在谈到整体与局部关系的方法论时所讲，"整体和部分是辩证统一的。整体居于主导地位，统率着部分，具有部分所不具备的功能。这就要求我们树立全局观念，立足整体，统筹全局，选择最佳方案，实现整体的最优目标，从而达到整体功能大于部分功能之和的理想效果。掌握系统优化的方法，用综合的思维方式认识事物，部分的功能及其变化影响着整体的功能，关键部分的功能及其变化甚至对整体的功能起决定作用，这就要求我们必须重视部分，搞好局部，用局部的发展推动整体的发展[3]”。因此我们应辩证地看待整体病机与局部病机的关系。人体各个器官、脏腑相互联络，属于一个有机整体，整体病机涵盖局部病机，是局部病机的整体概括；但整体之间又有主次矛盾不同，当主要矛盾集中于机体局部时，局部病机反映整体病机，是整体病机的局部表现。所以，临床既要重视局部病机所反映出的整体病机，也要善于从整体入手推断局部病机，做到整体治疗与局部治疗相统一，避免治疗过于片面化、绝对化。

2. 局部病变为主应突出局部病机

局部病机并不是割裂整体与局部的关系，而是需要医生在临床上也要重视局部思维，即整体辨证是根基，局部辨证是补充。当疾病单纯由局部因素引起，表现在局部，与全身性因素影响轻微或者不大时，仍然用整体思维指导治疗就会导致教条化、复杂化，特别是一些轻微局部病变如痤疮、疮疡、关节痛可以局部用药或治疗，若动辄内服药物，不仅增加患者经济负担，也会增加患者肝肾的负担。但是，疾病的发生发展是一个具有个体化特征的动态过程，对于必须从整体观诊治的疾病，我们亦不能只考虑局部，忽略全身状态对疾病的重要影响，应在整体中预知局部，在局部中推测整体，使二者和谐统一、相辅相成。

二、局部病机的临床应用

中医学理论体系基本特点之一的整体观念，就是整体思维的具体体现。如天、地、人是一个整体，人自身是一个整体，形与神是一个整体等[4]。所以在临证思维中，整体观在临床过程中贯穿始终，但也恰恰因为强调整体观，对于局部病机的认识容易被弱化，易造成为了辨证而辨证。比如，在实际临床中骨伤科手法、外科手术的辨证是较为困难的，某些正骨手法是以局部解剖结构及生物力学原理为基础的，而不是某种证候决定的，故而应避免为了辨证而辨证的情况。

局部病机是相对整体而言，仅限于可以针对局部治疗的情况使用。辨证论治一直强调的是整体观，实际上某些疾病和整体的证候并无太大关系，比如老年人常见的膝骨关节退行性病变，引起关节疼痛，通常不会导致全身的症状，所以治疗以针对局部为主。《素问・调经论》记载，“病在骨，焠针药熨”，提出针对骨关节疾病可以采用中药热敷法、针刺等局部外治法缓解疼痛。因此，医生在临床实践中应重视局部病机，既要有整体观，也要有局部观。如糖尿病足的治疗，除要控制糖尿病等基础疾病、考虑全身治疗外，也要针对足部皮肤的破损进行清创、换药等外科治疗。再如哺乳期乳腺炎治疗方面，《景岳全书》曰：“产后气血俱去，诚多虚证”，《疡科心得集》曰：“乳性清寒，又加凉药，则肿硬者难溃脓，溃脓者难收口矣”，表明哺乳期乳腺炎虽然表象为“红肿热痛”，实为气血虚弱、寒痰凝结所致，即标阳在外，实为本阴，应以温通法辨证治疗。可见，对于不依赖于整体辨证的疾病，可以选择针对局部病机进行诊治，但是对于必须从整体观诊治的疾病，临证不能只考虑局部，应综合辨治，灵活运用。

三、病案举隅

病案一：王耀献教授治疗足跟痛验案

刘某，女，63岁，2019年7月27日初诊。

病史：患者自半年前开始每于行走后出现足跟痛，伴腰部酸痛，无局部红肿，无下肢放射痛，休息后缓解，未予诊治，上述症状逐渐加重。既往慢性肾小球肾炎、肾性高血压病史。刻下症：足跟痛，腰骶痛，纳眠均可，无夜尿，大便调。予以中药足浴：透骨草30g，伸筋草30g，苏木30g，红花30g，丹参30g，煎煮后放至温热，浸泡双足，每日1次，每次20～30分钟。复诊时患者诉足跟痛明显减轻，仅某次秋游后出现足跟痛的发作，次日晨即好转。

按：该患者平素体健，仅以足跟痛为主症。足跟痛是老年人常见的临床病证，其病因复杂，可与跖筋膜炎、跟骨后滑膜炎、骨膜炎、骨垫痛有关。中医认为，疼痛类疾病的主要病机为“不通则痛”“不荣则痛”。故针对其局部病机予中药足浴治疗，药物以活血通络、祛风除湿为主，以求效力集中，药力直达病所，缓解局部症状。

病案二：王耀献教授治疗痔疮验案

李某，女，35岁，2022年1月15日初诊。

病史：患者间断便血3年，色鲜红，大便费力难解，大便干燥。近1周大便费力，便出时常伴有鲜血。既往IgA肾病、高血压病史。刻下症：大便带血，色鲜红，点滴而出，纳眠均可，易生痤疮，小便黄赤，舌质红，苔黄腻，脉弦数。药物予痔疮熏洗方：生大黄 30g，芒硝 30g，五倍子 15g，煎煮后，熏洗肛周，每日一次，每次 15～20 分钟。复诊时患者诉大便较前顺畅且便血次数减少，且近 3 天未出现鲜血。

按：痔疮是现代人常见的临床病证，因现代人饮食不节，过食辛辣，以及久坐久蹲，导致血行不畅，血液瘀积，加之排便努挣导致痔疮破裂出血。该患者以排便困难、便血为主症，以中药局部熏洗，具有辅助排便、活血止痛、收敛消肿之效，局部用药直达病所，减少药物的峻猛之性，且不影响其他疾病的治疗。

病案三：王耀献教授治疗外阴瘙痒验案

胡某，女，43 岁，2018 年 11 月 6 日初诊。

病史：患者外阴瘙痒时作，近 1 个月瘙痒难忍，影响工作及休息，曾口服中药，效果不佳，特来就诊。既往糖尿病病史 5 年。刻下症：外阴瘙痒时作，带下色偏黄且臭秽，大便干，小便黄赤，舌尖红，脉细数。药物予外阴瘙痒熏洗方：苦参 30g，白矾 15g，蛇床子 30g，黄柏 30g，煎煮后，熏洗外阴部，每日一次，每次 15～20 分钟。复诊患者瘙痒症状明显减轻。

按：外阴瘙痒多与慢性局部刺激、外阴疾病，以及细菌、真菌等感染有关，在各年龄段的妇女均可发生，瘙痒程度不一，严重者坐卧不安，可影响工作和生活。其病位多为外阴局部，可采用局部外洗方以直达病所。而外洗方的药物选择，则应澄本求源，针对病因而治，因本病多与局部微生物滋生有关，故多以抑菌杀虫止痒功效的药物为主，并嘱患者严格控制血糖，以减少局部微生物的产生。

参考文献

[1] 王耀献，孙卫卫，刘伟敬，等. 辨机论治诊疗模式及其临床应用意义 [J]. 中医杂志，2021，62（23）：2025－2031.

[2]（唐）王冰撰注；鲁兆麟主校. 黄帝内经素问 [M]. 沈阳：辽宁科学技术出版社，1997.

[3] 李成飞，郑海风. 马克思主义哲学原理 [M]. 苏州：苏州大学出版社，2015.

[4] 郑洪新. 中医基础理论 [M]. 第4版. 北京：中国中医药出版社，2016.

第十三式　微观病机

微观病机是借助现代理化检查、影像学、显微镜、分子探针等现代技术手段，从中医角度认识病变部位微观的结构、功能变化的机理。它既是微观理化指标与整体证候关系的桥梁，也是联系微观病理变化与临床症状的关键环节。

一、微观病机的发展过程

微观病机是一项不断完善的、建立在西医学技术之上的辨机理论。早在20世纪80年代，国内学者已明确提出微观辨证的概念。微观辨证学是通过西医学的先进技术手段，从微观层面认识机体结构、代谢及功能的特点，作为中医四诊的补充，是对“证”起到辅助的作用的一门学科[1]。然而微观环境反应灵敏、瞬息万变，往往人体的外在症状有一丝改变，微观环境便发生翻天覆地的变化。因此随着研究的深入，人们发现“证”只能局限的、短暂性地反映中医对疾病的微观认识，要更全面地概括疾病的微观变化还得抓住“机”，从中医角度认识病变部位微观的结构、功能变化的机理。

目前的微观病机研究主要包含病变部位、物质基础、功能变化等。从病位上看，微观病机既有整体也有局部，既可以是局部组织、器官，也可以是全身系统；从物质基础上看，微观病机既有可见也有不可见，包含基因、分子、结构多层次变化；

从生理功能看，微观病机既有具体也有抽象，包括代谢、储存、排泌、调节等多种生理功能[2]。

二、微观病机的特点

1. 创新性

微观病机有别于传统病机之处，在于重视思辨过程。传统病机更多的是从四诊收集资料，判断疾病的阴阳、寒热、虚实变化；其中问诊占据很大部分，除了一些客观体征之外，更多的是患者本人的主观感受，如畏寒、喜凉、心烦、脘痞等。而微观病机更多的是客观的依据，化验单不言、影像图片不语，我们看到患者微观的结构改变、病理表现时，需要通过严谨的思辨来判断，进而明确病变的性质，这一过程更是加深了我们对中医证候的认识，疾病的诊疗思路也得到了较好的推进。随着微观病理中医认识的不断深入，结合临床的实践及科学的验证，对于一些病理表现，越来越多医家达成了共识，如一些免疫现象提示风邪、炎症现象提示热邪、功能低下的状态为阳虚等，在指导临床辨治思路中起到了突出的作用。但需要注意的是，临床病理表现复杂，往往不能绝对地一一对应，实际辨治操作中对于微观的判断，就像局部病机与整体的病机一样，需要结合微观结构、功能改变和患者整体状态综合分析，微观病机的思辨认识一定是需要在中医理论的指导下，进行大量的临床实践并反复验证的。

2. 精准性

随着科学技术的发展，医学对于人体的认识逐步清晰，微观的病理表现一览无余，因此微观病机可以做到直达病所，有的放矢。其精准主要体现在三个方面：首先，部位精准，微观检查可以明确认识到疾病发生的部位，以慢性肾小球肾炎为例，本病发生在肾脏的微血管，中医认为此病变在肾络，故根据络脉的特点总结疾病发生特征，提出相关的病机认识；其次，病理的物质基础认识明确，微观下发生血管内皮功能障碍可以认为是血瘀，免疫激活反应可以认为是风邪，炎症反应可以认为是热邪，组织粘连、纤维化可以认为是癥瘕；再次，病理变化过程清晰，血管内的免疫反应介导的炎症，导致血管内皮功能障碍，基质细胞增生，引起纤维化可以认为是风邪入络，与内在热邪胶着，风热搏于肾络，鼓动热邪，伤津耗血，炼液为痰，滞血成瘀，最终导致肾络癥瘕形成。依据以上微观认识可以对不同病位、病邪及病期提出更有针对性的治疗策略，进一步提升疗效。

3. 依赖性

微观病机是建立在西医学技术发展之基础上的，其最突出的特点就是借助现代先进技术手段，进行中医病机的认知与辨识，行之有效，诊断精确。也因为其依赖于现代科技手段，所以不具备传统中医简便的特点（望闻问切即可确定诊治方案）。因此，我们要借助现代科学手段来阐释微观病机，但也不能过度依赖，甚至诊疗疾病时以微观病机为主，忽视患者整体情况和其他病机，造成本末倒置。我们应正确认识微观病机在临床诊疗中的意义。微观病机是借助西医学技术所得出的对微观组织的病情概括，是整体病机在微观层面的具体表现，仍属于整体病机的范畴。虽然其精准性和灵活性有助于医生对患者整体病机的把握，但不能过分依赖微观病机，诊疗时应从整体加以判断。

三、微观病机的临床意义

1. 突破无症可辨的束缚

微观病机的临床意义在于可以突破无症可辨的束缚。首先，病理状态下的微观变化其实是传统症状的内在表现，只是未反映在体表，但无论是化验结果还是影像学检查，都在为临床患者的症状进行补充。如研究显示，慢性萎缩性胃炎中医证候与胃镜表现及病理检查存在相关性，临床医师可根据其镜下及病理表现辨别疾病病机，提高疾病诊疗水平[3]。另外，病变早期较为轻浅时，往往全身没有特征性表现，无法从临床表现识别该病的病机，但是在微观层面，组织、器官及系统已经发生了病理变化，因而从中医角度观察这些微观病理变化，可以帮助我们尽早认识疾病，从无症可辨的困境中走出来。

2. 成为中医四诊的延伸

随着西医学的发展，中医也在与时俱进，现代的中医师在临床上已能灵活应用现代诊疗手段，但目前这种应用大多还局限在疾病诊断、中医疗效观察等方面。我们认为微观病机可以更进一步、更深入地将现代科学技术应用到中医诊断中来，成为中医四诊的延伸。只有越来越多的中医研究者借助微观手段进一步加深认知，基于实践实现理论突破，才能推动中医的理论创新。需要特别说明的是，这种技术融合并不是中医的西化，而是中医的现代化。有人认为中医就该用中医的手段看病，不能用西医的检查，这种理解是片面的。首先，中医是不断发展进步的医学，从古至今中医对于疾病的诊疗方式在不断完善创新中，至清末民初张锡纯提出，“行将博览西法，采其可信之说与可用之方”，体现了中医守正创新之理念。而随着现代科技的进步发展，我们更应吸纳先进的科学技术为中医所用。另外，中医与西医在辨治思维上存在明显的区别，中医善用抽象思维，将所观察的现象提炼中医要素，并借用中医要素推算疾病的演变，因此能见微知著、治未病。因此，对疾病的微观研究是希望为临床中医师提供多一种临床指征，将其通过抽象思维形成中医要素，更好地帮助医者从整体认知疾病，而这一思辨过程自然是扎根于中医思维的。

四、微观病机的临床应用

近年来，微观病机在疾病病因、诊断、治疗等层面不断发展，也逐渐加深了中医对疾病的认识，提高了临床诊疗水平。诊察方面，如察舌辨证时，病理性的白苔多认为是虚寒证，从其舌苔脱落细胞的化学分析看，其葡萄糖－6－磷酸脱氢酶、巯基、核糖核酸等含量均低于正常人的薄白苔和病理黄苔，表明其细胞生长分化、活性均处于低下状态，此为病理虚寒性白苔形成的细胞化学内在机制[4]；辨治方面，随着诊疗技术及科研水平的提升，内、外、妇、儿各科对疾病的认识也逐渐深入到微观层面，微观病机逐步贯彻到各个疾病的临床诊断治疗中。

其中，近现代蓬勃发展的络病理论就属于比较典型的微观病机。络病学说起源于《黄帝内经》。《灵枢·脉度》曰：“经脉为里，支而横者为络，络之别者为孙。”经历代医家传承发扬，至清代叶天士大力发展，提出“久病入络”“久痛入络”等病机概念。随着现代微观病理研究发展，“络病”学说也得到了进一步完善丰富，如现代研究中徐光福[5]等人提出，络病的病位应当考虑以“微动脉、毛细血管、后微静脉、毛细淋巴管等微小血管及其功能调节机构”为物质基础。吴以岭院士提出“气络－神经、内分泌、免疫网络”相关性，指出神经递质、血管、内分泌激素、炎症因子等机制的紊乱，是络病形成的微观病理基础。目前微观病机广泛应用于心脑血管疾病、肾脏疾病及其他慢性难治性疾病中。

1. 在心血管疾病中的应用

心主血，全身血液循环通畅与否与心脏功能密切相关。《灵枢·脉度》曰，“经脉为里，支而横者为络，络之别者为孙”，络脉指的是运行气血管道中较为细小的分支，起到调和气血、运行营卫的主要作用。络脉正常则血运正常，络脉郁滞则百病丛生。故络病理论在心血管疾病的治疗中起到重要作用。吴以岭院士观察到络脉与西医学上的中小血管、微血管具有高度的相关性。生理上，脉与大血管、络与微小血管在解剖功能上具有一致性，均具有运行气血、沟通内外、渗透精血的功能；在病理上，络脉气滞与血管内皮病变，络脉急绌与血管痉挛，络脉瘀滞与动脉粥样硬化等病理改变一致[6]。吴以岭院士从营气、卫气失调，血管内皮、外膜受损的角度，提出络脉“缩、窄、闭”的病理变化。“缩”指全身小动脉痉挛，血管阻力增高，动脉管壁透明样变性、弹力下降，导致血压升高，治疗时可加天麻、钩藤、葛根、蜈蚣、水蛭等加强解痉息风、活血通络的作用[7]；“窄”即脉络瘀阻，指的是冠脉供血不足，心肌缺血缺氧，临床可用人参、黄芪等补益心气，正所谓“气为血之帅，血随之而运行”，心气旺则血行有力，心络畅通；“闭”即络脉闭塞、冠状动脉血栓形成，导致心肌持续缺血坏死，此时应使用具有活血祛瘀、通经剔络之效的药物，如蜈蚣、水蛭、全蝎等虫类药物。

2. 在肾小球疾病中的应用

肾小球疾病种类繁多，但临床表现却相对单一，故西医学对于肾脏病的诊断十分依赖于病理，且部分患者临床表现与病理不符，从宏观获取病机可能掩盖疾病真相，因此辨别微观病机在肾脏病的诊疗中十分必要。中医认为络脉系统是经络系统的一部分，是人体疾病重要的发生部位和传导途径。在肾脏病变的中医微观认识上，国医大师吕仁和教授通过多年的临床经验总结，创新性地提出了肾络微型癥瘕理论，认为肾小球病变就是肾络病变[8]；刘玉宁教授[9]提出慢性肾脏病从络论治，根据病变部位、生理特点、病理特点，可以归纳为易虚易实、易弛易急、易滞易瘀、易入难出、易息成积五大特点。因此针对肾小球病，借助微观认识，将病位定位到肾络病变，再结合络病的特点有针对性地用药，如在《温病条辨》中用桑叶、桑枝等形似络脉的药物，以“络”治络，以青蒿、郁金等具有芳香气味的药物芳香透络，以虻虫、僵蚕等性善走窜的药物剔邪搜络，以具有发散作用的辛味药物行气行血以通络等[10]。

王耀献教授针对肾脏的病理形成了微观病机的认识[11]，认为肾小球体积增大多为实证、热证，肾脏代偿性肥大多为虚实夹杂，肾小球体积缩小多为虚证、血瘀，肾小球内细胞成分增多，或细胞性新月体多为湿热、血瘀，法用清热解毒、化湿、凉血活血，纤维性新月体多为肾虚、血瘀，系膜细胞增生多为湿热，法用清利湿热，系膜基质增生多为血瘀，法用益肾活血，基底膜均质性增厚多为肾虚血瘀，免疫复合物沉积引起基膜增厚多为湿热，急性肾小管、间质病变法用清利活血，慢性肾小管、间质病变法用益肾活血。

3. 在脑血管疾病中的应用

脑为人体元神之府，统帅全身。人体意识、思维、运动及诸脏腑之功能皆有赖于脑府清明，功能正常。头为脑髓之府，络脉丰富，全身气血皆汇聚于此，经脑络以供养脑髓，为脑髓发挥功能提供物质基础，正如《千金要方·灸例》云："头者，身之元首，人神之所法，气口精明，三百六十五络，皆上归于头。"气血盈满充实，运行通畅，皆依赖脑络功能正常，痰浊、瘀血、气滞等各种病理因素均可阻滞脑络，影响脑络功能，形成络病，王永炎院士据此提出"毒损脑络"学说，认为脑络瘀阻导致营卫失和，卫气壅滞而化生火毒，毒邪进一步损伤脑络是中风病发生、发展的关键病机，并提出解毒通络法治疗中风病[12]。此后医家进一步论述了"毒损脑络"病机在阿尔兹海默病、糖尿病脑病、癫痫等疾病中的作用[13-15]，为从络病理论治疗脑血管疾病提供了理论基础。

总之，对于微观病机的认识，其实就是中医现代化的过程。"中医现代化"与"中医西化"是两个截然不同的概念，陆广莘教授提道，"中医研究，而不是研究中医"[16]，"中医西化"更多在于用西医的理论来解构中医，这样中医就失去了其系统观的特色，而"微观病机"作为一种"中医现代化"的产物，旨在借西医微观认识进一步将中医宏观理论完善发展。中医作为一门经验和实践医学，发展期间各种观点理论层出不穷，然而最终的稳步前进是需要长期的临床实践检验的。中医的现代化进程亦是在摸索中前进的过程，需要一代代中医人踔厉奋发，守正创新，真正让中医屹立于世界医学之林。

五、病案举隅

病案一：王耀献教授从风从湿热论治 IgA 肾病验案

张某，男，34 岁，2017 年 11 月 8 日初诊。

病史：患者 2017 年 3 月 10 日因劳累后出现肉眼血尿伴低热，查尿蛋白（++），尿潜血（+++），24 小时尿蛋白定量 1.46g，白细胞 10.27×10^9/L，肾穿刺活检病理示系膜增生型 IgA 肾病，当地予抗感染、降压等对症治疗后肉眼血尿消失，后未规律治疗。1 周前体检查尿常规：尿蛋白（+++），尿潜血（++），24 小时尿蛋白定量 1.8g，血肌酐 83μmol/L，故来我院门诊寻求中医治疗。症见：尿中泡沫增多，无肉眼血尿，偶有咽干咽痒，大便稀溏，舌胖苔白腻，脉沉弦。此属中医“肾风”范畴，为风湿热邪痹阻肾络。治以疏风清热，胜湿通络。药用：青风藤 30g，络石藤 15g，白花蛇舌草 20g，荷叶 10g，黄芩 10g，知母 10g，玄参 15g，桑叶 10g，旱莲草 30g，丹参 30g，地龙 15g。隔月复诊，患者诉诸症减轻，复查 24 小时尿蛋白定量 1.16g。

按：该患者 IgA 肾病处于活动期，本病发病在咽，传变及肾，病机为风湿热邪气杂至，外邪直中肾脏，肾脏开阖失司，肾关不固，精微物质外泄，而见蛋白尿、血尿。从微观病机来看，肾脏病理为系膜增生表现的多为风、湿热，结合临床表现，故该患者的病机为风湿热邪痹阻肾络。方中青风藤疏风胜湿通络；络石藤祛风胜湿，止血活血；知母、玄参、黄芩清热利湿，分消风湿；荷叶、桑叶凉散风热；白花蛇舌草清热解毒；加地龙、丹参以加强凉血活血通络之力，全方合用，标本兼治。

参考文献

[1] 沈自尹．微观辨证和辨证微观化 [J]．中医杂志，1986 (2)：55 - 57.

[2] 陈家旭，薛飞飞．"微观辨证"的产生及其发展 [J]．中西医结合学报，2005 (5)：12 - 16.

[3] 杨振华，孙波，黄傲霜，等．慢性萎缩性胃炎中医证候的胃镜及病理特征分析研究 [J]．中国中西医结合消化杂志，2021，29 (1)：58 - 61.

[4] 郭振球．微观辨证学及其学科群的和谐发展 [J]．天津中医药，2006 (2)：89 - 92.

[5] 徐光福．络病的内涵及其外延释义 [J]．中医药学刊，2005 (1)：96 - 98.

[6] 吴以岭．"脉络 - 血管系统"相关性探讨 [J]．中医杂志，2007 (1)：5 - 8.

[7] 杨颖林．应用络病学论治高血压病浅识 [J]．实用中医内科杂志，2007 (6)：61.

[8] 刘尚建，王翚，王耀献，等．"肾络微型癥瘕"理论初探 [J]．中国中医基础医学杂志，2009，15 (9)：649 - 650.

[9] 刘玉宁．肾小球病的络病分型辨治 [J]．新中医，2011，43 (5)：6 - 7.

[10] 武养星，王笈．吴鞠通络病用药特点刍议 [J]．山西中医，2011，27 (8)：1 - 3，5.

[11] 艾思南，王耀献，孙卫卫，等．从风湿论治 IgA 肾病经验 [J]. 中华中医药杂志，2021，36 (1)：236－239.

[12] 李澎涛，王永炎，黄启福．“毒损脑络”病机假说的形成及其理论与实践意义 [J]. 北京中医药大学学报，2001，(1)：1－6，16.

[13] 苏芮，韩振蕴，范吉平．阿尔茨海默病中医病因病机探讨 [J]. 中华中医药杂志，2010，25 (5)：743－744.

[14] 宋福印，王永炎，黄启福．试论毒损脑络与糖尿病性脑病 [J]. 北京中医药大学学报，2000 (5)：7－8.

[15] 李静，李亮，杨萍，等．“毒损脑络”理论对痫病诊疗的启发 [J]. 中医药学报，2021，49 (11)：1－4.

[16] 国医大师陆广莘提出：中医传承要避免“四化” [J]. 中医药临床杂志，2013，25 (8)：745.

[17] 孙卫卫，刘尚建，刘忠杰．王耀献教授三位一体论治慢性肾脏病 [J]. 中华中医药杂志，2014，29 (9)：2820－2822.

实战篇

第一节　辨机论治糖尿病肾病

糖尿病肾病是指糖尿病微血管病变所导致的肾脏结构和功能的改变，是糖尿病常见和严重的并发症之一，也是我国导致终末期肾病的首要病因[1]，因此，更好地延缓糖尿病肾病的发展已成为刻不容缓的医学问题。目前糖尿病肾病的治疗无特别有效的方法，中医药在糖尿病肾病治疗上有不可替代的优势。王耀献教授在多年的临床实践及中医理论的研究基础上提出的辨机论治理论，是糖尿病肾病治疗的新思路和新方法，在糖尿病肾病防治中取得了明显的中医疗效。

辨机论治，指的就是以病机为基础，指导中医临床治疗的中医思维方法。它是一个涉及病因、证候、症状、“天－地－人”等多维的、立体网络辨治体系。而糖尿病肾病作为一种复杂性、难治性、慢性疾病，在其发生、发展过程中，也并非单一病因病机或证型证候所能概括全貌。辨机论治体系包括初始病机、衍生病机、对证病机等 13 个方面，我们需要综合判断、分期分阶段应用辨机论治的方法去诊治糖尿病肾病。

一、常用辨机论治模式

1. 初始病机

初始病机定位于疾病的初起阶段，其内涵是疾病的病因、病根，以及疾病的诱因或加重因素，包括了七情六淫及不内外因。而中医的伏邪就是疾病中的初始病机。“冬伤于寒，春必病温”“邪留而未发”“因加而发”，这就是疾病的初始病机，可以当时发病，也可以潜伏下来，伺时而发。热邪（如高血糖）是糖尿病肾病病机的始动因素，“二阳热结”中的“二阳”是消渴病热邪的首发地和热源地。西医认为糖尿病肾病由于高血糖等原因，形成高灌注、高压力、高代谢状态，相当于中医所说的壮火食气。壮火是本，阴虚是标；病因是本，证候是标。不同于传统的阴虚为本、燥热为标的说法，而以热结为本，以清热之法贯彻治疗始终。

所以，糖尿病肾病的初始病机为热邪，主要在早期表现比较明显，即微量蛋白尿期，该期的临床表现与糖尿病类似。病位以阳明胃肠为主，胃肠伏热，如遇肾虚之人，便潜伏伤肾。肾失固摄，水谷精微下泄，故见小便浑浊，泡沫较多，可形成微量蛋白尿。所以治疗上可清其火，而救其已耗之气阴，解除肾络气血停滞的状态，以期逆转其病情。结合这个时期患者多有食欲旺盛、烦渴多饮、多食善饥、口干舌燥、大便干结等阳明胃热之象，临证常用“葛根芩连汤”以清阳明胃热，早期强调剂量宜大，以起到正本清源、釜底抽薪的功效。

2. 体质病机

体质是人群中不同个体在生理共性的基础上所具有的生理特殊性。体质在中医发展中受到医家的重视，《黄帝内经》中清楚地阐释了“五行人”的体质观。《临证指南医案》更是以临床实践诠释了体质病机的重要性，认为体质与病证的遣方用药关系密切，明言“此平素体质，不可不论”，并在诸多医案中多次提到患者体质。由此可见体质病机在中医临证中是必须要考量的重要因素。

对于糖尿病，脾肾素虚之人容易发生浮肿、蛋白尿，易患糖尿病肾病。所以在糖尿病的患者中，表现为脾肾亏虚的人，要重视预防成为糖尿病肾病。治疗上宜补益脾肾，可予参芪地黄汤治疗。

3. 衍生病机

衍生病机定位于疾病的发展阶段，反映疾病的病性。衍生病机由初始病机作用于患者机体而成，是疾病发生后，病邪与患者体质互相影响的结果。衍生也可称为次生，与原生相对而言，是第二次生成的、间接生成的、派生的。在糖尿病肾病中，疾病早期的伏热，是原生，伏热伤肾，肾伤之后，产生浊热，称为浊热次生，乃为糖尿病衍生而出的病机，也是糖尿病发展到糖尿病肾病的关键病机。

糖尿病肾病进展到晚期以衍生病机为核心，主要表现为水肿、高血压加剧，血肌酐进行性升高，逐渐进展至终末期肾病。糖尿病肾病进展至晚期，微型癥瘕坚固不移，肾体受损严重，肾元衰败，邪正相争，此消彼长，痰饮、水湿、瘀血、浊毒等代谢废物堆积，终见三焦壅塞，气机逆乱，而成关格危候。本期表现特点是一方面气血阴阳亏虚，另一方面湿热浊毒并见，阻碍脾胃升降则呕恶、便秘，外溢肌肤则皮肤瘙痒，上熏口鼻则口中秽臭或有尿味，上攻清窍则神识不清、抽搐、震颤。

对于衍生病机产生的症状，本期邪实已极，正气式微，大势已去，无法挽回，故本期的治疗重点在于缓解症状，提高生活质量。主要给予对症治疗，包括西医的纠正贫血、离子紊乱及酸中毒等治疗措施。中医对于此期也有较好的疗效，对于恶心、呕吐，可给予生大黄 5g，干芦根 5g，干茅根 5g，生甘草 5g，代茶饮；伴有皮肤瘙痒者，加用荆芥、防风、地肤子、川芎等疏风止痒，使用少量风药，可以帮助除湿、化湿；而以内风表现为主的，如伴头痛、眩晕等症状，可予加减天麻钩藤饮。

4. 对证病机

证候病机指的就是狭义的辨证论治，主要内容为辨病性、辨病位、辨病势，包括八纲辨证和脏腑辨证。目前所有的中医诊疗方案及指南，沿用的都是证候病机。在糖尿病肾病中主要为气虚、阴虚、阳虚、血虚、气滞血瘀、湿热阻滞、浊毒内停。临证中主要根据患者的临床症状以分型。我们团队常用方案是分期辨证，在参照糖尿病肾脏疾病 Mogensen 分期，结合改善全球肾脏疾病预后组织（KDIGO）指南中关于慢性肾脏病（CKD）分期基础上，将糖尿病肾病临床分期分为早、中、晚期。早期为高滤过期或微量白蛋白尿期，此时临床表现为尿常规或尿沉渣提示蛋白尿阴性，此期中医证候表现为以阴虚为主，其中以眩晕、目睛干涩或视物模糊、耳鸣、盗汗、五心烦热、腰酸膝软等表现为主症的肝肾阴虚证，或以腹胀纳少、便溏、腰酸膝软为主症的脾肾气虚证为主，夹杂有气滞、郁热（积热）、湿热、痰湿、血瘀等。中期为临床蛋白尿期，此时肾小球滤过率开始下降。此期中医证候表现以气阴两虚为主（有偏气虚或偏阴虚之别），以神疲乏力、少气懒言、自汗易感、盗汗、咽干口渴、五心烦热为主症，亦有以腹胀纳少、便溏或泄泻、腰膝怕冷、夜尿频多为主症的脾肾阳虚证，常夹杂有湿热、痰湿、水湿与血瘀互结，血瘀较为突出。晚期临床表现为肾小球滤过率下降，常有终末期肾病相关临床表现及心脑多器官损害并发症。

此期中医证候表现为气血阴阳俱虚，常以心肾阳虚为突出表现，多见胸闷或胸痛、心悸怔忡、畏寒肢冷、腰膝怕冷、水肿等，夹杂水湿、浊毒内蕴，脾肾衰败证候并见。

5. 共通病机

肾络癥瘕理论是共通病机的典型代表，所有慢性肾脏病的最终结局都是肾络癥瘕形成[2-4]。对于糖尿病肾病就是肾小球的硬化及肾间质的纤维化，若糖尿病肾病早期伏热伤阴的状态不能得到改善，日久伤络，使得病情进一步加重，血凝成瘀，炼液为痰，痰瘀互相胶结，无形之热附着有形之痰瘀，则导致微型癥瘕结聚成形。微型癥瘕形成之后，损伤肾体，肾用失司，精微物质下泄，发为蛋白尿。糖尿病肾病进展至晚期，微型癥瘕坚固不移，肾体受损严重，肾元衰败。基本治法是消癥散结，常用药为生牡蛎、海藻、鳖甲、穿山甲（用代用品）、夏枯草、莪术、水蛭、土元。

6. 杂合病机

杂合病机起源于《黄帝内经》中“圣人杂合以治，各得其所宜”的观点。其中糖尿病肾病晚期心肾综合征，是杂合病机的典型代表，此阶段心力衰竭和慢性肾功能衰竭并见，临床中既可见到畏寒肢冷、腰膝怕冷、水肿等肾阳亏虚表现，又伴见胸闷胸痛、心悸怔忡等心阳虚衰之症。孙思邈《千金要方》指出，“心者，火也，肾者，水也，水火相济”，只有心肾两脏阴阳相交，水火互济，才能维持机体气血阴阳的平衡协调。而当肾阳亏虚之时，气化无权，水气凌心，心阳被遏，导致心肾阳虚，水火不济，又夹杂水湿、浊毒、瘀血等病理产物，是本病的主要病机特点。临证多以真武汤为主加减治疗，常用药为制附子、白术、茯苓、生姜、芍药、丹参、红花、桂枝。

总之，王耀献教授丰富了辨机论治的内涵。辨机论治在糖尿病肾病的实际应用中，不是机械的、刻板的，而是需结合实际情况，灵活应用，在疾病的某一阶段我们可以采用一种或多种辨机方法，甚至不限于初始病机、体质病机、衍生病机、证候病机、共通病机这五种方法。用药如用兵，治疗疾病亦如此。临证之时，应抓住疾病的本质，探明病因病机，制定准确的治疗方法，方能得到确实的疗效。

二、在辨机论治指导下制定糖尿病肾病指南[5]

我们团队承担了“糖尿病肾脏疾病中西医结合诊疗指南”，此次指南以糖尿病肾病的病机为切入点，从糖尿病肾病核心病机、独特病机、病机演变过程等多个角度展开专家论证。

糖尿病肾病作为糖尿病的主要并发症，是由于消渴病日久不愈，致“糖毒”弥漫，同时夹杂多种病理产物，损伤肾脏络脉，形成肾络癥瘕，则为消渴病肾病。其中，“糖毒”为始动因素。一方面，“糖毒”对于人体正气和脏腑功能的影响，初起伤气耗阴，久则阴损及阳，后致气血阴阳俱虚。另一方面，“糖毒”对肾络的直接损伤，继而病理产物（如气滞、郁热、痰湿、血瘀等）胶结蓄积肾络，形成肾络癥瘕。早期肾脏病机特点表现为络胀，络脉肿胀，以气滞、郁热为主，对应临床现象是肾脏体积增大、肾小球滤过率增加；中期肾脏病机特点表现为络痹，络脉痹阻，以痰湿、水湿或湿热、瘀血为主，对应临床现象是蛋白尿和水肿，肾脏病理为系膜基质增生，基底膜增厚，结节性硬化等；晚期肾脏病机特点表现为络积，络脉积聚，形成癥瘕，以肾元衰败、浊毒内蕴为主，肾脏病理为肾小球硬化和肾间质小管纤维化。本病发病部位在肾，关联脏腑有脾、胃、肝、心、肺等，五脏六腑均可涉及，不同个体差异较大。全过程可分为早、中、晚三期，整体为虚实夹杂、正虚邪实，血瘀贯彻始终，只在早中晚不同阶段表现轻重和特点不同。肾络癥瘕是共同病机，早期为络胀，中期为络痹，晚期为络积。

临床治疗注重病证结合，以病统证，分期论治，以期为纲，虚实结合，标本兼顾诊疗模式；治疗以消癥散结，疏通肾络贯彻始终。早期重清热通络滞，常用药物有金银花、连翘、牛蒡子、黄连、黄芩、白花蛇舌草、丹皮、赤芍、丹参、天花粉、知母、大黄、浙贝母、夏枯草、鬼箭羽、鳖甲等，常用方剂及中成药有六味地黄丸、黄芪四君子汤、水陆二仙丹、黄葵胶囊；中期重益肾开络痹，常用药物有海藻、鳖甲、生牡蛎、鬼箭羽、桃仁、桂枝、水蛭、土鳖虫、地龙、三棱、莪术、鹿角胶、紫河车、杜仲、巴戟天、菟丝子、附子、肉桂、熟地黄、枸杞子、龟甲胶、黄芪、大黄等，常用方剂及中成药有参芪地黄汤、五苓散、血府逐瘀汤、肾炎康复片、渴络欣；晚期重化浊攻络积，常用的药物除中期用药外，还有大黄、赶黄草、土茯苓、蚕砂、薏苡仁、杏仁、黄连、黄芩、半夏、厚朴、石菖蒲、茯苓、淡豆豉、芦根、通草等，常用方剂及中成药有真武汤、萆薢渗湿汤、金水宝、百令胶囊、海昆肾喜胶囊、肾衰宁、尿毒清、肾康注射液。

三、病案举隅

病案一：王耀献教授治疗糖尿病肾病（晚期）验案[6]

郭某，女，61 岁，2019 年 5 月 23 日初诊。

病史：2 型糖尿病病史 30 年，高血压病史 10 年，5 年前体检发现蛋白尿，眼底提示双非增殖性视网膜病变，并排除其他非糖尿病肾病，诊断为“糖尿病肾病”，予以降糖、降压等对症治疗。近6个月发现尿中泡沫增多，间断出现双下肢水肿伴乏力，查24小时尿蛋白定量3.3g，血肌酐波动在150μmol/L左右。症见：倦怠乏力，腰膝酸软，畏寒肢冷，自汗盗汗，纳差脘痞，口渴多饮，平素口苦、急躁易怒，夜尿频多，大便干，伴有后背皮肤瘙痒，双下肢轻度可凹性水肿。舌暗，苔薄白，舌下络脉青紫，舌胖大有齿痕，脉沉细。

西医诊断：糖尿病肾病Ⅳ期。

中医诊断：消渴病肾病。考虑脾肾亏虚，湿热内阻。

处方：生黄芪50g，太子参20g，当归10g，生地黄20g，海藻30g，生牡蛎30g，龟甲10g，土茯苓50g，桂枝10g，白芍10g，制附子3g，茯苓30g，黄芩10g，柴胡10g，蒲公英30g，防风10g，香橼10g，知母10g，30剂，水煎服，一日2次。

二诊时复查24小时尿蛋白定量2.4g，血肌酐94.9μmol/L，倦怠乏力、腰膝酸软、纳差较前缓解，双下肢水肿基本消失，仍有畏寒肢冷、夜尿频多、口渴多饮、大便干，舌脉如前。上方加烫水蛭6g，葛根30g，浙贝母10g。3个月后复查24小时尿蛋白定量2.1g，血肌酐80.7μmol/L，诸症状均较前明显好转，偶有皮肤瘙痒、大便黏腻。

按：根据Mogensen分期标准，患者为糖尿病肾病Ⅳ期，中医分期归为消渴病肾病晚期，且为由中期刚进展至晚期不久的患者。糖尿病肾病本身病机十分复杂，发展至晚期此状况尤甚，临床需多层面运用辨机论治理论综合分析。糖尿病肾病的初始病机为内热；发展至晚期肾络癥瘕大量形成，为肾脏病疾病的共通病机；根据其四诊所得，腰酸乏力、畏寒肢冷、多汗、多饮、夜尿频多，此为气虚阳虚的表现，口苦、急躁、胸脘痞闷，此为肝胆郁热，兼有皮肤瘙痒、舌下络脉青紫为血瘀生风、血虚生风之征，气虚血瘀阳虚，同时夹有肝胆郁热，呈现虚实相兼，寒热错杂的证候表现；结合患者平素表现，判断其为肝郁火旺体质；以上气血阴阳不足，血瘀痰湿阻滞，导致三焦不利、浊毒内蕴，为其衍生病机。治疗以肾炎防衰液加真武汤为主方，益气活血消癥与温阳利水相结合，配合泄浊。方中黄芪、太子参益气扶正；当归、地黄补肾养血，润肠通便；龟甲、海藻、生牡蛎消癥散结，化浊通络；制附子、茯苓温阳利水；白芍利小便而不伤阴，桂枝通阳化气，白芍与桂枝相配伍以调和营卫；柴胡、黄芩、蒲公英疏肝理气，泄肝胆郁热；防风祛风止痒；葛根生津止渴；水蛭活血消癥；知母、蒲公英等清热药亦可制约附子之燥热；土茯苓泄浊。后期随诊根据症状及体征变化加减用药，以消癥散结为基础，标本兼顾，寒热并用，消补兼施，患者各症状均较前减轻，病情好转。

病案二：王耀献教授治疗糖尿病肾病（早期）验案[7]

患者刘某，男，61岁，2013年6月4日初诊。

病史：2型糖尿病12年，其间曾口服降糖药及注射胰岛素治疗，疗效欠佳。2013年多次查尿微量白蛋白升高（具体数值不详），就诊后调整患者降糖方案，血糖达标后多次监测尿白蛋白/尿肌酐比值在70～150mg/g，病程中肾功能未见异常。刻下症见：咽干喜冷饮，身体燥热，眼睛干涩，纳眠可，小便色黄，偶有泡沫，大便干燥，1～2日一行，舌暗红，苔薄黄，脉滑数。

西医诊断：糖尿病肾病Ⅲ期。

中医诊断：消渴病肾病（早期）。考虑为阳明热盛，瘀阻肾络。

处方：连翘 15g，牛蒡子 30g，牡丹皮 15g，黄芩 10g，玄参 15g，葛根 30g，菊花 10g，石斛 20g。30 剂，每日 1 剂，水煎 400mL，分 2 次温服。

二诊时因大便干结，上方加酒大黄 10g，生白术 20g，继续治疗。2013 年 9 月复诊，诸症基本消失，多次复查尿白蛋白/尿肌酐比值 < 30mg/g。续服上方 30 剂煎服同前。规律使用胰岛素，病情稳定。

按：根据本案患者临床表现及实验室检查，诊断为早期糖尿病肾病，属于消渴病肾病早期。《素问·阴阳别论》载“二阳结谓之消”，内热为消渴病肾病发生、发展的始动因素，热伤津液，阴虚内热为其初始病机，故患者出现咽干口燥，身体燥热感、大便干结、眼睛干涩等表现；热邪伤及肾络，气郁热郁，浊热内生，不仅使肾络气化失常，肾关失守，精微外漏，亦可影响津液及气血运行，使肾络气壅血滞，肾络属营血之位，故见小便色黄，偶有泡沫，舌质暗红表现，肾络浊热内生，气滞血瘀为其衍生病机。治疗重在清内热，兼顾通肾络，故方中以连翘、牛蒡子透热外出，牡丹皮、黄芩、玄参有截断邪热入里之势，亦兼活血化瘀之效，葛根升津以止渴，菊花、石斛清热养阴以明目。后期随诊根据患者舌脉、二便等症状变化加减用药，临床均取得了较好的疗效。

参考文献

[1] Xu Y, Wang L, He J, et al. Prevalence and control of dia-

betes in Chinese adults [J]. J Am A，2013，310 (9)：948 -959.

[2] 孙卫卫，王耀献，刘尚建，等．和解聚散方对单侧输尿管梗阻大鼠肾间质纤维化的防治作用 [J]. 中国中西医结合肾病杂志，2012，13 (10)：861 -864.

[3] 沈存，王耀献，孙卫卫，等．和解聚散方对单侧输尿管梗阻肾间质纤维化大鼠细胞外基质表达的影响 [J]. 中国中西医结合肾病杂志，2012，12 (11)：967 -969.

[4] 王耀献，刘尚建，付天昊，等．肾络微型癥瘕三态论探析 [J]. 北京中医药大学学报 (中医临床版)，2010，17 (3)：17 -18.

[5] 中华中医药学会．糖尿病肾脏疾病中西医结合诊疗指南：GB/T CACM 1549 -2023 [S]. 北京：中华中医药学会，2023，12.

[6] 闫润泽，孙卫卫，王耀献，等．王耀献教授辨期论治糖尿病肾病 [J]. 中国中西医结合肾病杂志，2020，21 (9)：753 -755.

[7] 高亚斌，王珍，聂安政，等．“以热为本，以期为纲”论治早期糖尿病肾病 [J]. 中华中医药杂志，2019，34 (11)：5210 -5212.

第二节　辨机论治高血压肾病

高血压肾病是指长期高血压引起的肾脏结构和功能损害，是由血压增高引起肾小动脉硬化，进而导致肾小管萎缩、肾间质纤维化等一系列变化，其临床表现为夜尿多、蛋白尿、肾小球滤过率下降等[1]。临床中有63%~90%的高血压会累及肾脏[2]。中医针对高血压肾病的治疗具有多环节、多途径、多靶点的特色，可与西医学治疗方案形成互补，达到事半功倍的效果。

王耀献教授总结多年的临床实践经验及理论研究成果，提出辨机论治[3]治疗高血压肾病的新思维方法。辨机论治共涵盖十三种模式[4]，此十三种病机模式，在临床诊疗中不需面面俱到，针对不同疾病、不同阶段时可选用与疾病密切相关的病机模式使用。与高血压肾病密切相关的病机模式主要有初始病机、体质病机、对证病机、对症病机、衍生病机、共通病机、兼夹病机，以下将分别论之。

一、常用辨机论治模式

1. 初始病机

初始病机指的是疾病发生的起源，定位于疾病的初起阶段。而高血压肾病的初始病机主要是“高血压”，从中医理论分析，主要有以下三方面：

第一，情志失调，肝郁化火，肝阳上亢。肝主疏泄，能畅气机，调情志。若情志失调，肝气郁结，气行不畅则血运不通、瘀血内生，水行受阻、痰湿内停，而致血压升高，表现为眩晕耳鸣、胸闷心慌等；若肝气郁结日久，郁而化火，肝火上炎，亦可致肝阳上亢，血压升高，或伴急躁易怒、面红目赤，或伴气血上逆，扰乱清窍，发为头晕头痛，甚者头胀欲裂。

第二，嗜食肥甘厚味，出现肥胖代谢紊乱。嗜食肥甘厚味之人，易损脾伤胃。脾胃为气血生化之源，当脾胃功能受损，无力化生气血，气虚失运，则致血瘀脉络，血阻气滞，使血压升高；脾能“散精”，脾虚则无以运化水液，致痰浊中阻，清阳不升，浊阴不降，蒙蔽清窍而发为眩晕；痰湿内停，溢于肌肉四肢，发为肥胖，易产生高血压，或进一步加重高血压。

第三，劳欲过度。肾主先天，是人体一身之根本。劳欲过度之人，包括脑力劳动过度之人和“夜猫子”人，肾精均易被耗损。肾精不足则后天失养，肝失同源，肝肾阴虚，无以制阳，致肝阳上亢，血压升高；腰为肾之府，肾主骨，肾精不足，腰府骨髓失养，致腰膝酸软。所以高血压肾病的初期表现以肝脾肾三脏受损，血压水平持续升高为主。

2. 体质病机

体质是人体形态结构与生理、心理功能活动的综合体，是一种相对稳定的固有特性，机体的这种相对稳定性，使分析错综复杂的疾病时能有据可依。同时，体质又具有个体差异性，其在发病前就已存在，能够影响疾病发生发展全过程，同一疾病在不同体质中，其基本的证候表现、转归预后大为不同。

因此，在中医临证时必须要考虑体质病机。高血压肾病的体质病机，又分为先天体质及不同生理阶段的体质。先天体质为肝旺或湿盛，易发高血压肾病；中老年多虚证，年轻人多实证；男性多阳虚，女性多阴虚；肥人多湿，瘦人多火。例如在临床中比较常见的中老年高血压肾病患者，大多黑瘦干枯，白天乏力，夜寐不安，其体质多为肾精不足，气阴两虚，虚火上炎，络脉瘀滞，因此临证时选用牡蛎、龟甲等咸寒软坚之品，天冬、石斛、熟地黄等滋阴补肾填精之品，再加以配合地龙、络石藤等活血通络药物常可取得显著疗效。

3. 衍生病机

衍生病机定位于疾病的发展阶段，是随疾病演变而对机体产生新的损伤，或使机体产生新的病理产物。衍生是与初始相对而言。高血压是高血压肾病的初始病机，而肾脏结构与功能受损，气、血、痰、火、湿五郁内阻于机体，这一系列病理改变即为高血压肾病的衍生病机。

高血压肾病进展至后期，由于肝肾亏损，气化推动无力，代谢障碍，使痰饮、水湿、瘀血、浊毒等代谢废物堆积，留滞三焦，气机闭塞，并凝结于肾脏逐渐形成微型癥瘕，坚固不移，使肾体进一步受损，肾失固摄，气化失司，加重水肿、血尿、蛋白尿，终至肾元衰败。相当于西医所说的由于血压水平控制欠佳，超出肾脏的自我调控能力，从而出现高灌注、高压力、高滤过的三高状态，严重损伤肾小球，逐步出现肾脏纤维化的病理改变[5]。本期的特点一方面是肝肾亏损，以肾为主，肾元衰败是高血压肾病后期的根本所在，另一方面是病理产物在体内积聚。本期邪实已极，肾元衰败，病情已无法逆转，故本期重在对症治疗，提高患者生活质量，例如西医的透析疗法以纠正离子紊乱、减轻肾脏负担等。中医药在此期也有较好疗效，若痰饮中阻，脘痞呕恶，可予大黄甘草汤和痞止呕；阳虚水停，泛溢肌肤，全身浮肿，可予济生肾气丸温阳利水；瘀血内阻，肌肤甲错，可予大黄䗪虫丸活血化瘀，祛瘀生新；浊毒上熏口鼻、口闻臭秽，上蒙清窍、发为眩晕，可予麝香、石菖蒲等芳香辟秽、化浊解毒之品。

4. 对证病机

对证病机定位于疾病的当前阶段，是疾病当前所表现出证候的发生机理，是狭义的辨证论治，主要集中于辨病性、辨病位、辨病势。在辨析高血压肾病的对证病机时，不应拘泥于肝阳上亢之说，而应关注到各种致病因素所引起的机体气机紊乱与津液代谢障碍，如气、血、痰、火、湿五郁内阻。高血压肾病的病性为本虚标实，气虚为本，五郁为标，随病程进展，病性变化如下：初期阴虚，中期气阴两虚，晚期阳虚。主要病位在肝肾，关键病机是阴虚阳亢、气血紊乱。因此对证病机以阴虚阳亢，五郁内阻为主，并提出平肝潜阳、理气解郁的治法，方用天麻钩藤饮合越鞠丸加减。同时，在治疗高血压肾病时不应把平肝潜阳与降压等同，而应重视调达气机、养肝柔肝，认识到理气解郁、养阴疏肝等治法同样有良好的降压效果，如解郁固肾方、清肝固肾方等，同时结合微观辨证，酌情加用鳖甲、龟甲、海藻、牡蛎、丹参等软坚散结之品[6]。若出现药毒伤肾等其他情况，其对证病机的分析应及时调整。

5. 对症病机

对症病机是指针对患者某一症状或体征的共性病机。自《伤寒杂病论》问世以来，辨证论治体系便在中医临证中占据了重要地位，成为众多医家临证的主要指导原则。而过度重视辨证论治，反而让医者容易忽略“对症论治”的临床价值。

在临床治疗高血压肾病时，亦可采用对症病机的临床思维方式。高血压肾病患者最典型的临床表现是血压水平持续升高，伴水肿、蛋白尿。在高血压肾病初期，首先表现为血压水平升高，因其病机复杂，病、证一时难以明确，此时当根据对症病机，针对血压升高这一临床症状首选降压药，控制血压水平，延缓疾病进展，待血压稳定后，可全面分析病因病机，制定详细诊疗方案。中医临证时多选用杜仲、石决明、钩藤、菊花等降压效果较为显著的中药。在高血压肾病中后期，水肿、蛋白尿逐渐显现，此期选用茯苓、泽泻等利尿药以改善患者身体浮肿、小便不利的症状，同时选用黄芪、当归、鬼箭羽、冬虫夏草等中药以期降低尿蛋白。当血压水平得以控制、水肿症状减轻、尿蛋白指标下降时，在一定程度上可以缓解患者的痛苦，提高患者诊疗信心，从而建立较好的依从性，有利于实施下一步的诊疗计划。

6. 共通病机

共通病机指的是不同疾病或不同症状的相同或相似病机，或具有类似的发生发展规律，是“异病同治”的关键所在，其定位于疾病的全程，反映疾病自身发展变化的规律和疾病本质，因此，对共通病机的探索具有极高的临床价值，有利于我们寻找高效的中药制剂。

高血压作为高血压肾病的始动因素，对人体的损害不仅仅限于肾脏，其主要病变在于全身的大、中、小动脉硬化，脂质沉积，乃至粥样硬化斑块形成、血栓形成，特别是冠状动脉、脑动脉、肾动脉受累最为常见。由于心脑肾血脉上相连，功能上相互为用，互相充养，构成“心脑肾轴”，且心脑肾都布散着丰富的毛细血管网，与中医的络脉在结构和功能上具有相似之处，因此高血压在造成肾脏损害的同时，往往会并发心脑血管疾病及眼底病变，因此对于因高血压引发心脑肾及眼底病变的疾病，血络受损、络脉失养、气血瘀滞是其共通病机，在治疗上当采取心、脑、肾一体化治疗思路，注重益气活血、化瘀通络法的应用，配合具有靶向性质的药物以心脑肾同调，防治并发症，如黄芪、当归、三七、丹参、生地黄、地龙、川牛膝等药的应用。

7. 兼夹病机

兼夹病机是指伴随主证而出现的次证的病机，相对于疾病治疗而言属于次要矛盾。中医临证时虽以治疗主证为主，但应尽可能地兼顾次证，以防出现次证逐渐加重，反过来影响恶化主证，甚至次证进展为主证、成为主要矛盾。

肝是高血压肾病的主要病位之一。肝经循行夹胃腑，高血压肾病肝气郁滞的同时易兼有肝气横逆犯胃的病机，表现为胃脘胀满、嗳气频作、纳呆呕恶、大便不畅等胃失和降，胃气上逆的症状。因此，在临床治疗高血压肾病时，应兼顾胃腑，和胃降逆止呕，辅以消积通便，使气血化生有源，机体受到濡养而抗邪有力，另外中枢气机调畅后，亦有助于肝气条达，延缓高血压肾病的进展。

在高血压肾病的发病进程中，先天湿盛体质及嗜食肥甘厚味等均易困脾伤脾，使脾失健运，不能运化水液，或是情志郁结，肝气不利，不能推动水行，两者均易引起津液失调，停留成饮，凝聚成痰，使浊毒内聚，酿为脂膏，注入血脉，发而为高脂血症。而血脂升高又反过来增加肾脏负担，是高血压肾病的危险因素之一，并易诱发心脑血管疾患，因此临证中需兼顾治疗高脂血症，应用荷叶、丹参、决明子、山楂、红曲等化浊降脂、活血化瘀之中药，或应用他汀等降脂药物。

总之，应用辨机论治的思维模式在防治高血压肾病中，可有效稳定血压水平，减轻患者的临床症状，延缓肾脏病进展，同时可兼顾保护其他靶器官。

二、病案举隅

病案一：王耀献教授水中疏木治疗高血压肾病验案

严某，男，58 岁，2017 年 7 月 8 日初诊。

病史：高血压病 18 年，曾服用过氯沙坦钾、苯磺酸左旋氨氯地平、硝苯地平控释片等药物控制血压，血压控制欠佳。2 年前体检发现蛋白尿、血肌酐升高，当地医院考虑为“高血压肾病”，予以肾炎康复片、金水宝等治疗，效果欠佳，故来我院门诊就诊。症见：畏寒肢冷，腰膝酸软，时有小腿痉挛，脾气急躁，头晕昏沉，自汗易感，纳眠一般，夜尿频多，3～4 次/晚，泡沫尿，大便日 1 行，质黏。舌色暗红，苔薄，舌下脉络迂曲，脉弦细。既往：高尿酸血症病史 2 年，陈旧性脑梗死病史 1 年，未遗留后遗症。辅助检查：尿素氮 9. 8mmol/L，血肌酐 103. 7μmol/L，尿酸 525μmol/L，24 小时尿蛋白定量 1. 6g。

西医诊断为：高血压肾病、慢性肾功能不全。

中医考虑为肝肾俱虚，络脉瘀滞，予以滋水疏木、祛瘀通络之法。

方用：生黄芪 30g，当归 10g，枸杞子 15g，菟丝子 15g，五味子 10g，覆盆子 15g，车前子 10g，金樱子 15g，芡实 15g，柴胡 10g，郁金 10g，白芍 15g，青风藤 30g，莪术 10g，炒白术 15g，防风 6g。30 剂。

1 个月后复诊，头晕、畏寒、腰酸等症状减轻，纳眠同前，复查尿素氮 9.2mmol/L，血肌酐 105.7μmol/L，尿酸 468.7μmol/L，24 小时尿蛋白定量 1.3g。于上方中黄芪量增至 60g，白芍更为赤芍 15g，加水蛭 10g，穿山龙 30g，葛根 30g。

此后定期随诊调方。1 年后复诊诸症减轻，复查尿素氮 8.6mmol/L，血肌酐 91μmol/L，24 小时尿蛋白定量 0.35g。

按：患者中老年男性，为肝旺肾虚之体，平素性情急躁，肝肾阴虚，肝阳上亢为其初始病机；患者血压控制不佳，反复波动，阴损及阳，肾精亏虚，气化失常，痰瘀阻络，累及肾络，肾络闭塞易致癥瘕，为其主要衍生病机，其中肾络癥瘕为其共通病机。方中枸杞子、菟丝子、五味子、覆盆子、车前子、金樱子、芡实取五子衍宗合水陆二仙之义，补肾固精缩尿；柴胡、郁金疏肝郁，当归、白芍养肝血，与五子共宗“水中疏木”之要义；黄芪、当归益气活血通络，合用白术、防风以健脾扶正固本；疾病后期，肾脏肾络癥瘕已然形成，痰瘀毒胶着于肾络，以青风藤、莪术、水蛭、穿山龙祛风通络，破血逐瘀消癥。

病案二：王耀献教授高血压肾病的心脑肾一体化治疗

赵某，男，68 岁。2019 年 9 月 7 日初诊。

主诉：间断性头晕 1 年，伴乏力、腰部酸痛半年余。

病史：患者高血压肾病 1 年，血压最高 210/145mmHg，查尿素氮 12. 25mmol/L，血肌酐 186μmol/L，尿蛋白（+）。为求中医药治疗，就诊于王耀献教授门诊处。既往史：高血压 15 年，冠心病 6 年，腔隙性脑梗死 3 年。刻下症：头晕乏力，时有胸闷，腰部酸痛，双下肢轻度水肿，纳呆腹胀，眠一般，小便短黄，大便偏干，1 次/日，舌暗红，苔白腻，脉沉细涩。平素急躁易怒。查体：血压 173/105mmHg，尿蛋白（+），血肌酐 212μmol/L，尿素氮 12. 16mmol/L，24 小时尿蛋白定量 0. 80g，血 β_2 微球蛋白 16. 29μg/mL。

西医诊断：高血压病 3 级（极高危），高血压肾病，冠心病、腔隙性脑梗死。

中医考虑为肝肾阴虚，气血瘀滞，浊毒内蕴，治以滋补肝肾，化浊解毒，兼益气活血、化瘀通络。

处方：生黄芪 30g，生地黄 15g，炒白术 30g，茯苓 30g，酒大黄 10g，当归 15g，三七 10g，水牛角丝 10g，土茯苓 10g，桑寄生 15g，续断 12g，丹参 9g，川芎 9g，地龙 12g，僵蚕 15g。

随症加减用药，半年后患者诸症减轻，复查血肌酐 145. 3μmol/L，尿素氮 8. 8mmol/L，24 小时尿蛋白定量波动于 0. 5 ~ 0. 7g，血压波动于 120 ~ 140/80 ~ 90mmHg。

按语：王耀献教授应用辨机论治的诊疗模式对该患者进行综合辨析从而确立治则治法和方药。该患者平素急躁易怒，为肝郁肝旺之体典型特征。初始病机为情志不舒，肝气不畅，郁结化火，肝阳上亢，致血压水平升高，即高血压。在疾病发展的过程中，出现心脑血管疾病及肾脏病变，其共同病机为气血瘀滞、血络受损。方中大剂量合用生黄芪、茯苓、炒白术以补脾益气，强化中焦，弥补气血；生地黄、龟甲、桑寄生、续断滋补肝肾之阴以降虚火、制亢阳；合用地龙、僵蚕等搜风通络之品以化瘀通络止痛；丹参、川芎、三七活血化瘀以推陈出新；用水牛角丝、土茯苓、酒大黄解毒化浊，目的是祛已生之浊毒，防疾病之恶化。

参考文献

[1] 高血压肾病诊治中国专家共识组成员. 高血压肾病诊断和治疗中国专家共识（2022）[J]. 中华高血压杂志，2022，30（4）：307-317.

[2] Evans P C，Gijsen F J，Wentzel J J，et al. Biomechanics in vascular biology and cardiovascular disease [J]. Thromb Haemost，2016，115（3）：465-466.

[3] 王耀献. 辨机论治慢性肾脏病 [J]. 中国中西医结合肾病杂志，2016，17（10）：847-849.

[4] 王耀献，孙卫卫，刘伟敬，等. 辨机论治诊疗模式及其临床应用意义 [J]. 中医杂志，2021，62（23）：2025-2031.

[5] 陈耀德，修建成. 高血压肾病发病机制及早期筛查手段的研究进展 [J]. 岭南急诊医学杂志，2021，26（3）：328-330.

[6] 王耀献，孙卫卫，刘忠杰. 从“肝为五脏之贼”论治肾脏病 [J]. 中华中医药杂志，2015，30（11）：3830-3832.

[7] 孙卫卫，王耀献，刘尚建，等. 和解聚散方对单侧输尿管梗阻大鼠肾间质纤维化的防治作用 [J]. 中国中西医结合肾病杂志，2012，13（10）：861-864.

[8] 沈存，王耀献，孙卫卫，等. 和解聚散方对单侧输尿管梗阻肾间质纤维化大鼠细胞外基质表达的影响 [J]. 中国中西

医结合肾病杂志，2011，12（11）：967－969，1036－1037.

［9］王耀献，刘尚建，付天昊，等．肾络微型癥瘕三态论探析［J］．北京中医药大学学报（中医临床版），2010，17（3）：17－18.

第三节　辨机论治特发性膜性肾病

膜性肾病（membranous nephropathy，MN）是成人肾病综合征最常见的病因[1]，系抗体介导的肾小球毛细血管袢上皮侧免疫复合物沉积，引起足细胞损伤和肾小球滤过屏障的破坏。在我国，23.4%的原发性肾小球疾病为特发性膜性肾病（idiopathic membranous nephropathy，IMN）[2]，其余为继发于乙肝、系统性红斑狼疮、恶性肿瘤等疾病的继发性膜性肾病。本节主要讨论的是特发性膜性肾病，其临床表现主要为蛋白尿，约有80%患者为肾病综合征表现，即大量蛋白尿（>3.5g/d）、低蛋白血症、水肿、高脂血症[1]，且容易合并静脉血栓，最常见的为肾静脉栓塞，同时也可栓塞肺、脑、心和下肢等血管，严重威胁患者生命健康。目前对于肾病综合征的西医治疗主要还是以激素和免疫抑制剂为主，并且需要长期服用。然而长期使用激素和免疫抑制剂带来的副作用不可忽视，如内分泌紊乱、感染风险，以及肝肾毒性，因此中医药需要进一步探索特发性膜性肾病的治疗。

特发性膜性肾病一词属于现代病理学病名，中医古籍中未见记载，根据膜性肾病的典型临床表现蛋白尿、水肿，应当归属于中医“肾水”“水肿”的范畴。一般认为，人体水液代谢主要关乎肺、脾、肾三脏，水肿一病主要责之于肺、脾、肾虚损，尤以肾虚为主，然而随着对疾病的深入了解，单从临床表现去判断病机是局限的，就特发性膜性肾病而言，临床表现比较单一，但其内在病机十分复杂。中医名家赵绍琴先生曾提出肾病非虚论[3]，认为从虚论肾的误区在于一是认为肾病即肾虚，二是临床只见其虚，不见其实。同理，特发性膜性肾病临床以水肿为主，但是往往邪盛多于正虚，因此若要更好地治疗特发性膜性肾病，需要从根本认识上改变，全面认识其病机。辨机论治理论对疾病病机的认识进一步具体化、细致化，完整地阐述疾病的发生、发展、结局、预后，以及疾病与人、疾病与环境的相互作用关系。以下从初始病机、衍生病机、微观病机、对证病机、对症病机、环境病机六个方面分别述之。

一、常用辨机论治模式

1. 初始病机

疾病的发生必有所感因素，有感而即发，有感而伏藏，遇引而发，其所感因素则为初始病机。膜性肾病的初始病机复杂，其核心为风湿致病。《灵枢经》云：“肾足少阴之脉……入肺中，循喉咙，夹舌本”，故风邪外受，可以循经直入肾脏，或直接引起肾脏发病，或邪气内伏而不即发，遇正气不足或再次感邪，疾病即起。戴思恭在《证治要诀》更指出，“有一身之间，唯面与双脚浮肿，早起则面甚，晚则脚甚。经云：面肿为风，脚肿为水，乃风湿所致”。王永钧教授[4]认为，风湿扰肾是肾风病的始作俑者和导致疾病进展的增恶因素，尤其是风湿之邪可与内风或肝风相合为病，加重肾病进展。特发性膜性肾病为外感风邪，伏藏体内，当遇到合适的病邪引诱则发病；继发性膜性肾病初始病因多种多样，有热邪、毒邪、痰湿之邪郁滞体内，扇动内风，如乙肝继发膜性肾病、狼疮继发膜性肾病、肿瘤继发膜性肾病、药物毒继发膜性肾病等可认为体内具有戾气之性的毒邪，扇动气血，引发内风。

治疗当直取病源，针对初始病机用药，多用秦艽、羌活、独活、络石藤等，外以祛风，内以除湿。风湿夹热者可佐以金银花、连翘、防风、蝉蜕、僵蚕、牛蒡子等清热解表。毒邪引发继发膜性肾病者，选用疏风清热解毒之品，如豨莶草、白花蛇舌草、大青叶、半枝莲、鱼腥草等。对于特发性膜性肾病的病程中复感外邪，屡次加重，缠绵难愈者，还需顾护正气，使卫阳充则风邪难以循经而入，应用黄芪、白术等益气祛风固表，以断绝初始病机的形成之源。

2. 衍生病机

衍生病机是初始病机与患者所处内外环境相互影响的结果。膜性肾病的衍生病机主要体现在以下几个方面：

湿邪稽留，日久化热，或应用激素类药物助火生热，热与湿相合，便为湿热之证，湿热之邪缠绵难去，常常是本病反复发作或迁延不愈的主要原因，临床中应用白花蛇舌草、黄蜀葵花、车前草等清热利湿中药可截断病机转化，使病情向愈，且经药理学证实这类药物具有清除抗原及改善机体免疫状态的作用。

瘀血是特发性膜性肾病中另一个主要的衍生病机。风邪入络，湿邪阻滞，可致气化失常。《血证论》谓“运血者，即是气[5]”，气机受阻后，血行凝滞，瘀血阻于肾络，影响水液正常代谢，加重膜性肾病病情。治疗上可用三七、丹参、桃仁活血化瘀，或联用僵蚕、地龙、全蝎、蜈蚣、乌梢蛇等虫类药搜风通络，祛瘀生新。

“湿胜则阳微”，湿为阴邪，易阻碍阳气，使脏腑阳气衰微，尤以脾肾二脏为甚。脾为水液运化之源，肾主全身水液代谢，脾阳、肾阳被遏，不能温化水湿，则病缠绵难愈。针对脾肾阳虚这一衍生病机，治疗中予黄芪、茯苓、牛膝、附子等温补脾肾，或联合水陆二仙丹补肾固精。

3. 微观病机

微观病机是建立在西医学技术基础上的，从微观层面认识机体结构、功能及生理病理变化的特点。膜性肾病是一个病理诊断，其本身确诊依赖现代的微观检查技术——肾脏穿刺活检，通过光镜、免疫荧光和电镜观察肾脏组织微观结构变化。膜性肾病的特征性改变为肾小球毛细血管袢基底膜病变，早期上皮下免疫复合物沉积，进一步“钉突”结构形成，钉突融合，基底膜明显增厚。

毛细血管属于中医“络脉”范畴，肾小球毛细血管称为肾络，膜性肾病即为肾络病变。从微观上看，肾小球为毛细血管网状结构，入球小动脉大于出球小动脉，具有易滞易瘀、易入难出、易息成积等病理特点[6]。风湿邪气聚集肾脏络脉，最容易出现的是气机阻滞，风湿郁滞肾络化热，此时正气盛，正邪相争易化生热邪，临床上此期患者虽见水肿，但舌脉及形神上却未见虚象，此时应为风湿停滞，气机不化所致水肿，治疗以祛风除湿为主。此外，肾脏的基底膜由于免疫复合物的沉积，激活补体，募集炎症细胞，导致局部炎症反应，局部组织往往是“肿胀”的表现，也符合风湿致热的特点，风湿热夹杂，酿生湿热之邪，湿热之邪下注，临床上可见大量蛋白尿的出现，治宜倒扣草、葎草、秦艽等清利湿热。另外，肾脏的基底膜增厚，肾小球血行受阻，此为风湿聚集于肾络，扰动气血，导致血行不畅，即风湿致瘀，此时肾脏滤过功能开始下降，临床上往往表现为血肌酐升高，多治以祛风通络之品，如络石藤、全蝎、三七、丹参等。瘀痹肾络，胶着痼结，非普通草木所能及，因而选用虫类药具血肉之质，性攻冲走窜，可搜络剔邪，深入肾络，宣通气机，化瘀除痹，正如叶天士谓，久则邪正混处其间，草木不能见效，当以虫蚁疏逐。其中蝉蜕，甘寒质轻，功擅疏风散热，清肺利咽；全蝎，味辛咸平，长于通络解毒散结，宣通祛风止痉；水蛭，味咸苦，偏凉，擅于破血逐瘀，利水消癥[7]。此外虫类药物不仅具有“虫蚁搜剔”之性，因其含有动物异体蛋白，对补益机体有其特殊作用，特别是蛇类还能促进促肾上腺皮质激素的合成与释放，升高血中肾上腺皮质激素浓度，从而获得抗炎、消肿、止痛的疗效[8]。

4. 对证病机

对证病机是目前临床中最常用的辨证方法，亦是比较容易掌握的辨证方法，主要集中于辨病性、病位及病势。特发性膜性肾病好发于中老年人，以水肿和蛋白尿为主要表现。《素问·上古天真论》云，女子“五七，阳明脉衰……六七，三阳脉衰于上”，男子“五八，肾气衰……六八，阳气衰竭于上”，故脾肾亏虚是中老年人体质特点；又或因饮食失宜、劳倦过度、复感外邪等，损伤脾胃及肾中精气，亦可出现脾肾气虚损之证；气虚则固摄精液失司，精微不摄则精微从尿中流失，形成蛋白尿；由于脾肾亏虚，气化失常，以致水气失调，气不化水，水不化气，从而导致水湿停聚，内聚脏腑，外溢肌肤，而出现水肿，故湿郁不化是本病又一基本病机。在疾病发展过程中，水湿日久易化热而成湿热，且与瘀血、痰浊、伏风、浊毒等其他标邪相互交织，加重肾络损伤；而正气愈虚，逐渐气虚及阳，耗伤气阴等，累及他脏而成脾肾阳虚、肺脾气阴两虚等证，故膜性肾病病位在肺脾肾三脏，病性总属本虚标实。

针对本病脾肾气虚，湿郁不化基本病机，王耀献教授宗李东垣升阳之法，如取升阳益胃汤中茯苓、白术、半夏、陈皮健脾益胃，黄芪、人参、炙甘草温补中焦脾肾、补益中气，柴胡、防风、羌独升阳举气，全方升阳以化湿，补散兼施，正盛邪亦退。亦可佐藤类祛风之药，取风能胜湿之意。临证时，对病证病机的分析应及时调整，灵活选方[9-10]。

5. 对症病机

对症病机指的是针对患者某一症状的共性病机。西医学认为膜性肾病以水肿、血栓栓塞、感染等为主要临床表现及并发症表现。实际诊疗中应重视患者的主观感受，以缓解临床症状、解决患者痛苦，体现对症治标的重要性。中医药对症治疗可以体现在具体处方的加减应用中。对于重度水肿患者，可以合用茯苓、白术、麻黄等，遵“开鬼门、洁净府”之意以利水消肿；对于高凝状态患者，可选用丹参、红花、当归等活血祛瘀之品，甚则加用地龙、水蛭、土鳖虫等虫类药物，取其走窜通络之性以消络脉瘀滞；对于继发感染者，可视其感染轻重程度及症状予以疏风清热、清热解毒、清热凉血、清热利湿等药，同时根据感染部位不同，分病位给药，重视给邪出路，因势利导，正如吴鞠通所云，治上焦如羽，治中焦如衡，治下焦如权；对于恶心呕吐等消化道症状较重的患者可予生姜、陈皮、旋覆花等药物健脾理气，和胃降逆；对于使用激素出现库欣综合征等表现的患者，可予生地黄、知母、玄参、黄柏等滋阴清热之品以解激素产生之火毒。虽然变证繁杂，但医法圆通，临证时仍需紧扣病机，辨机论治[11-12]。

6. 环境病机

膜性肾病的“风”之病机还与环境密切相关。许多研究表明，环境因素与许多疾病的发生发展规律密切相关，即环境病机。膜性肾病的发生与环境污染，特别是 PM2.5 有着密切的联系[13]，虽然其致病机制尚不明确，但已证实空气污染可刺激气道内炎症机制的激活，从而产生大量炎症因子，进一步导致循环中自身抗体和免疫复合物的产生，并沉积于肾小球基底膜，导致蛋白尿和肾损伤[14]。这一过程即风邪入中，下袭于肾，形成肾风，致肾开阖失职，精微外泄，导致膜性肾病，治疗注重益气扶正，祛风通络，可予生黄芪、牛膝、穿山龙等[15]。

膜性肾病是临床上的常见病，是肾病综合征形成的主要原因，膜性肾病易反复，且易发生血栓和栓塞，病情凶险。膜性肾病病机复杂，须从多个病机角度分析才能完整地阐释病机。初始病机为风湿邪气，风湿阻络，影响气机，衍生为风湿致热、风湿致瘀及脾肾阳虚，最终风湿、热、痰、瘀等胶结形成肾络癥瘕为共通病机。治疗方面早期强调祛邪，祛风除湿；中期根据微观病理针对继发病理产物灵活加用清热、活血之品；晚期针对肾络癥瘕的共通病机，和解聚散，扶正与祛邪并进，以期从疾病的发生发展各个环节针对性治疗，延缓病情发展，从而进一步实现早期预防及减少复发的中医优势作用。

二、病案举隅

病案一：王耀献教授治疗Ⅰ期膜性肾病验案

王某，女，46岁，2018年10月10日初诊。

病史：间断双下肢水肿8月余。8个月前劳累后出现双下肢及眼睑浮肿，就诊于当地医院，查尿蛋白（+++），诊断“慢性肾炎”，予黄葵胶囊、金水宝等对症治疗，此后规律用药及复查。5个月前于某医院查24小时尿蛋白定量6.81g（1800mL），行肾穿刺活检术，病理诊断为“膜性肾病Ⅰ期”，予口服缬沙坦胶囊及雷公藤多苷片等治疗。规律服药3个月后，因月经量少，停用雷公藤。故为求进一步诊治来我处就诊。刻下症：全身乏力，双下肢水肿，偶有心慌胸闷，纳眠可，小便量可，有泡沫，夜尿2~3次，大便可。舌边齿痕，苔腻，脉弦细。辅助检查：血白蛋白36.5g/L，肌酐42.7μmol/L，总胆固醇6.29mmol/L，24小时尿蛋白定量3.37g。

西医诊断：膜性肾病Ⅰ期。西药方案同前，控制血压、尿酸等危险因素。

中医诊断：水肿。考虑脾虚湿郁，予以升阳益胃汤加减。

中药处方：生黄芪90g，当归10g，党参20g，茯苓30g，炒白术15g，葛根10g，柴胡10g，防风6g，升麻3g，独活10g，土鳖虫10g，青风藤30g，桃仁15g，红花10g，黄芩6g，芡实15g，金樱子15g，水煎服，每日一剂，分早晚服。

复诊患者水肿、乏力明显减轻，24小时尿蛋白定量逐渐降至1g以下。

按：患者女性，年近“七七”，任脉虚，脏腑衰，脾肾为后天先天之本，其虚尤甚。脾肾气虚为其体质病机，是致病之基础，以风湿扰肾，伏藏肾络，肾失封藏为其初始病机。患者症见水肿，全身乏力，尿浊，眼睑浮肿，结合舌脉表现，病属本虚标实，对证病机属脾肾气虚，湿郁不化；共通病机为肾络癥瘕。治以健脾补肾，化湿行水，化瘀消癥为法，宗李东垣升阳之法，以升阳益胃汤加减治之。方中茯苓、白术健脾化湿益胃；黄芪、党参温补中焦脾肾，补益元气；柴胡、防风、升麻升阳举气，调畅气机；青风藤、防风祛风除湿通络；土鳖虫、桃仁、红花散癥化瘀；金樱子、芡实二药专入肾经，益肾补脾固涩。全方升阳以化湿，补散兼施，正盛邪亦退。

病案二：王耀献教授治疗膜性肾病（肾病综合征）验案

耿某，男，58岁，2022年7月23日初诊。

病史：膜性肾病病史6月余。患者2022年1月发现双下肢水肿伴小便泡沫增多，就诊于某医院住院治疗，查抗磷脂酶A2受体（+），考虑为“膜性肾病”，予免疫抑制、降压、预防血栓、利尿等治疗为主，出院后门诊规律治疗。4个月前停用环磷酰胺，为求进一步中医诊治来我处就诊。刻下症：双下肢水肿，时有眼睑水肿，腰酸，体倦，足跟麻，无头晕头痛、胸闷心慌、反酸烧心；小便黄，泡沫多，尿频无尿痛，夜尿5~6次，纳眠可，大便日2~3次，不成形。平素易外感。舌胖色暗，苔腻，脉弦细。辅助检查：血白蛋白28g/L，肌酐65.2μmol/L，尿酸305.3μmol/L，24小时尿蛋白定量4.2g。

西医诊断：膜性肾病。继予西药治疗方案。

中医诊断：水肿。考虑风湿扰肾，肾络瘀痹，予以补气化瘀，祛风除湿，散结通络。

中药处方：生黄芪90g，当归30g，党参30g，茯苓50g，薏苡仁30g，炒白术15g，羌活6g，独活6g，青风藤30g，土鳖虫10g，僵蚕10g，桃仁15g，海藻30g，鳖甲10g，冬瓜皮30g，干姜5g，水煎，每日一剂，分早晚服用。并予鹿茸粉1g，水蛭粉3g，肉桂粉1g，以上方药液冲服。

二诊水肿明显消退，继予上方加减，后随访未见复发。

按：患者膜性肾病诊断明确，以水肿及泡沫尿为初发表现，患病至今，已逾半年，仍见水肿及尿浊，且疲乏、腰酸及尿频，正气渐虚，邪气仍盛，“邪之所凑，其气必虚”，故脾肾气虚为其目前的对证病机；平素易感外邪，为气虚体质典型特征；脾肾气虚，气化失司，血瘀水停，风湿痹阻肾络，故见上述诸症，风、湿、痰、瘀搏结肾络为其衍生病机。综合以上病机特点，临床治以补气化瘀，祛风除湿，散结通络。方中黄芪可大补脾肺之气，以资气血生化之源，气旺则血生，寓“有形之血生于无形之气”之意；而当归甘辛而温，养血和营，如此配伍则阳生阴长，气旺血生，补血活血，补气扶正，同时研究已证实应用黄芪－当归短期治疗确可改善CKD患者的肾功能[16]；党参、茯苓、薏苡仁、白术健脾利湿；羌活、独活、青风藤俱为风药，三者合用祛风胜湿，通达经络；桃仁、土鳖虫活血散瘀，即可消散肾络瘀滞，又取“治风先治血”之意；僵蚕、海藻、鳖甲软坚散结，解散肾络微型癥瘕；冬瓜皮利水消肿；干姜温中散寒。水蛭、鹿茸、肉桂磨粉冲服为王耀献教授治疗肾病综合征低蛋白血症的验方，其中水蛭入肝破血，苦咸消肿，既可改善患者高凝状态又可下利水道；鹿茸禀性纯阳，专入肾经，配伍肉桂小量渐服取少火生气之意，温补肾阳；三药合用，药少效宏，功效显著。

参考文献

[1] Alsharhan L, Beck LH Jr. Membranous Nephropathy: Core Curriculum 2021 [J]. Am J Kidney Dis. 2021 Mar; 77 (3): 440-453.

[2] Wu L, Lai J, Ling Y, et al. A Review of the Current Practice of Diagnosis and Treatment of Idiopathic Membranous Nephropathy in China [J]. Med Sci Monit. 2021 Feb 7; 27: e930097.

[3] 赵绍琴. 赵绍琴临床经验辑要 [M]. 北京: 中国医药科技出版社, 2000: 104-105.

[4] 王永钧. 论肾风病的现代观 [J]. 中国中西医结合肾病杂志, 2015, 2: 95-98.

[5] 唐宗海. 血证论 [M]. 北京: 人民卫生出版社, 2017.

[6] 刘玉宁. 肾小球病的络病分型辨治 [J]. 新中医, 2011, 43 (5): 6-7.

[7] 刘玉宁, 王耀献. 运用虫类药治疗肾小球疾病的临床体会 [J]. 上海中医药杂志, 2011, 45 (12): 35-37.

[8] 朱良春. 益肾壮督治其本, 虫蚁搜剔治其标 [J]. 江苏中医药, 2008 (1): 2-3.

[9] 刘宝利, 赵进喜, 刘玉宁, 等. 论膜性肾病的中医概念与中医药治疗 [J]. 北京中医药, 2019, 38 (3): 195-199.

[10] 顾婉莹, 宋光明. 补火生土祛湿法论治膜性肾病之探析 [J]. 中医临床研究, 2020, 12 (25): 65-67.

[11] 刘宝利, 钟逸斐, 刘伟敬, 等. 中医药临床优势病种探

讨——膜性肾病［J］. 中国实验方剂学杂志，2021，27（16）：185－190.

［12］王剑飞，王耀献，刘玉宁，等. 慢性肾炎从标实论治探析［J］. 中医研究，2011，24（1）：10－11.

［13］Xu X，Wang G，Chen N，et al. Long-Term Exposure to Air Pollution and Increased Risk of Membranous Nephropathy in China［J］. J Am Soc Nephrol. 2016 Dec；27（12）：3739－3746.

［14］Chen SY，Chen CH，Huang YC，et al. Effect of IL-6 C-572G polymorphism on idiopathic membranous nephropathy risk in a Han Chinese population［J］. Ren Fail. 2010；32（10）：1172－1176.

［15］郭晓媛，谢璇，蔡倩，等. 基于"肺肾相关"探讨特发性膜性肾病的病机与证治［J］. 中华中医药杂志，2021，36（9）：5260－5263.

［16］曹灿，苏涛，尹新鑫，等. 黄芪当归合剂治疗慢性肾脏病的中医疗效靶标研究［J］. 中国中西医结合肾病杂志，2021，22（11）：968－971.

第四节　辨机论治紫癜性肾炎

过敏性紫癜性肾炎（HSPN）简称紫癜性肾炎，属于系统性小血管炎，是过敏性紫癜（HSP）中最常见的并发症之一。HSP多有过敏、感染、药物等诱因，主要侵犯皮肤、胃肠道、关节与肾脏，儿童的HSP发病率高于成人，但大龄儿童和成年人更可能出现肾脏受累且相对更为严重。国内报道，有30%～80%的过敏性紫癜患者并发紫癜性肾炎，甚至11%～38%的患者后期会发展为慢性肾衰竭[1]，因此需要考虑更积极的治疗。紫癜性肾炎在中医中属于“发斑”“水肿”，以及“血证”中“肌衄”“尿血”等范畴。

紫癜性肾炎的病理改变以系膜增生性病变为主，常伴有节段性袢坏死、新月体形成等血管炎表现，免疫病理主要表现为IgA沉积[2]，其临床表现多样化，除血尿、蛋白尿、水肿以外，还可出现皮肤紫斑、腹痛、关节痛、血便等[3]。运用辨机理论的思维模式，多元化、立体化、精准化对紫癜性肾炎进行中医辨机论治，可以更好地控制临床症状、保护肾脏功能及改善患者过敏体质等。

一、常用辨机论治模式

1. 初始病机

紫癜性肾炎的初始病机常常为风热之邪，波及血分，尤其在疾病早期及活动期表现更为明显，皮肤表现常常为斑疹并见，发病部位主要在皮毛和肌肉。手太阴主皮毛，足阳明主肌肉，风热之邪中人，易从太阴而入。陆子贤《六因条辨》卷下《斑痧疹瘰辨论》所言“斑为阳明热毒，疹为太阴风热，总属温热所化，发泄于外”，《小儿卫生总微论方·血溢论》云“小儿诸溢血者，由热乘于血气也”，皆可看出，风热之邪在紫癜性肾炎发病的起始阶段的主导地位。

紫癜性肾炎的始动因素是风热之邪，入络动血，迫血外出，形成瘀血，后期热毒灼营动血，耗阴伤气，而风热邪毒贯穿始终。邪热损伤皮肤血脉，则血溢于肌肤发为肌衄；毒热损伤肾络，则见尿血；邪入于中焦或肠络，则发为腹痛、呕吐、便血；邪滞于关节，则关节疼痛。从西医学的角度，紫癜性肾炎的发病主要通过体液、细胞免疫及细胞因子和炎症介质的参与，进而造成肾脏结构的免疫损伤或炎症反应，与中医所说的风热之邪有类似之处。

故针对 HSPN 的初始病机，临证常用金银花、连翘、薄荷、蝉蜕等祛风清热之品。热毒深重，热迫血行者，可以黄芩、牡丹皮、丹参等清热凉血宁血之品以安络。同时“风邪”也是紫癜性肾炎发病之主因，治疗上要重视“从风论治”，方得其要，常用祛风除湿、搜风通络、疏风解表、活血灭风四法，但临证也需灵活变通，“治不离风，亦不拘风”。

2. 兼夹病机

紫癜性肾炎的兼夹病机比较常见的是胃肠积热，尤其在儿童的紫癜性肾炎的患者中，临床多表现为便秘。阳明经多气多血，阳气最盛，热盛则易动血，外邪扰动，因加而发，内外合邪，迫血妄行，热气内迫于肠腑血络则为便血；循肺脾之经熏蒸于肌表血络则为发斑；随风而动下扰于肾络膀胱则为尿血；耗损肾中精气致精关不固则见蛋白尿。正如《太平圣惠方·治小儿斑疮诸方》所论："夫小儿斑毒之病者，是热气入于胃也。"

小儿为纯阳之体，凡邪之所生，易从阳化热，然其形气未充，脏腑娇嫩，肺、脾、肾三脏不足，家长喂养失宜，多食过饱，或喜食辛辣炙煿及发物之品，易致胃强脾弱，胃火盛则进食愈多，脾气弱则运化无力，食积化热，久失调护，则胃肠内有积热，而脾气虚耗于无形，运化失职，痰湿内生，久则湿热内蕴。正如阳气不足的患者外感时易招致风寒之邪，胃肠积热于内的患者更易外感风热之邪，初始病机与兼夹病机相互为引，内外交感，引发或加重疾病，邪热积聚，加之外风扰动，内热生风，更易扰动气血，血不循常道而外泄为瘀斑、瘀点，而脾气不足、摄血失职在一定程度上会加重病情，斑疹往往颜色深浅不一，甚则更易外扩而连接成片。

此外，相关研究亦发现腹型过敏性紫癜的患儿更易发展为紫癜性肾炎[4]，肠道菌群紊乱与紫癜性肾炎的发生存在密切联系[5]，从中医角度来分析，皆提示紫癜性肾炎的发生或与患者饮食失宜、胃肠积热密不可分。有胃肠积热者当从阳明胃腑而泄，若患者平素喜食辛辣炙煿或发物之品，或饮食不节，口臭，口渴而欲饮冷，便秘，舌红苔黄，脉数者可加用葛根芩连汤、白虎汤或犀角地黄汤之类，清泄阳明气分、血分之热，使热邪清泄于内，防其随风扰动于肾，加重病情。

3. 对证病机

HSP 起病急，而紫癜性肾炎多发病迟，并且可伴见胃肠、关节等其他部位的损害，发病过程往往虚实夹杂，病位多变，在临床上亦要抓住对证病机。HSP急性起病之初往往无明显肾脏表现，此时应积极治疗斑疹或其他肾外病证，截断病势，防邪深入，由太阴或阳明入里传至少阴。初期以实证为主，外感风热者治宜疏风清热，活血凉血，可选用银翘散加牡丹皮、赤芍加减；热毒炽盛者治宜清热解毒，凉血散瘀，可选用清营汤或犀角地黄汤加减，当肾脏受累，或者紫癜性肾炎反复发作，往往虚实夹杂，热邪炽盛煎灼肝肾之阴，耗损脾肾之气，迫血妄行致正血离经而瘀血不去、新血不生，脾运无力，肾失气化则痰湿内生、湿热内蕴，故后期主要表现为气阴两虚、肝肾阴虚、脾肾气虚，瘀热、伏风、湿热常贯穿于中，气阴两虚者宜用二至丸合玉屏风散益气养阴固表；肝肾阴虚者宜用知柏地黄汤合二至丸清热养阴；脾肾气虚者宜用四君子汤合水陆二仙丹健脾固肾；瘀血严重者可酌情加入桃红四物汤养血祛瘀；风邪内伏者可加入荆芥、防风、青风藤、僵蚕、水蛭祛外风、息内风；湿热甚者可加入四妙散清热利湿。

4. 对症病机

根据疾病现阶段的核心病机处方用药是治疗基础，但关注疾病的对症病机是解决患者目前所苦的重要方法，也是较快发挥中医药优势的关键一步。紫癜性肾炎的患者除了血尿、蛋白尿等肾脏表现，还可兼见皮肤瘙痒、关节痛、便血、腹痛等症状，症状严重会影响患者的生活，不利于疾病的恢复。

便血、尿血或发斑等出血症状严重者可酌情加入地榆、白茅根、茜草、三七、蒲黄、仙鹤草等止血药，止血而不留瘀；蛋白尿严重者可加入水陆二仙丹等固涩之品；关节痛、腹痛严重者可加入芍药甘草汤缓急止痛，上肢疼痛者可加片姜黄、桂枝等引药上行，下肢疼痛者可加牛膝、独活引药下行入肾经，腰部酸痛者可加续断、杜仲益肾强腰；皮肤瘙痒可加入徐长卿、白鲜皮等祛风止痒。

5. 体质病机

紫癜性肾炎与个体体质关系密切。本病多发于过敏性体质的人群。过敏体质形成的主要原因是体质的禀赋遗传，这一体质人群，对外界刺激的自我调适能力低而反应性强，且对不同过敏原的反应性具有个体差异性和家族聚集性[6]，即中医所说禀赋不足、正气亏虚，如《灵枢·百病始生》所言“风雨寒热，不得虚，邪不能独伤人”。唐宽裕等[7]认为紫癜性肾炎患者禀赋不足，不耐邪扰，致使邪毒内伏，感遇风邪或饮食情志所伤，引动“伏毒”，外邪与伏热相合侵入人体，毒热壅盛，迫血妄行，泛溢肌肤为紫癜，郁痹肾络，化生癥瘕，则发为本病。对于HSPN的患者，首先应远离过敏原，避免过敏原进入人体，引发伏毒致病。同时应从根本上纠偏，调整机体阴阳失调，促进气血生成及津液循行，改善过敏体质，增强免疫功能即中医所说的正气，消除外邪扰内的病理基础——正虚，才能使得过敏原与机体免疫系统的过敏反应降低到最低限度。针对“伏毒”，应通络解毒，祛风凉血，方用升降散加减，以蝉蜕、僵蚕清热而散郁火；姜黄、大黄破血、解毒、降浊，表里双解。

HSPN还多发于儿童及青少年。一方面，小儿为稚阴稚阳之体，脏腑娇嫩，形气未充，易于感受外邪致病；另一方面，其体质多阳热偏盛，感受外邪易从热化，致毒热、血热内盛，出现皮肤紫癜、血尿、蛋白尿等症状，且热盛伤津耗液，进而热极生风，风火相扇，故小儿患者常起病急且病情重。

6. 时空病机

时空病机，探讨的是气象因素对人体正常生理活动及疾病发生发展的关系与影响。HSPN 好发于春秋两季，此时季节更替，气候骤变易致邪气入侵，宿疾诱发。《素问·金匮真言论》说，“东风生于春，病在肝……北风生于冬，病在肾”，肝肾同居下焦，肝血与肾精互化，乙木和癸水同源，不论风邪伤肾，还是伤肝而及肾，皆可致紫癜性肾炎病发。HSPN 患者应顺应天时，顺应自然，避寒就温，才能使自身阴阳平和。治疗用药时亦需注意，春夏二季阳气在外，易于开泄，不宜过用发汗解表药物，也不宜苦寒过度，以免阻遏阳气；而秋冬阳气潜藏，阴气在外，应用清热利湿、凉血安络药物的同时，应滋养阴津营血，可予生地黄、玄参、枸杞子、龟甲、鳖甲等。

7. 微观病机

HSPN 属于免疫复合物性肾炎的范畴，肾脏病理即微观层面主要表现为 IgA 沉积在肾小球系膜区，引起系膜细胞及基质增生，上皮细胞新月体形成[2]。一般而言，若肾小球轻微病变或单纯系膜增生的 HSPN，预后良好，而一旦新月体形成，则治疗难度大增，且易出现肾小球硬化、肾间质纤维化等不可逆性病理改变。HSPN 后期热毒伏于脉络，归巢于肾，与痰浊血瘀结为有形之物，凝滞肾络而成肾络微型癥瘕。癥瘕的形成是一个聚散消长的过程，早期正气已馁，邪气未盛，聚散之间尚可平衡，从病理角度看，新月体以细胞增生为主，积极治疗尚可消散；中期聚散平衡被打破，痰、瘀、热、毒等病理产物堆积，癥瘕开始形成，此时形成细胞纤维性新月体，病情加重；晚期肾络微型癥瘕形成，难以消散，即纤维性新月体形成，病情不可逆转[8]。

组方时根据瘀血、痰湿程度不同及肾脏病理差异选方用药。肾脏病理表现见以系膜增生或细胞性新月体为主时，以清热活血通络为主，用生地黄、当归、旱莲草、生蒲黄、鬼箭羽、三七等，并以青风藤、海风藤、忍冬藤等藤类药物直入肾络，祛风逐邪；纤维性新月体为主时，在使用祛风活血药时，要重用活血化瘀中药，如当归、丹参、川芎等；若见肾小球硬化、肾小管萎缩、间质纤维化为主，则为肾络癥瘕已成，故加鳖甲、牡蛎、海藻等软坚散结。

二、病案举隅

病案一：王耀献教授治疗紫癜性肾炎验案

任某，男，10岁，2019年6月15日初诊。

病史：紫癜性肾炎6月余。起病时双下肢瘀点、瘀斑，24小时尿蛋白定量2.3g，尿红细胞20～30/HPF，肾脏穿刺结果示系膜增生性肾小球肾炎（中～重度）伴新月体形成，符合过敏性紫癜性肾炎Ⅲb期。予醋酸泼尼松联合环磷酰胺治疗，就诊时醋酸泼尼松片45mg，QOD（隔日一次）晨起顿服，环磷酰胺累积量6480mg，24小时尿蛋白定量0.215g，肌酐清除率（CCr）119.7mL/（min·1.73m^2），血白细胞10.47×10^9/L，中性粒细胞计数（NEUT,%）78%。症见：皮肤紫癜渐退，斑点紫暗，鼻塞、咽痛，流黄涕，平素易外感。查体：扁桃体Ⅱ°肿大，咽后壁充血。舌尖红，苔薄黄，脉略数。此为风热毒郁结血分、血热脉络瘀滞。治以散热透表解毒，凉血化瘀养阴。药用：金银花 10g，连翘 6g，柴胡 10g，黄芩 6g，生白术 10g，防风 6g，生黄芪 10g，牛蒡子 15g，玄参 15g，丹皮 10g，丹参 15g，赤芍 12g，蝉蜕 3g，女贞子 15g，墨旱莲 10g。代茶饮：石斛 10g，麦冬 10g，金银花 3g。1 个月后患儿复诊，诸症减轻，血白细胞 8.54×10^9/L，NEUT 70%，24 小时尿蛋白定量 0.142g，CCr 132.1mL/（min·$1.73m^2$）。

按：患儿因风热之邪侵袭后诱发紫癜性肾炎，初始病机为风热之邪，夹杂邪毒，邪气郁蒸肌肤，则斑疹隐隐；由太阴传入少阴，风邪扰动肾气，导致肾失封藏，热邪内迫肾络，血溢脉外，出现血尿、蛋白尿；微观病机为系膜增生伴有新月体形成，亦属热毒瘀血郁伏肾络；激素为纯阳之品，患儿长期服用激素伤阴耗气，故总体应以散热透表解毒，凉血化瘀养阴为治。方中金银花、连翘、蝉蜕疏风清热解毒，透邪外出，含有“入营尤可透热转气之法”；女贞子、墨旱莲、玄参滋补热毒耗灼之肝肾阴，兼以凉血；柴胡、黄芩疏肝利胆，调理枢机；黄芪、白术、防风益气固表，助正祛邪；丹皮、赤芍清热凉血。诸药合用，共奏散热透表解毒、凉血化瘀养阴之效。

病案二：王耀献教授治疗紫癜性肾炎验案

徐某，男，30 岁，2021 年 6 月 12 日初诊。

病史：紫癜性肾炎 11 年。2010 年出现四肢及躯干皮下出血点，伴关节痛，查尿常规示尿蛋白（±），尿潜血（-），于当地医院考虑“紫癜性肾炎”，未予特殊治疗。2012 年于某医院服用醋酸泼尼松 20mg，QD（每日一次），后逐渐减停。2017 年复查：24 小时尿蛋白定量 1.2g，服用厄贝沙坦、雷公藤后，24 小时尿蛋白定量降至 0.4g，停药后复发。就诊时检查：24 小时尿蛋白定量 1.295g，血肌酐 91.5μmol/L。症见：双下肢浮肿，口干咽痒，无斑疹，自汗，纳眠可，二便调。舌胖暗红，苔白腻，脉弦滑。此为瘀热蕴结肾络，肾精亏虚。治以清热燥湿，凉血化瘀，养阴补肾。药用：黄连 10g，黄芩 10g，葛根 10g，麦冬 15g，知母 15g，石斛 30g，丹皮 15g，丹参 30g，女贞子 15g，菟丝子 10g，仙茅 10g，淫羊藿 10g。2 个月后复诊诸症减轻，24 小时尿蛋白定量降至 0.6g，血肌酐 82μmol/L。

按：该患者病程较长，起病可能以风热之邪为主，但随着病情反复发作，耗气伤阴，形成瘀血、湿热等衍生病机，风邪不再突出，但仍夹杂咽痒、口干等内热之症，兼夹病机仍然以阳明胃肠湿热为主，对证病机为肾精亏虚以阴虚为主，湿热夹瘀，表现为自汗，双下肢浮肿，舌胖暗红，苔白腻，脉弦滑。故拟方以葛根芩连汤清阳明胃肠湿热，以麦冬、知母、石斛、女贞子滋肾养阴；菟丝子、仙茅、淫羊藿温肾助阳，取“阳中求阴”之义；丹皮、丹参活血凉血。诸药合用，共奏清热燥湿、凉血化瘀、养阴补肾之效。

参考文献

［1］庄加原．儿童过敏性紫癜性肾炎治疗进展［J］．医学理论与实践，2016，29（11）：1437－1439.

［2］高远赋，夏正坤，樊忠民．儿童紫癜性肾炎的诊治［J］．临床儿科杂志，2012，30（4）：301－304.

［3］王海燕．肾脏病临床概览［M］．北京：北京大学医学出版社，2010：275－277.

［4］刘丽君，于静，李宇宁．儿童过敏性紫癜 325 例回顾

性分析［J］. 中国当代儿科杂志，2015，17（10）：1079－1083.

［5］张莉，张建江，窦文杰，等. 儿童过敏性紫癜肠道菌群的变化及作用研究［J/OL］. 中国全科医学：1－7.

［6］王琦，骆庆峰. 过敏体质的概念、形成与调控原理［J］. 北京中医药大学学报，2004，27（2）：6－8.

［7］唐宽裕，于俊生. 从伏毒论治过敏性紫癜性肾炎初探［J］. 中华中医药杂志，2013，28（6）：1779－1781.

［8］刘尚建，刘玉宁，沈存，等. 肾络癥瘕聚散理论的三态四期初探［J］. 中国中西医结合肾病杂志，2015，16（4）：350－351.

第五节 辨机论治糖尿病

糖尿病（DM）是指由于胰岛素相对或绝对不足及一定程度的胰岛素抵抗，引起人体代谢紊乱的一种综合征。其基本的理化特征为持续性高血糖，当这种病发展到一定程度时，可出现广泛的微血管及神经病变，甚至出现心脑血管病变、肾功能衰竭等并发症[1]。糖尿病属于中医“消渴”范畴，早在《黄帝内经》时期已有相关认识，对于其病机也有不同的学说和认识。王耀献教授从辨机论治糖尿病取得了显著的临床疗效，常用的病机模式有以下几种。

一、常用辨机论治模式

1. 初始病机

糖尿病的初始病机多存在于糖尿病的前期和早期，“郁”是多数糖尿病发生的初始病机，尤其对于 2 型糖尿病。在《素问·奇病论》中就有这样的记载，“肥者令人内热，甘者令人中满，故其气上溢，转为消渴”，是指肥腻的食物，可以让人产生内热，甘美的食物，可以让人中满气滞，郁积在胃肠，导致热气上溢，消耗人体阴津，导致了消渴病的发生。所以，糖尿病的初始病机是过食肥腻甘美之品，导致内热中满，气机郁滞，主要成因在“郁”。

现代社会的生活方式是导致“郁”的主要成因之一，饮食热量较高、久坐、运动量不足、工作压力较大，都会导致“郁”的产生。《吕氏春秋》载“病之留，恶之生也，精气郁也。故水郁则为污，树郁则为蠹”，也就是说人体疾病的产生，是因为精气郁滞，变成垃圾储存体内，如同水之郁滞，死水就会变污浊，树木郁滞，朽木就会生蛀虫。所谓“流水不腐，户枢不蠹”。人体也一样，吃进去的东西得不到有效消化、吸收和利用，郁积在体内，不能及时清除，久而久之，越积越多，本来是营养物质，却变成了对人体有害物质，如高血糖、高血脂，这就是“糖尿病成因在于郁”的基本原因。

“郁”包含气郁、血郁、痰郁、食郁、热郁、湿郁等，气血津液及其代谢废物皆可成郁。因此，对于糖尿病患者的治疗，王耀献教授提出“治糖不在于降而在消”，尤其针对糖尿病前期和早期的患者，“消”就是清除体内多余的东西。如气郁调气，热郁清热，湿郁化湿，血糖自然就恢复正常了。临证针对糖尿病“郁”的病机，可以选择朱丹溪的“越鞠丸”。越鞠丸的组成为香附、川芎、苍术、神曲、栀子，主要针对气、血、痰、火、湿、食之六郁，主要作用在解六郁，调气机。《丹溪心法》曰，“气血冲和，万病不生。一有怫郁，诸病生焉”，因此，“解郁”是针对糖尿病初始病机的有效治法。当然，针对部分糖尿病患者热郁为主者，还可以选择葛根芩连汤加减，在调郁之外，可以加入清热药物。

2. 衍生病机

糖尿病的衍生病机主要为血瘀和痰湿。糖尿病是慢性代谢性疾病，对于机体的影响是一个漫长又复杂的过程，在发生发展的过程中病机呈现不同的变化。初始阶段的“郁”，随着病程的发展，不论气郁、热郁、血郁，在体内相互影响、相互胶着，阻滞气机，日久必然影响血液及水液运行，气行则血行，气滞则血停，形成衍生病机——血瘀，可用桃红四物汤；当湿郁、食郁、痰郁困阻脾胃时，清气不升，浊气不降，水谷精微不归正化，转为痰湿而积存于血脉之中，或皮肉之间，或脏腑之内，形成衍生病机——痰湿，可用三子养亲汤（炒苏子9g，炒白芥子9g，炒莱菔子9g）来改善。

此外，从糖尿病的病程来看，并发症的产生也为衍生而来。血瘀兼夹气滞、热结、痰湿、浊毒等，痹阻于脏腑、经络、血脉，引起某些器官和肢体功能废用，导致糖尿病变症发生，即产生了并发症。因此王耀献教授提出了“经脉不通则为变证”，多见于糖尿病视网膜病变、糖尿病肾病、糖尿病足等并发症。针对糖尿病的变证，王耀献教授提出“治变不拘于降糖而在通”，意思是说，治疗糖尿病并发症不要仅仅局限于降糖，还要清除瘀积，疏通经络，或清热化瘀，或软坚散结，或活血通脉，保持气血津液正常流通，才能防治并发症的发生。就像大禹治水一样，疏通河道，拓宽峡口，不能硬堵和强截。比如糖尿病视网膜病变，属于小血管的病变，中医称为“络病”。眼部微小血管，称为目络，如果目络不通，则或局部结聚而成瘤，或血溢于络外而出血。中医注重整体观，位置虽在眼，但与脏腑病变有关，常常从肝论治，以清肝为主，常用夏枯草、黄芩、菊花等。又如，糖尿病足是大血管病变，是血脉发生了堵塞，即血瘀。血瘀是糖尿病足发生发展的重要病理基础，血瘀形成之后，一是血液失去对周围组织的营养和滋润作用，表现为下肢末端麻木、感觉异常，反应迟钝；二是血瘀于内，经脉不通，不通则痛，阳气不能达于足部则发凉，足背及胫后动脉搏动减弱甚至消失；三是瘀血阻于局部筋肉，郁而化热，一旦受到外来伤害，外伤感染，局部就会形成湿热瘀毒交织，血肉腐败，出现溃疡、坏疽。因此，在治疗糖尿病足时，补气活血化瘀通络是关键。

3. 对证病机

糖尿病分标实证、本虚证及兼证，病情进展多表现为因实致虚，虚实夹杂。常见的证候[1-2]如下：

（1）标实证

①肝胃郁热：治以清肝疏肝泻胃，方以大柴胡汤加减。

②肺热津伤：治以清热生津止渴，方用消渴方合白虎加人参汤化裁。

③湿热互结：治以清热化湿，方用葛根黄芩黄连汤加减。

④痰湿内盛：痰偏盛者，治以化痰除湿，方以二陈汤合三子养亲汤化裁；湿偏盛者，治以健脾化湿，方用参苓白术散加减。

（2）本虚证

①气阴两虚：治以益气养阴，方用参芪麦味地黄汤加减。

②脾肾亏虚：治以补益脾肾，方用四君子汤合五子衍宗丸化裁。

③阴阳两虚：治以滋阴补阳，方用金匮肾气丸加减。

（3）兼证

常见血瘀证。治以活血化瘀，方用桃红四物汤加减。若瘀血较重，草木之品不能奏效，可加水蛭、土鳖虫、全蝎、僵蚕等虫类药破血逐瘀通络。

4. 体质病机

糖尿病与体质因素的相关认识，最早可追溯至《黄帝内经》

时代。《灵枢·五变》写道："五脏皆柔弱者，善病消瘅。"阐明体质对糖尿病发病的影响。西医学也证实，糖尿病在遗传学上具有基因易感性，在同一家族中可见多人均患糖尿病，或父母患有糖尿病的子女成年后更易罹患糖尿病。这种遗传易感性，表明糖尿病的发病与体质因素关系密切。

从中医体质来讲，肝火旺的体质，比较急躁、容易生气，容易得糖尿病。清代黄坤载在《四圣心源·消渴》中说："消渴者，足厥阴之病也。"糖尿病与足厥阴肝关系密切。肝主气机，调节情志活动，调控整个机体新陈代谢的动态变化，包括血糖、血脂。脾气不好、肝火旺的人，容易出现肝气疏泄失职，该升不升，清阳之气不能载精微物质输布于头面官窍、四肢百骸，而代谢产生的糟粕等代谢废物也难以排出体内进而郁滞于血脉之中成为痰湿、浊气，就出现了高血糖；不该降而降，精微物质从小便排出便出现了糖尿。所以，中医治疗糖尿病有从肝论治之说。

5. 对症病机

（1）对症状

对症治疗的本质是针对患者某一症状的共性病机进行干预[3]。糖尿病若长期血糖控制不佳，可产生多种并发症，症状复杂多变，影响患者生活质量。通过对症治疗，可有效改善患者生活质量。如糖尿病周围神经病变之手足麻木，共性病机为气血营卫不和，用黄芪桂枝五物汤益气通阳和血；糖尿病周围神经病变之手足发凉，共性病机为寒凝经脉，予当归四逆汤温经散寒；糖尿病周围神经病变之四肢抽搦疼痛，共性病机为筋脉拘急不舒，予芍药甘草汤柔筋缓急止痛；糖尿病胃肠病可见便秘，共性病机为腑气不通，予麻子仁丸润肠通腑；糖尿病自主神经病变，可表现为出汗异常，例如盗汗，共性病机为阴虚火旺，可用当归六黄汤滋阴清热，固表止汗；糖尿病伴焦虑抑郁障碍，共性病机为肝气不疏，多用贯叶金丝桃、佛手、香橼、柴胡疏肝理气；糖尿病皮肤病变之皮肤瘙痒，共性病机为风邪中络兼血虚，可予荆防四物汤祛风补血活血；糖尿病神经源性膀胱，可见排尿困难、少尿甚至无尿，共性病机为肾阳亏虚，不能蒸腾气化水液，方用金匮肾气丸温补肾阳。

（2）对指标

随着医学的进步，各种理化指标广泛应用于临床中，在某种意义上，理化指标也可以认为是一种微观的症，因此对症治疗也可以应用于中药改善临床理化检验结果。糖尿病最关键的诊断标准及评估疗效的指标就是血糖，中药药理学已经证实多种中药具有直接或间接降糖的作用。如黄芪、山药具有改善胰岛素β细胞功能，促进胰岛素分泌的作用[4-6]；黄连除了可以改善胰岛细胞功能，还可抑制糖异生，促进糖原合成[7]。因此，从药理机制上，选取有确切降糖作用的中药，有利于中药发挥精准降糖的作用。

用药如用兵，治疗疾病亦如此。在糖尿病的治疗中，不仅仅限于以上辨机论治的方法，在不同的阶段可有重点地选择一种或多种辨机方法指导治疗。

二、病案举隅

病案一：王耀献教授从“郁”论治糖尿病验案

陈某，男，35 岁，2015 年 6 月初诊。

病史：发现血糖升高 10 天。体检发现随机血糖 12. 2mmol/L，完善相关检查，诊断为2型糖尿病，其母亲有糖尿病病史，于门诊就诊。症见：患者体形中等，平素脾气急躁，口苦，胸胁胀满，寐差，无多饮、多食、多尿。舌红苔白，脉弦数。此为肝郁火旺证。治以清肝解郁。药用调肝茶：夏枯草3g，黄芩叶3g，30剂，开水冲泡代茶饮。并嘱患者调畅情志，适当户外活动，放松心怀。2015年8月复诊，患者诉血糖正常，心情舒畅，诸症明显缓解。

按：《四圣心源·消渴》言："消渴者，足厥阴之病也。"糖尿病与足厥阴肝经关系密切。王耀献教授临证治疗早期糖尿病，多从调解其初始"郁"病机入手，尤其重视调理肝郁。该患者平素脾气急躁，口苦，胁胀，脉弦，皆为肝郁火旺之象。所以，主要病机为肝郁气滞化火，治疗时采用调肝茶，清火解郁。其中夏枯草入肝经，既可清肝火，又可散郁结，配伍黄芩叶清热泻火，黄芩叶富含黄芩茎叶总黄酮，现代研究证实其可降低血糖，改善胰岛素抵抗，尤其适合糖尿病早期郁热内生的病机。二药合用，解郁清热，且具有降糖作用。

病案二：王耀献教授从"肝"论治糖尿病验案[8]

秦某，女，54岁，1996年10月初诊。

病史：发现血糖升高2个月。患者2个月前因家庭纠纷生气恼怒，自感心烦懊恼，胸胁胀满，继而出现口干口渴，引饮不止，尿频量多，测空腹血糖12.6mmol/L，尿糖（+++）。症见：形胖面赤，舌质瘦红，苔黄，脉弦细数。此为肝郁化热。治以清热疏肝。药用：醋柴胡10g，赤芍20g，白芍20g，枳壳10g，枳实10g，厚朴10g，葛根10g，天花粉30g，玄参20g，生大黄8g，炒栀子10g。一个半月后复诊诉症状较前缓解，测空腹血糖5.9mmol/L，尿糖转阴，嘱服六味地黄丸巩固治疗，随访半年，未有变化。

按：糖尿病的发生发展与肝脏疏泄功能失调有着内在的联系，情志失调是糖尿病的重要病因，肝失疏泄是糖尿病的基本病机之一。由于肝失疏泄作为始动因素，进而化火伤阴，导致阴虚、燥热、血瘀等一系列病理变化，影响到肺、脾（胃）、肾多脏腑功能，消渴乃成，变证丛生。“伏其所主，先其所因”，是故从肝论治是治疗糖尿病的基本大法之一。本患者受情绪刺激后出现心烦懊恼，胸胁胀满，口干口渴，引饮不止，尿频多饮等症，乃肝失疏泄，肝郁化热之证。方选舒肝清热汤（吕仁和教授经验方）加减。柴胡疏肝解郁；赤、白芍养血活血，柔肝疏肝，缓急止痛；枳壳、枳实理气宽中，调畅气机；葛根、天花粉、玄参养阴清热，生津止渴；栀子宣郁除烦；大黄通腑泄热。后期以六味地黄丸善后，以滋肾水，补脾精，防复发。

病案三：吕仁和教授从“瘀”论治糖尿病周围神经病变验案[9]

马某，女，58岁，2013年9月11日初诊。

病史：糖尿病10年，双下肢麻痛1年。症见：双下肢（膝以下）麻木、疼痛，双手麻木，腰膝酸软，耳鸣，怕热。舌红，有瘀点，脉弦细。此为肝肾阴虚，瘀血内阻。治以滋补肝肾，破血逐瘀。药用：桑寄生10g，黄精20g，续断10g，秦艽15g，丹参30g，川芎15g，生地黄30g，木瓜30g，乌蛇6g，䗪虫3g，地龙10g，蜈蚣6g。2个月后复诊诉四肢舒展，手足麻木症状减轻。

按：消渴病日久，由气阴两虚损及肝肾，耗伤肝肾之阴，肝阴虚则无以濡养筋脉，故出现手足麻、痛等筋脉失养症状，甚则可见筋脉挛缩。病至此期，已较难治。需以大剂量滋补肝肾之品，配合活血通络之重剂治疗，以期达到破血逐瘀、搜剔经络之效。

参考文献

[1] Lian F, Ni Q, Shen Y, et al. International traditional Chinese medicine guideline for diagnostic and treatment principles of diabetes [J]. Ann Palliat Med, 2020, 9 (4): 2237 -2250.

[2] 中华中医药学会. 中医糖尿病临床诊疗指南 [M]. 北京: 中国中医药出版社, 2020.

[3] 王耀献, 孙卫卫, 刘伟敬, 等. 辨机论治诊疗模式及其临床应用意义 [J]. 中医杂志, 2021, 62 (23): 2025 -2031.

[4] 马燕, 张晶, 王亚, 等. 黄芪降糖颗粒降糖作用实验研究 [J]. 中国实验方剂学杂志, 2011, 17 (8): 157 -160.

[5] 马艳春, 段莹, 胡建辉, 等. 黄芪治疗糖尿病及其并发症研究进展 [J]. 中医药学报, 2022, 50 (6): 103 -107.

[6] 杨宏莉, 张宏馨, 李兰会, 等. 山药多糖对2型糖尿病大鼠降糖机理的研究 [J]. 河北农业大学学报, 2010, 33 (3): 100 -103.

[7] 谭学莹, 赵林双, 胡静波. 黄连素的降糖机制及临床应用新进展 [J]. 中国糖尿病杂志, 2015, 23 (12): 1131 -1133.

[8] 王耀献. 论糖尿病与肝 [J]. 北京中医药大学学报, 1999 (1): 65 -66.

[9] 于秀辰. 吕仁和教授辨治糖尿病周围神经病变经验 [J]. 中级医刊, 1997 (12): 42 -43.

第六节　辨机论治痛风性肾病

痛风性肾病（GN）也称为高尿酸血症肾病，是指由于血尿酸产生过多，和（或）排泄减少，导致尿酸晶体沉积于远端小管或集合管管腔，通过诱导氧化应激、炎症反应、内皮损伤及激活肾素-血管紧张素系统（RAS）等机制导致肾小管间质纤维化，最终导致肾脏损害的慢性疾病[1]。临床表现主要为血尿、蛋白尿、肾功能减退，病情严重者可导致肾功能衰竭，甚至进展为终末期肾脏病[2]。有调查显示，我国成年人高尿酸血症患病率为8.4%～13.3%，将近半数患者伴有显著肾损害[3]。

中医药治疗痛风性肾病具有毒副反应小、作用持久、保护肾功能、延缓疾病进展等诸多优势。辨机论治从病机入手诊疗疾病，根据疾病发生发展的内在规律及不同阶段的临床病机综合分析，临床中痛风性肾病主要应用初始病机、体质病机、衍生病机、杂合病机、微观病机、对证病机、局部病机等多层次、多维度进行辨机论治[4]。

一、常用辨机论治模式

1. 初始病机

痛风的始动因素，多是由于生活方式不当、饮食不节所引发。平素大量饮酒，嗜食海鲜、动物内脏等肉食，皆属于辛热肥甘之品，脾胃难以运化，留滞胃肠，易于化生湿浊邪气；湿浊内生加之生活方式不当，易损伤脾肾，进一步加重湿热积聚，痹阻于肢体关节，则可见关节红肿热痛等，久而壅滞气血、痰瘀互结，损伤肾络，则可出现开闭失司、精微不固之蛋白尿、小便频数等。因此，痛风性肾病的初始病机责之于脾虚而湿热盛。

痛风多与肥胖、糖尿病等疾病并发，不仅是由于饮食因素作为这些疾病的共同病因，体内高尿酸、高糖、高脂状态也会相互影响，长期共同作用下进一步加重肾脏损害。针对饮食不当、体形肥胖的痛风患者，治疗时应以清利湿热、健脾消食为主，方药可选用《丹溪心法》化积丸。方中黄连、栀子清热利湿，川芎、桃仁、三棱、莪术行气活血、化瘀通络，山楂、神曲、莱菔子、香附理脾和胃，消食化积，共助湿热化利，并通过调理脾胃从根源上减少肥甘厚味的纳入。

2. 体质病机

痛风性肾病的发病情况存在明显的体质差异。体质病机作为发病的重要病机，决定着疾病的发生与否，也决定着某些疾病的证候类型及预后[6]。因此临证时应重视体质病机对本病的指导意义，即所谓“因人制宜”。根据临床实际流行病学研究[7-8]，痛风性肾病患者常见体质包括痰湿体质、湿热体质和气虚体质。

痰湿体质多见于素体痰湿较盛者，其人往往形体肥胖，颜面皮肤油脂较多，胸闷多痰，大便黏腻，小便浑浊，即《黄帝内经》中所言“肥人”“脂人”。痰湿之人多嗜食肥甘厚味醇酒，脾胃功能失常，日久痰湿积聚，阻遏气机，水液失运，尿酸无法排除，沉积肢体关节可致痛风发作，日久累及肾络，可致肾病形成。治宜健脾益肾，化痰通络，方用丹溪治痰湿方合五子衍宗丸加减。

湿热体质患者或长期饮酒，嗜食肥甘，或久处湿地，气候失宜，湿久酿热，湿热内蕴为其主要特征，其人多色苍而瘦，或形体偏胖，肌肉坚实，面垢油光，易生疖疮，舌质偏红，舌苔黄腻，常口苦口干，身重困倦，大便黏滞，脉多滑数。湿热日久，循经入络，阻滞肾络，可致痛风性肾病。治以清热利湿，通利关节为法，方用当归拈痛汤合萆薢渗湿汤加减。

气虚体质古称“气衰”“气虚”，是指由于元气不足，以气息低弱、机体脏腑功能状态低下为主要特征的一种体质状态[9]。患者平素倦怠乏力，精神不振，气短懒言，语声低弱，自汗，舌淡红，舌体胖大。脾肾气虚，气化失司，聚生痰湿、瘀血、浊毒之邪，正虚无力祛邪，日久胶结阻络，可致痛风性肾病发生。治宜扶正固本，通络泄浊，方用参苓白术散合金匮肾气丸加土茯苓、泽泻、丹参、地龙、鸡血藤、土鳖虫等泄浊化瘀、通络消癥之药。

3. 衍生病机

痛风性肾病是由长期高尿酸血症引发的慢性肾脏疾病，相对于高尿酸血症而言，肾脏受损是其疾病发展演变而来，此时以衍生病机居于主要地位。痛风性肾病进展至慢性期常见的衍生病机主要包括虚实两端，虚为肝脾肾三脏亏虚，实为湿热痰瘀痹阻脉络。痛风性肾病患者多因先天禀赋不足；或嗜食酒肉、海腥，脾失健运，酿生湿热；或因情志不舒，肝气不畅，以致肝肾湿热，形成痛风。五脏之道，皆出于经隧，以行气血，痛风久病，湿热阻滞气机，则气滞血瘀；脾气亏虚，运化失司，气机不通，精微难以输布，则湿浊内生。《临证指南医案·积聚》曰，“初为气结在经，久则血伤入络”，久病湿热、痰湿、瘀血胶结不化，可致癥瘕形成。至虚之处便是容邪之所，肾为脉络聚集之处，肾气亏虚，有形之邪痹阻脉络，则肾络微型癥瘕形成。痰瘀互结，阻滞气血，损骨伤筋，可见关节畸形，骨节疼痛。湿热乃太阴、阳明同病，湿热久留，升降失司，气机阻滞，可见痞满，损伤脾胃，可致脾胃气虚，恶心呕吐。湿热下注肝肾，肝肾亏虚，少阴不藏，木火内燔，筋脉拘急失于濡养则见肢体痿软酸痛。日久痰湿浊毒内生，蕴发结晶，可见肾脏及关节结石；肾元虚衰，封藏失司，水谷精微随溲排泄，可见蛋白尿；痰瘀浊毒损伤气血，破坏脏腑，肾用失司，可成关格危候。

4. 杂合病机

杂合病机指的是疾病合并症，即多种疾病病机共存。合并症可能是多种病因引起，也可能是多种病理因素杂合而生。周仲瑛教授提出病机要素中的病因、病位、病势、病性等可以相互兼杂、相互转化、复合为患[10]。痛风性肾病常合并痛风性关节炎和高血压，可见痰瘀阻络、肝阳上亢等杂合病机。

痛风性肾病日久，肾用失司，气化不利，痰湿浊毒留滞血脉，不得泄利，与血相结，闭阻经络，深入骨骸，可见关节疼痛、僵硬，甚则畸形，久之肉腐化脓，可见皮肤破溃，脂浊渗溢。痰瘀互结，阻于肢体及耳郭可见痛风石形成。治疗以化痰通络，扶正培本为法。方用身痛逐瘀汤合肾气丸加减。针对其初始肝肾湿热病机，可加用大剂土茯苓、虎杖等以清热解毒，利湿化浊。叶天士云，“久病入络”“络瘀则痛”，久治乏效，一般药物难以深入病所，需用蜈蚣、全蝎、地龙、僵蚕等搜剔深入经络骨骸之痰瘀。

高血压为痛风性肾病常见合并症[11]。肝肾共居下焦，乙癸同源，痛风日久，湿热耗伤肾阴，水不涵木，可致肝阳上亢。《素问·至真要大论》曰，“诸风掉眩，皆属于肝”，肝阳上亢，扰于头目，可见头晕、头胀；阴不制阳，内风萌动，脉络绌急，则见头痛、耳鸣、手足颤抖，正如《类证治裁·眩晕》所云，“肝胆乃风木之脏，相火内寄，其性主动主升……高年肾液已衰，水不涵木……以致目昏耳鸣，震眩不定”。治疗以平肝潜阳，滋阴益肾为法，方用天麻钩藤饮加减。同时，要注意痰、瘀、虚等病理因素亦可导致高血压，应佐以化痰、活血、补虚之法。

5. 微观病机

微观病机是借助现代技术手段，从中医角度认识病变部位的微观结构、功能变化，可更加及时、精确地对疾病进行认识、干预，从而延缓病情的进展。从微观的角度来看，痛风性肾病发病与血尿酸升高直接相关，而高尿酸血症是由于患者自身的嘌呤代谢异常或排泄障碍，同时长期摄入高嘌呤食物、高糖饮料或饮酒所致，与中医认识中先天脾肾不足，痰湿、湿热体质，或过食肥甘厚味，导致的体内湿浊运化不利、湿热蕴结的发病机制相吻合。

尿酸盐沉积于肢体关节则可出现痛风性关节炎，沉积于肾小管及肾间质则可导致痛风性肾病，产生的阻塞及炎症反应可引起肾间质、小管的损害，逐渐造成间质纤维化及小管萎缩。中医认为湿性重浊趋下、易袭阴位，体内湿浊邪气易侵扰下焦脏腑、下端肢体，故痛风患者常见足趾关节及下焦肾脏受扰；

湿性黏滞、缠绵反复，故痛风反复发作，难以治愈。湿浊壅遏、邪热内蕴，气血运行不畅，久而生痰、瘀，搏结肾络，引起肾脏气化、闭藏失司，出现水肿、夜尿、蛋白尿等。

预防与治疗方面，首先需注意饮食控制，减少食用高嘌呤食物，从根源上降低尿酸的代谢产生，体现“未病先防”的思维；治疗上宜清热化湿，降浊通络，应用土茯苓、威灵仙、萆薢、穿山龙等促进尿酸的排泄，减少尿酸结晶对肾功能的损害；进入疾病后期慢性阶段，亦需要补益脾肾不足，合用水陆二仙丹以促进湿浊运化。

6. 对证病机

痛风性肾病总体来说属于正虚邪实，正虚为脾肾两虚，邪实可见湿、热、瘀、毒。具体临证时应分期、分阶段论治。不同时期的痛风性肾病，在病位、病性、病势，以及机体抗病能力强弱程度等方面各有差异，临床针对疾病某一阶段的综合分析，即辨证论治、审证求因。

痛风性肾病始于痛风。痛风的临床阶段可分为发作期和缓解期。发作期起病急骤，多因湿热久留，血行不畅，脉络受阻，化火化毒，表现为关节红肿热痛，以湿热痹阻、痰瘀痹阻等实证为主，“急则治其标”，治疗重在清热利湿通络，以当归拈痛汤加减为主；缓解期以脾虚湿蕴为主，重在运脾化湿，可予参苓白术丸之类扶正兼以祛邪。

随着病情进展，痛风脾虚及肾，肾气亏虚，不能化气行水，湿邪为患进一步损伤肾络，发展为痛风性肾病，根据病情发展阶段，又可分为早、中、晚三期分而论治。早期邪实为盛，以湿热蕴结、气机不通为主证，治疗以清热利湿活血为主，药用土茯苓、泽兰、赶黄草、水红花子等；中期湿热内蕴、损耗正气，脾肾亏虚，痰湿不得运化，治以芡实、金樱子、茯苓、羌活等健脾益肾化湿；进入晚期以正虚为主，肾开阖失司、气化不利，兼夹以痰、瘀等实邪，主要可表现为水肿、尿少、尿蛋白等，治疗宜扶正固本，治以鳖甲、牡蛎、海藻、酒大黄等泄浊消癥。

7. 局部病机

局部病机指的是以局部症状为主要表现的疾病病机。痛风性肾病的患者，往往伴发痛风性关节炎，对于急性发作的关节痛，可以从局部病机入手，以中药局部外敷为主。在中药的选择上，局部病机的辨证，虽相对独立于整体病机，但是亦不能脱离整体，痛风所致关节红肿热痛，属于湿、热、瘀痹阻关节所致，故可选用黄柏、黄连、黄芩、栀子、冰片、芒硝等清热利湿、活血消肿中药外用，对于减轻局部关节疼痛肿胀，效果显著。

总之，痛风性肾病以饮食因素及生活方式为初始病机，病从口入，多见于痰湿体质、湿热体质、气虚体质类型，由高尿酸血症发展而来，常合并痛风性关节炎及高血压。治疗方面分早、中、晚三期论治，早期以湿热蕴结为主证，治疗以清利湿热为主；中期痰瘀渐生、损伤脾肾，应化痰通络，健脾益肾；晚期以正气亏虚、肝肾不足为主，兼痰瘀阻络，治以扶正固本，化痰通络。临证治疗之时也不可拘泥，应结合病机演变和临床实际灵活运用。

二、病案举隅

病案一：王耀献教授治疗早期痛风性肾病验案

赵某，男，35 岁，2015 年 6 月 25 日初诊。

病史：痛风病史8年，约每年发作1次。自2013年3月无明显诱因出现尿中泡沫增多，食后腹胀，就诊于当地中医院。查蛋白尿0.68g/24h。肾功能：尿素氮4.84mmol/L，肌酐88μmol/L，尿酸534μmol/L，甘油三酯4.04μmol/L，给予中药汤剂等对症治疗，血尿酸波动在489～510μmol/L。症见：时有足踝、足趾疼痛，足踝轻微浮肿，口干喜冷饮，小便泡沫多，夜尿频，大便日一行，质可。舌暗，苔黄腻，脉弦细。西医诊断：痛风性肾病。中医诊断：痛风病。考虑为脾虚湿热、痰瘀阻络证，治以健脾利湿清热，化痰活血通络。处方：生黄芪50g，当归15g，太子参30g，白术15g，苍术15g，猪苓15g，知母10g，茵陈15g，羌活10g，柴胡10g，黄芩10g，穿山龙30g，青风藤30g，葛根30g，红花10g，鱼腥草20g，土茯苓20g，炙甘草10g。30剂，每日1剂，水煎，早晚服用。同时嘱食饮有节，起居有常，勿妄作劳。守方加减。同年11月19日复诊，症状基本缓解。复查生化：肌酐89.1μmol/L，尿酸365.5μmol/L，甘油三酯3.5μmol/L，蛋白尿0.2g/24h。

按：王耀献教授认为，患者有多年痛风病史，并发痛风性肾病，初始病机为肝肾湿热，体质病机为脾虚痰湿，病史较长，久病多瘀、久病多痰，从而衍生病机表现为痰、瘀、湿热互结，对证病机为脾肾两虚、痰瘀阻络、湿热内生证，应治以健脾益气，散结消癥，兼清湿热。方中黄芪、太子参、白术健脾益肾共为君药；柴胡、黄芩疏达少阳，葛根清热生津，当归、穿山龙、红花活血化瘀，共为臣药；佐以知母、茵陈、猪苓清热利湿，羌活、青风藤祛风通络，鱼腥草、土茯苓清热解毒；炙甘草调和诸药，为使药。诸药合用，共奏补肾清热、散结消癥之功。同时药理研究证实，黄芪具有抗氧化、清除自由基、减少尿白蛋白排泄、调节免疫等作用[15]。土茯苓可通过多靶点多途径协同作用，有效降低高尿酸血症大鼠模型血尿酸水平的同时，还可起到肾脏保护作用[16]。临证时把握病机，辨证与辨机相结合，终获良效。

病案二：王耀献教授治疗中晚期痛风性肾病验案

王某，男，52岁，2018年5月16日初诊。

病史：痛风17年，蛋白尿、血肌酐升高6年余。2012年例行复查生化：肌酐180μmol/L，尿酸600μmol/L，尿蛋白（+）。当地医院予以黄葵胶囊口服。此后血肌酐波动在167～200μmol/L，血尿酸最高743.8μmol/L，甘油三酯3.93μmol/L，尿素氮13.23mmol/L，尿蛋白（++）。刻下症：双手常不自觉抖动，右手明显，劳累后加重，偶有后脑刺痛，左侧脚踝处疼痛肿胀，双下肢偶有肿胀，久坐后明显，纳可，眠浅易醒，醒后胸闷，二便可。舌暗，苔白黄腻，脉弦滑。西医诊断：痛风性肾病。中医诊断：痛风病（肝肾阴虚、痰瘀阻络证）。治以健脾益肾，清热凉血，散结消癥。处方：生黄芪30g，熟地黄10g，海藻10g，生地黄30g，牡丹皮15g，丹参30g，苍术10g，黄精10g，炒薏苡仁30g，土茯苓30g，土鳖虫10g，地龙30g，杜仲30g，葛根30g，红花10g。30剂，每日1剂，水煎，早晚服用。定期复诊调方，3个月后复查诸症，血肌酐102.9μmol/L，尿酸389.4mol/L，甘油三酯5.2μmol/L，尿素氮6.89mmol/L，尿蛋白（±）。后患者症状基本缓解，效不更方，继予30剂。随访3个月，未见复发。

按：该患者痛风日久，肾脏损伤亦有多年。虽然痛风性肾病患者的初始病机多与高尿酸血症相关的湿热为主，但对此患者而言初始病机已不是治疗的主要矛盾，而是应该围绕其衍生出来的一系列病机遣方用药。痛风肾发展到肾功能不全阶段，与其他肾脏病一样，其共同病机均为痰瘀互结，肾络癥瘕，针对这一阶段的对证病机应为肝肾阴虚、痰瘀阻络证，故治疗应滋补肝肾，活血化痰，散结消癥。方中生地黄、熟地黄、黄芪滋阴益气，共为君药；丹皮清热滋阴，苍术燥湿化痰，丹参、红花活血化瘀，海藻、土鳖虫、地龙散结消癥共为臣药；佐以土茯苓清热解毒，杜仲温肾，炒薏苡仁健脾。诸药合用，共奏滋补肝肾、活血化痰、散结消癥之功。

参考文献

[1] 中华医学会风湿病学分会．原发性痛风诊断和治疗指南 [S]. 中华风湿病学杂志，2011，15（6）：410－413.

[2] Kim I Y，Lee D W，Lee S B，et al. The role of uric acid in kidney fibrosis：experimental evidences for the causal relationship [J]. Biomed Res Int，2014：638732.

[3] 林娉，陈艳萍．高尿酸血症的患病率及相关因素分析 [J]. 中国中西医结合肾病杂志，2020，21（4）：349－350.

[4] 王耀献，孙卫卫，刘伟敬，等．辨机论治诊疗模式及其临床应用意义 [J]. 中医杂志，2021，62（23）：2025－2031.

[5] 王耀献，孙卫卫，刘忠杰．从“肝为五脏之贼”论治肾脏病 [J]. 中华中医药杂志．2015，30（11）：3830－3832.

[6] 王琦．中医体质学 [M]. 北京：人民卫生出版社，2005.

[7] 刘文琴．高尿酸血症与中医体质的相关性研究 [D].

昆明：云南中医学院，2013：1－2.

[8] 陈淑娇，李灿东．男性无症状高尿酸血症和痛风病患者中医体质类型分布及与肥胖关系比较研究 [J]. 中华中医药杂志，2013，28 (11)：3174－3176.

[9] 王琦.9 种基本中医体质类型的分类及其诊断表述依据 [J]. 北京中医药大学学报，2005 (4)：1－8.

[10] 叶放，周学，周仲瑛．复合病机转化论初探 [J]. 中医杂志，2010，51 (10)：869－874.

[11] Richette P, Bardin T. Gout [J]. The Lancet. 2010, 375 (9711): 318－328.

[12] 孙卫卫，王耀献，刘尚建，等．和解聚散方对单侧输尿管梗阻大鼠肾间质纤维化的防治作用 [J]. 中国中西医结合肾病杂志，2012，13 (10)：861－864.

[13] 沈存，王耀献，孙卫卫，等．和解聚散方对单侧输尿管梗阻肾间质纤维化大鼠细胞外基质表达的影响 [J]. 中国中西医结合肾病杂志，2012，12 (11)：967－969.

[14] 王耀献，刘尚建，付天昊，等．肾络微型癥瘕三态论探析 [J]. 北京中医药大学学报（中医临床版），2010，17 (3)：17－18.

[15] 曾健英，何凤，王寅，等．黄芪对肾间质纤维化大鼠肾组织 Snail 的影响及机制 [J]. 广东医学，2011，32 (8)：953－955.

[16] 丁瑞，洪权，耿晓东，等．土茯苓治疗小鼠高尿酸血症的机制研究 [J]. 中国中西医结合肾病杂志，2019，20 (2)：97－100.

第七节　辨机论治慢性泌尿系感染性疾病

慢性泌尿系感染是指病原微生物反复侵袭膀胱，甚或上行累及肾脏的慢性炎症性疾病，主要包括慢性膀胱炎和慢性肾盂肾炎，其发病率高而诊治率低，常病情多变、迁延难愈、预后复杂。尿路感染 6 个月内发作≥2 次，或 1 年内发作≥3 次者即为复发性尿路感染[1]，属于中医“淋证”中“劳淋”的范畴，以中老年女性多见。当慢性膀胱炎进展为慢性肾盂肾炎时，除有尿频、尿急、尿痛等，亦会出现贫血、夜尿增多、微量蛋白尿等小管－间质受损的临床表现，其反复发作可引起肾小管萎缩，肾间质纤维化，肾组织瘢痕形成，最终导致慢性肾衰[2]。西医治疗泌尿系感染仍以抗生素为主，但长期应用抗生素易引起细菌耐药，“病原微生物”之邪持续存在，人体处于一种正虚邪恋、正不胜邪的状态，则本病易反复发作。有效的中医治疗可邪正兼顾，扶正以助祛邪外出，避免抗生素耐药，在降低本病复发率方面大有裨益。

辨机论治的中医诊疗模式，强调在治疗疾病时要从病机入手，提高了疾病诊疗的精准性，使处方用药正中疾病靶心。慢性泌尿系感染性疾病相关的病机主要有 8 种，包括初始病机、体质病机、衍生病机、对证病机、时空病机、对症病机、杂合病机、局部病机。从这些病机入手诊治慢性泌尿系感染能帮助我们多方位、全过程分析和治疗这一疾病。

一、常用辨机论治模式

1. 初始病机

初始病机定位于疾病的初起阶段[3]。慢性泌尿系感染的初起阶段定位于其起初的急性发作期，初始病机是湿热邪气下注于膀胱，肾与膀胱气化不利，邪伏体内，留而难去，待其虚时反复发作。

湿热邪毒的产生或为外感或为内伤：外感者多因外阴不洁，湿热秽浊之气趁机上侵肾与膀胱；内生者多因情志不舒，肝失疏泄，影响少阳枢机和三焦水液代谢，或气郁化火，热气循经而下，与重浊趋下之湿相合，下注于肾与膀胱；或因饮食不节，过食辛辣肥甘损及脾运，水谷不能化精，聚而为湿，湿热注于下焦。湿热影响肾之气化，致肾与膀胱开阖失司，开多阖少，则见尿频、尿急，湿热阻滞下焦气机，气机不畅则见尿痛。湿为阴邪易伤阳气，热为阳邪易耗阴津，两者常胶结难解，留而难去，是慢性泌尿系感染性疾病的病根和诱因。因此在泌尿系感染性疾病初始阶段应以清热利湿为主，兼顾气阴，尽快恢复肾与膀胱气化功能，常选用知柏地黄汤加减，可适当加入柴胡、贯叶金丝桃、当归、丹参等活血行气之品，既能行气血以助湿化，又能防止病情深入，热与血结，由气入血。

2. 体质病机

体质病机主要由体质决定，是影响始动因素是否发生作用及其发展态势的内在枢纽[3]。多种泌尿系统疾病的发生发展与患者的体质特点密切相关[4]。在临床中可见慢性泌尿系感染易发于老年女性，并且相关研究表明超过 30% 的女性患者在症状消失后的12个月内仍会发生感染[5]。其缠绵难愈的原因有泌尿系统先天梗阻、畸形，抵抗力降低，精神压力过大，女性更年期，或存在糖尿病、肾脏病、妇科疾病等基础疾病等[6]。所以慢性感染既存在与先天肾气不足，气血流通不畅有关的“尿路畸形”“尿路梗阻”等先天体质病机，又与老年女性肝郁肾虚的后天体质病机密切相关，所以大部分女性患者除在发病时有膀胱刺激征等局部症状之外，平时亦有胸闷、焦虑、失眠、五心烦热、腰背冷痛等肝气不疏、肾阴肾阳不足的表现。而且慢性泌尿系感染常在情绪波动或者劳累的情况下发作。治疗时以疏肝补肾为主，方用四逆散疏肝解郁，加狗脊、川牛膝、续断、杜仲等以益肾强腰[7]。

3. 衍生病机

衍生病机发生在疾病的发展阶段，是初始病机作用于患者机体之后的一段时间内形成，病邪与患者机体相互影响的结果[3]。衍生病机往往虚实难解，不仅伴生新的病理产物，也伴有更深程度的虚损。慢性泌尿系感染若因失治、误治迁延不愈，不仅湿热之邪会耗伤肾之气阴，过用清利亦会耗气伤阴，加重虚损，气虚运血无力，久病入络留瘀，则湿、热、瘀、虚胶结不解，逐步进入“微型癥瘕”阶段[8]，主要表现为肾小管萎缩，肾间质纤维化。一方面，湿热瘀毒阻于肾脏，代谢废物不能从小便排出，故见高血压、肌酐升高、水液潴留等标实之象；另一方面，邪损肾体，先天累及后天，脾肾衰败，气血精微失其先后天化生滋养，故见贫血、骨质疏松、低蛋白血症等本虚之象。本病进入“微型癥瘕”这一阶段后需以“消癥散结”治法为主线；佐以“调养脾肾、心肾”两条辅线；同时遵守“以衡为期”“扶正”与“祛邪”三条基线[9]，所以在治疗慢性泌尿系感染的衍生病机时应以扶正气、散癥结为主，常用消癥散结方加减，生黄芪、当归、三七益气化瘀，鳖甲、海藻、生牡蛎软坚散结，或加用苓桂术甘汤等温阳利水之法，邪正兼顾，顾其虚实两端。

4. 对证病机

慢性泌尿系感染的病位主要在肾与膀胱，与心、肝、脾密切相关。依据中华中医药学会发布的下尿路感染指南[10]，在分期的基础上辨证论治泌尿系感染。急性发作期以实证为主，主要为内外湿热之邪侵袭膀胱所致的膀胱湿热证，一般选用八正散以清热利湿；尿血严重即血淋者，可加入小蓟饮子以利尿通淋，凉血止血；尿中有砂石即石淋者，可加入石韦散或海金沙、金钱草等通淋排石；病发与情志不畅有关即气淋者，可加入沉香散或气淋汤降气行水。慢性迁延者往往虚实夹杂，根据本病的病位、病性特点，后期以气阴两虚、肝肾阴虚及脾肾气虚最为常见，又因初始病机之湿热之邪缠绵难解，本期往往虚实夹杂，气阴两虚兼湿热者可选用清心莲子饮加减；肝肾阴虚兼湿热者可选用知柏地黄汤加减；脾肾气虚兼湿热者可选用无比山药丸加减，慢性期调治务必要根据患者的证候特点在补益基础上佐以蒲公英、车前子、白花蛇舌草等清利之品，以避补正而留邪之弊。

5. 时空病机

时空病机也是气象病机，其内涵为气象要素和人体生理、病理的关系[3]。天人相应，四时的更替、气候的变化、天地之气的交感互生时刻影响着居于其间的人。泌尿系感染的发生也有一定的季节“易感性”。吉林气象台的一项研究亦证明气温降低或偏低，降水日增多、空气湿度相对高，以及气压变化明显时，泌尿系感染的发病率会升高[11]。

古代医家陈士铎在《辨证录·淋证门》写道：“人有春夏之间，或遭风雨之侵肤，或遇暑气之逼体，上热下湿，交蒸郁闷，遂至成淋。”暑为夏季主气，易兼夹湿邪，耗人气阴，湿热下注于膀胱，作为慢性泌尿系感染的初始病机贯穿于本病全程。故慢性泌尿系感染若在夏季反复发作，可取少量金银花、鱼腥草、车前草，用开水浸泡半小时，每日频饮以微微清利下焦湿热。

6. 对症病机

对症病机指的是针对患者某一症状的共性病机[3]。“治病求本”虽是中医最重要的治疗原则，但在临床上也不能忽视患者的“标症”，尤其在慢性泌尿系感染的发作期，患者的主观痛苦突出，尿频、尿急、尿痛等症状严重时会影响患者的正常作息，增加患者的心理负担，从而引起失眠、焦虑、便秘等一系列症状，而这些症状反过来亦是泌尿系感染常见的诱发或加重因素，故应在针对核心病机治本治疗的基础上对症治标，以期尽快、尽早改善患者的症状。

尿道综合征明显者，可加入芍药甘草汤以缓急止痛；失眠严重者，可加入贯叶金丝桃、酸枣仁、茯苓、莲子以安神助眠；两侧少腹痛甚者，可加入四逆散以透热解郁，行气止痛；便秘严重者，可加入熟大黄、火麻仁等通便兼泄热于下；湿热下注严重引起带下增多色黄者，可加入易黄汤以固肾止带并增强清热祛湿之效。对症治疗不仅可以缓解患者的症状，一定程度上还可以改善诱发或加重本病的病因，进一步加强整体治疗。

7. 杂合病机

杂合病机针对的是合并症的病机[3]，与本病的核心病机没有明确的因果关系，但两者可相互影响，彼此加重，针对杂合病机进行治疗不仅可以治疗合并症，还能防止主要病机进展恶化，主次兼顾。

对于慢性泌尿系感染而言，妇科阴道炎症、糖尿病、肾结石等常见的合并症是导致感染反复发作的主要诱因。因女性尿道与阴道紧密相连的特殊解剖关系，尿道与阴道并发同源菌感染的概率极高[12]，尤其是雌激素降低，阴道萎缩，局部抗邪力下降的老年女性，此类患者应加强健脾、疏肝、补肾之功，可酌情加入知柏地黄丸或加味逍遥散等。慢性泌尿系感染常与肾结石交互出现，相互影响，慢性泌尿系感染的主要病机是湿热郁蒸下焦，气血运行不畅，日久则聚砂成石，砂石内阻会进一步影响肾与膀胱气化功能，加重泌尿系感染，使其迁延难愈，严重者还会出现急性尿潴留或肾积水，甚至影响肾功能，故此类患者可酌情加入王不留行、海金沙、石韦等通淋排石之品。泌尿系感染亦常与糖尿病合并存在，糖尿病患者以内热为初始病机，常兼夹气阴两虚，湿热邪气更易纠结难解，从而加重泌尿系感染，甚至由气缠绵入血，所以此类患者可加入生地黄、黄芪、太子参、川芎、当归、丹参等以益气养阴活血，而无助热生湿之弊。

8. 局部病机

局部病机是相对整体而言，指的是以局部症状或人体体表为主要表现的疾病的病机[3]。神经源性膀胱，以及包括泌尿系统畸形、结石、肿瘤在内的梗阻性肾病引起的局部病变，亦是泌尿系感染难以治愈的重要原因。针对这些病因，单纯的药物辨证治疗常难见效，当出现急性尿潴留、严重肾积水等危急症时，快速导尿或者通过外科手术重建尿道，解除局部畸形、压迫成为诊治的主要手段。在其他疾病中亦如此，当无证可辨，或是单纯的药物辨证治疗无法缓解病情时，不能拘泥于整体观念而固执地坚持辨证治疗，不仅难以收效，还会延误患者病情，增加患者的身心痛苦和经济负担。

总之，在慢性泌尿系感染的诊治过程中，应抓住疾病诊治的关键点和病情变化的核心——病机，对初始病机和衍生病机以清热利湿、益气养阴、补肾疏肝为主要治法，并兼顾其他病机以行气化湿，活血利水，通淋止痛。若本病由量变发生质变进入湿、热、瘀、虚胶结不解的“微型癥瘕”阶段，则须以“消癥散结”为主线，同时扶助正气。辨机论治理论的提出，弥补了传统辨证论治的不足，使我们在诊疗时能打破只着眼于现阶段病位、病势、病性的惯性思考方式的局限性，以更全面、更长远的角度诊治疾病。

二、病案举隅

病案一：吕仁和教授从肝论治泌尿系感染案[13]

刘某，女，45 岁。

病史：3 年前患急性肾盂肾炎后缓解，1 周前自觉腰部酸痛，尿频不尽，自服诺氟沙星等药后症状不能缓解。症见：排尿不畅，尿频不尽，腰部酸痛。面色虚浮，脘腹胀满，烦躁易怒，纳呆便溏。舌略暗，苔薄白根部微黄，脉弦细。治以补肾疏肝，利尿通淋。药用：醋柴胡 9g，赤芍 20g，白芍 15g，枳壳

10g，枳实6g，炙甘草6g，牛膝15g，续断10g，狗脊15g，泽泻10g，泽兰10g，猪苓20g，茯苓20g，黄芩10g，金银花30g，连翘30g，橘皮10g。5天后复诊，诸症缓解。

按：患者为中年女性，泌尿系感染急性发作时虽有尿频、尿急、尿痛等湿热蕴结下焦之膀胱湿热征象，但腰部酸痛，面色虚浮，脘腹胀满，烦躁易怒，纳呆便溏，且服用抗生素无效，皆提示患者存在肝郁肾虚，正气不足的体质病机。肝气不疏则见烦躁易怒，肝木乘克脾土即见脘腹胀满，纳呆便溏，脾肾不足故见面色虚浮，故治以疏肝补肾健脾，清热利湿。方用醋柴胡、赤芍、白芍、枳壳、枳实、橘皮疏肝行气，以助三焦行水气，牛膝、狗脊、续断以补肾强腰，泽泻、泽兰、猪苓、茯苓、黄芩、金银花、连翘以清热利水通淋，共奏疏肝补肾、清热利湿之功。

病案二：王耀献教授治疗泌尿系感染验案

聂某，女，61岁，2016年6月11日初诊。

病史：反复尿频、尿急6年，加重1周。该患者6年来反复出现尿频、尿急，每于紧张劳累时发作，频繁时每月可发作3～4次，发作时尿检中镜下红细胞、白细胞数量时多时少。1周前外出旅行时再次出现尿频、尿急、尿痛、尿路灼热，小腹坠胀，自服诺氟沙星、三金片症状减轻，但仍有尿路不适感。故来就诊。查尿常规：白细胞3～5/HPF，红细胞1～3/HPF。症见：尿频，尿路轻微灼热感，小腹坠胀，口干喜饮，乏力，眠差，大便日一行，略干。性情急躁。舌尖红，苔薄黄，脉弦细。西医诊断：泌尿系感染。中医诊断：劳淋。此为气阴两虚兼有湿热、肝郁之象。治以益气养阴，清热利湿，佐以疏肝。方用清心莲子饮加减：太子参15g，黄芪10g，莲子10g，茯苓15，猪苓15g，麦冬15g，地骨皮10g，丹皮10g，桂枝9g，生地黄15g，泽泻10g，车前子15g，淡竹叶15g，柴胡10g，黄芩10g，玫瑰花10g，日1剂，水煎服。7天后复诊诸症缓解。复查尿常规：白细胞0～1/HP，红细胞0～1/HP。此后随症加减，间断服药，发病频率明显减少，从每月发作数次，至数月发作一次。

按：该患者急性发病期主要表现为尿频、尿急、尿痛，为湿热下注，蕴于下焦之征，虽以湿热之邪为初始病机，但因年老体虚，缠绵日久，湿热羁而不去，湿遏气化，热耗肾阴，逐渐表现出劳累后起病，口干喜饮、乏力等气阴两虚之证，气阴两虚虽为衍生之病机，但此时已成为治疗的主要矛盾，故用药当以益气养阴为先，并与清热利湿之法。又因患者性急，久病心情愈加烦躁，故兼有肝气不疏之象，还应兼顾疏肝之法，气行则水去湿化。方中黄芪、太子参、莲子益气，地骨皮、麦冬、生地黄、丹皮养阴清虚热，莲子还可发挥安神的功效，稍加桂枝以温阳化气，茯苓、猪苓、淡竹叶、泽泻、车前子以清热利湿通淋，柴胡、黄芩、玫瑰花以行气疏肝，气行则气化畅通，诸药合用，共奏益气养阴、清热利湿兼疏肝之功。

参考文献

[1] Gormley, EAnn. Recurrent urinary tract infection in women: emerging concepts regarding etiology and treatment considerations [J]. Current urology reports, 2003, 4 (5): 399－403.

[2] 高华，徐晓英．中西医结合治疗慢性肾盂肾炎临床观察［J］. 中医临床研究．2010，2（6）：29－32.

[3] 王耀献，孙卫卫，刘伟敬，等．辨机论治诊疗模式及

其临床应用意义 [J]. 中医杂志, 2021, 62 (23): 2025-2031.

[4] 朱泓昊, 林日阳. 体质与肾脏病相关性研究现况 [J]. 中国中西医结合肾病杂志, 2019, 20 (11): 1023-1025.

[5] Foxman B. Urinary tract infection syndromes: occurrence, recurrence, bacteriology, risk factors, and disease burden [J]. Infect Dis Clin North Am, 2014, 28 (1): 1-14.

[6] 王耀献. 辨机论治慢性肾脏病 [J]. 中国中西医结合肾病杂志, 2016, 17 (10): 847-849.

[7] 王耀献, 孙卫卫, 刘忠杰. 从"肝为五脏之贼"论治肾脏病 [J]. 中华中医药杂志, 2015, 30 (11): 3830-3832.

[8] 王耀献, 孙卫卫, 刘忠杰, 等. 肾络微型症瘕探微 [J]. 中医杂志, 2006, 47 (4): 247-249.

[9] 王耀献. 慢性肾脏病的六线应对策略 [J]. 中国中西医结合肾病杂志, 2021, 22 (11): 941-944.

[10] 中华中医药学会. 中医药单用/联合抗生素治疗常见感染性疾病临床实践指南·单纯性下尿路感染 [M]. 北京: 中国中医药出版社, 2017: 6.

[11] 杨雪艳, 王志申, 王晓明. 泌尿系统疾病与气象条件关系分析 [J]. 吉林气象, 2003 (增1): 4-5, 12.

[12] 刘开颜. 六味地黄汤结合中医体质辨识治疗老年性阴道炎的临床疗效 [J]. 中外女性健康研究, 2017 (4): 162, 164.

[13] 吕仁和. 吕仁和教授运用四逆散治疗肾系疾病撮要 [J]. 辽宁中医杂志, 1996 (9): 3-4.

[14] 王少华, 张晶瑜, 王彬, 等. 清心莲子饮在肾系疾病中的应用 [J]. 陕西中医, 2004 (4): 366-367.